临床实用急危重症系列丛书

儿科急危重症

主　编　马路一

编　者（按姓氏笔画排序）：

于　涛　王红微　王晓浪　田聪亮　刘　张

刘艳君　齐丽娜　孙石春　孙丽娜　李　东

李成瑶　李晓楠　何　影　余仁强　张　彤

张黎黎　金　辉　娄德华　董　慧　靳姗姗

窦立平

中国协和医科大学出版社

图书在版编目（CIP）数据

儿科急危重症／马路一主编 . —北京：中国协和医科大学出版社，2018.1
（临床实用急危重症系列丛书）
ISBN 978－7－5679－0906－9

Ⅰ.①儿… Ⅱ.①马… Ⅲ.①小儿疾病－急性病－诊疗 ②小儿疾病－险症－诊疗 Ⅳ.①R720.597

中国版本图书馆 CIP 数据核字（2017）第 192268 号

临床实用急危重症系列丛书
儿科急危重症

主　　编：马路一
策划编辑：吴桂梅
责任编辑：李　宜

出版发行：**中国协和医科大学出版社**
　　　　　（北京东单三条九号　邮编 100730　电话 65260431）
网　　址：www.pumcp.com
经　　销：新华书店总店北京发行所
印　　刷：北京玺诚印务有限公司

开　　本：710×1000　1/16 开
印　　张：23.75
字　　数：370 千字
版　　次：2018 年 1 月第 1 版
印　　次：2018 年 1 月第 1 次印刷
定　　价：65.00 元

ISBN 978－7－5679－0906－9

前 言

目前，随着我国经济水平的提高，交通工具逐渐增多，环境污染日益严重等原因，导致患者绝对人数增多，突发疾病和大范围传染病发生率增多。临床急诊工作要求医师能在紧急情况下对患者实施及时、准确的身心整体救治。急症救治水平的提高，对提高抢救成功率和降低死亡率、致残率起着重要作用。为了提高医务人员对急危重症的救治水平，我们组织编写了本套丛书。

儿科急危重症是儿科医生在日常临床实践中不可回避的难题，要求儿科医生具备在第一时间识别和应急处理重患的能力，为危重症患儿提供及时、系统、规范的医学监护和生命支持等救治技术，从而改善患儿的生存质量，提高救治成功率。本书编写的目的是为临床实践搭建一座桥梁，使急诊医师、住院医师能在最短的时间内掌握诊断、抢救、治疗等技能，能及时、合理地处理急危重症。

本书涉及45种儿科急危重症疾病，具体包括疾病的病因、临床表现、检查、诊断、鉴别诊断及详细的治疗方法等。本书注重临床实际应用，重点讲述急危重症治疗的关键诊治内容，使读者能够对疾病有一个系统和全面的了解和认识。本书写法条理清楚、一目了然，抓住了疾病治疗的关键环节。内容精练，指导对象明确，实用性强。

本书可作为临床相关医务人员急诊急救的重要参考书，也可供基层医务人员和医学生阅读参考。

编 者
2017 年 10 月

目　录

第一章　新生儿急危重症

第一节　新生儿窒息

新生儿窒息是指新生儿生后1分钟无自主呼吸或未能建立规律呼吸而引起缺氧并导致全身多脏器损伤，是新生儿死亡和致残的主要原因之一。正确的复苏是降低新生儿窒息死亡率和伤残率的主要手段，积极在全国范围内开展新生儿窒息复苏培训，提高新生儿复苏的水平，是围产工作者的重要任务。

【病因】

凡能导致胎儿或新生儿血氧浓度降低的各种因素均可引起窒息。

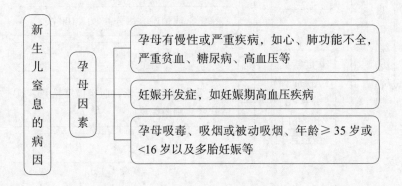

新生儿窒息的病因 —— 孕母因素

孕母有慢性或严重疾病，如心、肺功能不全，严重贫血、糖尿病、高血压等

妊娠并发症，如妊娠期高血压疾病

孕母吸毒、吸烟或被动吸烟、年龄≥35岁或<16岁以及多胎妊娠等

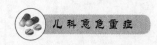

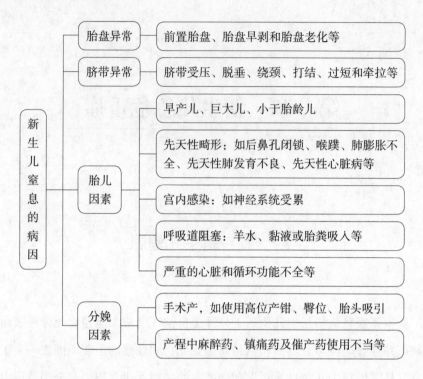

新生儿窒息的病因

- 胎盘异常 —— 前置胎盘、胎盘早剥和胎盘老化等
- 脐带异常 —— 脐带受压、脱垂、绕颈、打结、过短和牵拉等
- 胎儿因素
  - 早产儿、巨大儿、小于胎龄儿
  - 先天性畸形：如后鼻孔闭锁、喉蹼、肺膨胀不全、先天性肺发育不良、先天性心脏病等
  - 宫内感染：如神经系统受累
  - 呼吸道阻塞：羊水、黏液或胎粪吸入等
  - 严重的心脏和循环功能不全等
- 分娩因素
  - 手术产，如使用高位产钳、臀位、胎头吸引
  - 产程中麻醉药、镇痛药及催产药使用不当等

【临床表现】

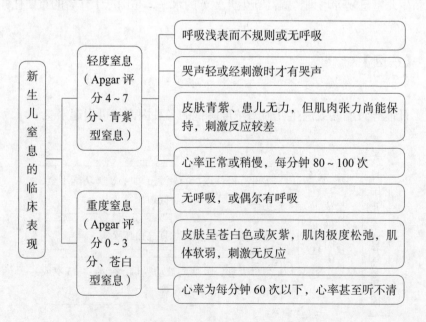

新生儿窒息的临床表现

- 轻度窒息（Apgar 评分 4~7 分、青紫型窒息）
  - 呼吸浅表而不规则或无呼吸
  - 哭声轻或经刺激时才有哭声
  - 皮肤青紫、患儿无力，但肌肉张力尚能保持，刺激反应较差
  - 心率正常或稍慢，每分钟 80~100 次
- 重度窒息（Apgar 评分 0~3 分、苍白型窒息）
  - 无呼吸，或偶尔有呼吸
  - 皮肤呈苍白色或灰紫，肌肉极度松弛，肌体软弱，刺激无反应
  - 心率为每分钟 60 次以下，心率甚至听不清

【检查】

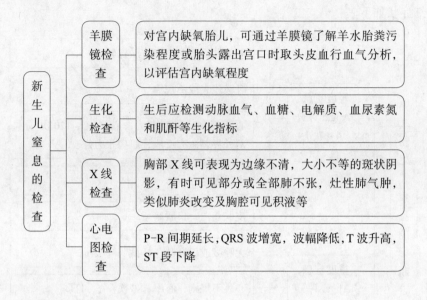

新生儿窒息的检查

羊膜镜检查：对宫内缺氧胎儿，可通过羊膜镜了解羊水胎粪污染程度或胎头露出宫口时取头皮血行血气分析，以评估宫内缺氧程度

生化检查：生后应检测动脉血气、血糖、电解质、血尿素氮和肌酐等生化指标

X线检查：胸部X线可表现为边缘不清，大小不等的斑状阴影，有时可见部分或全部肺不张，灶性肺气肿，类似肺炎改变及胸腔可见积液等

心电图检查：P-R间期延长，QRS波增宽，波幅降低，T波升高，ST段下降

【诊断】

根据窒息的轻重，相对地分为轻度（发绀）窒息与重度（苍白）窒息两种。窒息的程度以生后1分钟Apgar评分法为准（表1-1）。

表 1-1　新生儿 Apgar 评分标准

体征	评分标准		
	0分	1分	2分
皮肤颜色	青紫或苍白	躯干红，四肢紫	全身红
心率（次/分）	无	<100	≥100
弹足底或插鼻管反应	无反应	有些动作，如皱眉	哭，喷嚏
肌张力	松弛	四肢略屈曲	四肢活动
呼吸	无	慢，不规则	正常，哭声响

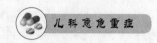
Apgar 评分 8~10 分为正常，4~7 分为轻度窒息，0~3 分为重度窒息，详细症状如下表：

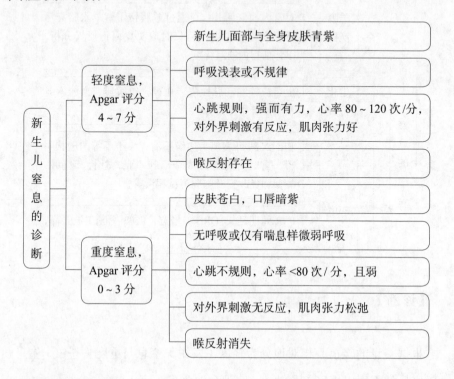

新生儿窒息的诊断
- 轻度窒息，Apgar 评分 4~7 分
  - 新生儿面部与全身皮肤青紫
  - 呼吸浅表或不规律
  - 心跳规则，强而有力，心率 80~120 次/分，对外界刺激有反应，肌肉张力好
  - 喉反射存在
- 重度窒息，Apgar 评分 0~3 分
  - 皮肤苍白，口唇暗紫
  - 无呼吸或仅有喘息样微弱呼吸
  - 心跳不规则，心率 <80 次/分，且弱
  - 对外界刺激无反应，肌肉张力松弛
  - 喉反射消失

【鉴别诊断】

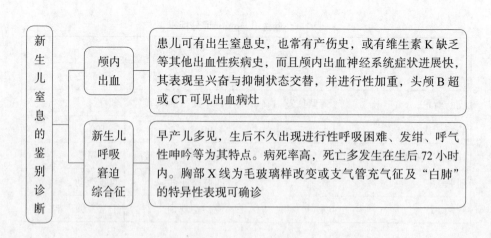

新生儿窒息的鉴别诊断
- 颅内出血：患儿可有出生窒息史，也常有产伤史，或有维生素 K 缺乏等其他出血性疾病史，而且颅内出血神经系统症状进展快，其表现呈兴奋与抑制状态交替，并进行性加重，头颅 B 超或 CT 可见出血病灶
- 新生儿呼吸窘迫综合征：早产儿多见，生后不久出现进行性呼吸困难、发绀、呼气性呻吟等为其特点。病死率高，死亡多发生在生后 72 小时内。胸部 X 线为毛玻璃样改变或支气管充气征及"白肺"的特异性表现可确诊

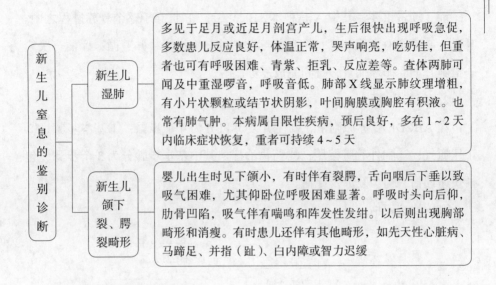

新生儿窒息的鉴别诊断

新生儿湿肺：多见于足月或近足月剖宫产儿，生后很快出现呼吸急促，多数患儿反应良好，体温正常，哭声响亮，吃奶佳，但重者也可有呼吸困难、青紫、拒乳、反应差等。查体两肺可闻及中重湿啰音，呼吸音低。肺部 X 线显示肺纹理增粗，有小片状颗粒或结节状阴影，叶间胸膜或胸腔有积液。也常有肺气肿。本病属自限性疾病，预后良好，多在 1~2 天内临床症状恢复，重者可持续 4~5 天

新生儿颌下裂、腭裂畸形：婴儿出生时见下颌小，有时伴有裂腭，舌向咽后下垂以致吸气困难，尤其仰卧位呼吸困难显著。呼吸时头向后仰，肋骨凹陷，吸气伴有喘鸣和阵发性发绀。以后则出现胸部畸形和消瘦。有时患儿还伴有其他畸形，如先天性心脏病、马蹄足、并指（趾）、白内障或智力迟缓

【新生儿窒息复苏术】

新生儿生后若发生窒息应立即进行复苏及评估，尽可能缩短机体缺氧时间，监测体温、呼吸、心率、尿量等多项指标，了解各脏器受损程度并及时处理，并由产科医师、儿科医师、助产士（师）及麻醉师共同协作进行，而不应延迟至 1 分钟 Apgar 评分后进行。

1. 复苏方案

复苏方案采用国际公认的 ABCDE 复苏方案。

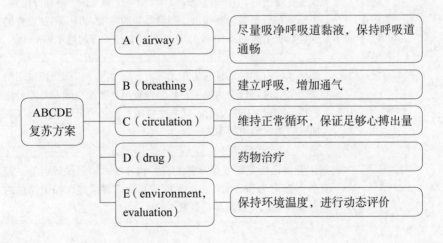

ABCDE 复苏方案

A（airway）：尽量吸净呼吸道黏液，保持呼吸道通畅

B（breathing）：建立呼吸，增加通气

C（circulation）：维持正常循环，保证足够心搏出量

D（drug）：药物治疗

E（environment，evaluation）：保持环境温度，进行动态评价

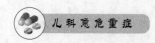
前3项最重要，其中A是根本，B是关键，E贯穿于整个复苏过程之中。呼吸、心率和血氧饱和度是窒息复苏评估的三大指标，并遵循：评估→决策→措施，如此循环往复，直到完成复苏。

2. 复苏步骤

在ABCDE复苏原则下，新生儿复苏可分为4个步骤：①基本步骤；②正压通气；③胸外心脏按压；④药物治疗。其中基本步骤分为3个步骤，包括快速评估、初步复苏及评估。

（1）快速评估

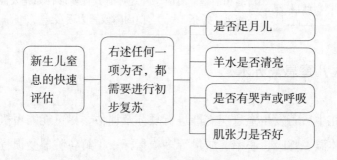

（2）初步复苏：以下步骤应当在婴儿出生后15～30秒内完成。

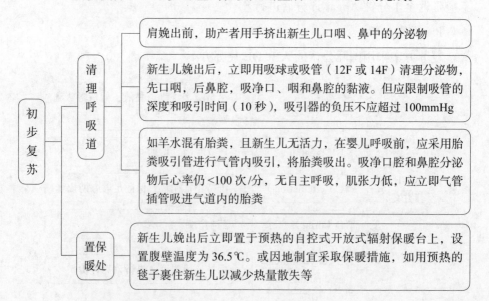

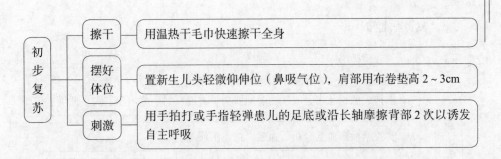

进行完初步复苏后，应对效果进行评估，并根据评估结果选用以下治疗方案。

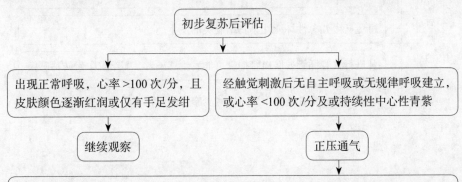

足月儿可用空气复苏，早产儿开始给 30% ~ 40% 的氧，用空氧混合仪根据氧饱和度调整给氧浓度，使氧饱和度达到目标值。经 30 秒充分正压通气后，如有自主呼吸，且心率 >100 次/分，可逐步减少并停止正压通气。如自主呼吸不充分，或心率 <100 次/分，须进行气管插管正压通气

如充分正压通气 30 秒后心率持续 <60 次/分，或在 60 ~ 80 次/分不再增加，应同时进行胸外心脏按压

胸外心脏按压：采用双拇指或中示指按压胸骨体中下 1/3 交接处，其他手指围绕胸廓托于背后，以 120 次/分的频率按压胸廓，深度为 1.5cm

面罩加压给氧及心脏按压 30 秒后，心率仍 <80 次/分或为 0，用药物治疗：应立即给予 1:1000 肾上腺素 0.1 ~ 0.3ml/kg，静推或气管内注入，必要时每 5 分钟重复 1 次；有代谢性酸中毒时在保证通气的条件下给予 5% 碳酸氢钠；有出血、低血容量时给扩容剂；有持续休克时用多巴胺；母亲产前 4 小时内用过吗啡类麻醉或镇痛剂，应给予纳洛酮

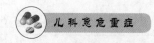

3．复苏后监护

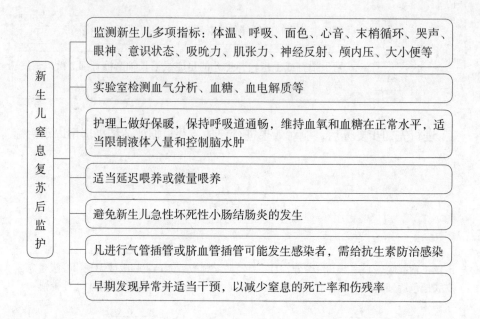

新生儿窒息复苏后监护

监测新生儿多项指标：体温、呼吸、面色、心音、末梢循环、哭声、眼神、意识状态、吸吮力、肌张力、神经反射、颅内压、大小便等

实验室检测血气分析、血糖、血电解质等

护理上做好保暖，保持呼吸道通畅，维持血氧和血糖在正常水平，适当限制液体入量和控制脑水肿

适当延迟喂养或微量喂养

避免新生儿急性坏死性小肠结肠炎的发生

凡进行气管插管或脐血管插管可能发生感染者，需给抗生素防治感染

早期发现异常并适当干预，以减少窒息的死亡率和伤残率

第二节　新生儿呼吸窘迫综合征

新生儿呼吸窘迫综合征（neonatal respiratory distress syndrome，NRDS）又称肺透明膜病（hyaline membrane disease，HMD），多见于早产儿，其胎龄愈小，发病率愈高。

该病是由于缺乏肺表面活性物质（pulmonary surfactant，PS）而导致的呼吸功能不全，临床表现为生后不久出现进行性呼吸困难、青紫、呼气性呻吟、吸气性三凹征及呼吸衰竭，是引起早产儿早期呼吸困难及死亡的常见原因。

【病因】

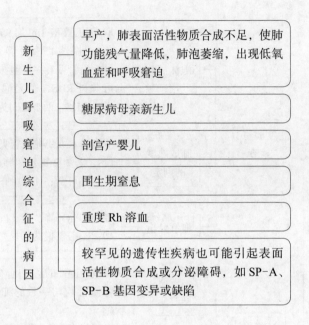

新生儿呼吸窘迫综合征的病因

- 早产，肺表面活性物质合成不足，使肺功能残气量降低，肺泡萎缩，出现低氧血症和呼吸窘迫
- 糖尿病母亲新生儿
- 剖宫产婴儿
- 围生期窒息
- 重度 Rh 溶血
- 较罕见的遗传性疾病也可能引起表面活性物质合成或分泌障碍，如 SP-A、SP-B 基因变异或缺陷

【临床表现】

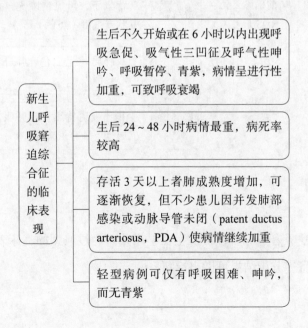

新生儿呼吸窘迫综合征的临床表现

- 生后不久开始或在 6 小时以内出现呼吸急促、吸气性三凹征及呼气性呻吟、呼吸暂停、青紫，病情呈进行性加重，可致呼吸衰竭
- 生后 24～48 小时病情最重，病死率较高
- 存活 3 天以上者肺成熟度增加，可逐渐恢复，但不少患儿因并发肺部感染或动脉导管未闭（patent ductus arteriosus，PDA）使病情继续加重
- 轻型病例可仅有呼吸困难、呻吟，而无青紫

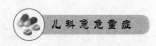

【检查】

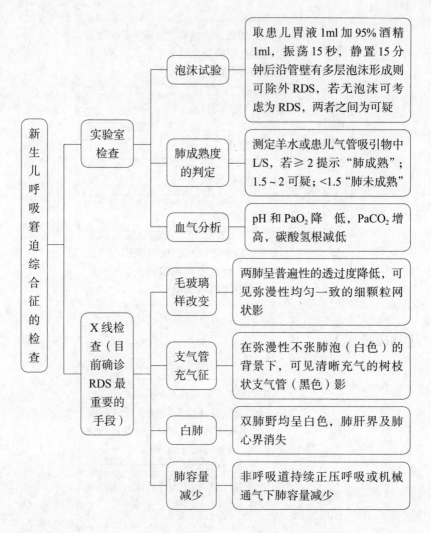

| | | 泡沫试验 | 取患儿胃液 1ml 加 95% 酒精 1ml，振荡 15 秒，静置 15 分钟后沿管壁有多层泡沫形成则可除外 RDS，若无泡沫可考虑为 RDS，两者之间为可疑 |

新生儿呼吸窘迫综合征的检查

实验室检查
- 泡沫试验：取患儿胃液 1ml 加 95% 酒精 1ml，振荡 15 秒，静置 15 分钟后沿管壁有多层泡沫形成则可除外 RDS，若无泡沫可考虑为 RDS，两者之间为可疑
- 肺成熟度的判定：测定羊水或患儿气管吸引物中 L/S，若 ≥ 2 提示"肺成熟"；1.5~2 可疑；<1.5"肺未成熟"
- 血气分析：pH 和 PaO_2 降低，$PaCO_2$ 增高，碳酸氢根减低

X 线检查（目前确诊 RDS 最重要的手段）
- 毛玻璃样改变：两肺呈普遍性的透过度降低，可见弥漫性均匀一致的细颗粒网状影
- 支气管充气征：在弥漫性不张肺泡（白色）的背景下，可见清晰充气的树枝状支气管（黑色）影
- 白肺：双肺野均呈白色，肺肝界及肺心界消失
- 肺容量减少：非呼吸道持续正压呼吸或机械通气下肺容量减少

【诊断】

新生儿呼吸窘迫综合征常发生在早产儿。通过典型的临床表现、胸部 X 线片特征及血气分析结果可做出诊断。

【鉴别诊断】

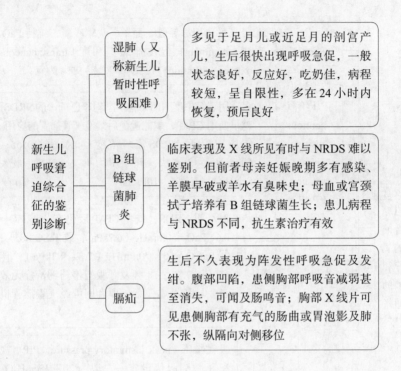

新生儿呼吸窘迫综合征的鉴别诊断

- 湿肺（又称新生儿暂时性呼吸困难）：多见于足月儿或近足月的剖宫产儿，生后很快出现呼吸急促，一般状态良好，反应好，吃奶佳，病程较短，呈自限性，多在 24 小时内恢复，预后良好

- B 组链球菌肺炎：临床表现及 X 线所见有时与 NRDS 难以鉴别。但前者母亲妊娠晚期多有感染、羊膜早破或羊水有臭味史；母血或宫颈拭子培养有 B 组链球菌生长；患儿病程与 NRDS 不同，抗生素治疗有效

- 膈疝：生后不久表现为阵发性呼吸急促及发绀。腹部凹陷，患侧胸部呼吸音减弱甚至消失，可闻及肠鸣音；胸部 X 线片可见患侧胸部有充气的肠曲或胃泡影及肺不张，纵隔向对侧移位

【治疗】

1. 加强监护

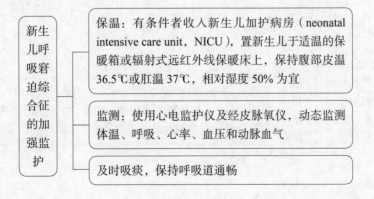

新生儿呼吸窘迫综合征的加强监护

- 保温：有条件者收入新生儿加护病房（neonatal intensive care unit，NICU），置新生儿于适温的保暖箱或辐射式远红外线保暖床上，保持腹部皮温 36.5℃或肛温 37℃，相对湿度 50% 为宜

- 监测：使用心电监护仪及经皮脉氧仪，动态监测体温、呼吸、心率、血压和动脉血气

- 及时吸痰，保持呼吸道通畅

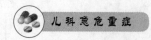
2．氧疗和辅助通气

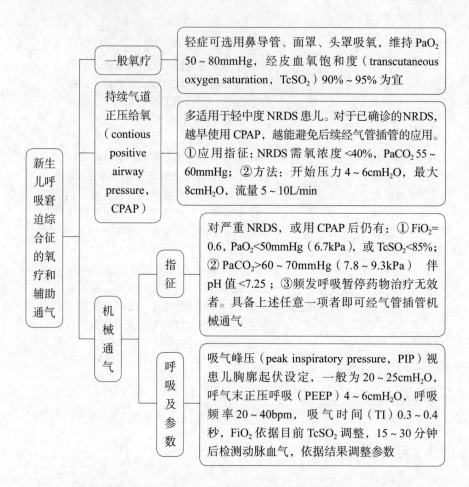

新生儿呼吸窘迫综合征的氧疗和辅助通气

- 一般氧疗：轻症可选用鼻导管、面罩、头罩吸氧，维持 PaO_2 50～80mmHg，经皮血氧饱和度（transcutaneous oxygen saturation，$TcSO_2$）90%～95% 为宜

- 持续气道正压给氧（contious positive airway pressure，CPAP）：多适用于轻中度 NRDS 患儿。对于已确诊的 NRDS，越早使用 CPAP，越能避免后续经气管插管的应用。①应用指征：NRDS 需氧浓度 <40%，$PaCO_2$ 55～60mmHg；②方法：开始压力 4～6cmH_2O，最大 8cmH_2O，流量 5～10L/min

- 机械通气
  - 指征：对严重 NRDS，或用 CPAP 后仍有：① FiO_2=0.6，PaO_2<50mmHg（6.7kPa），或 $TcSO_2$<85%；② $PaCO_2$>60～70mmHg（7.8～9.3kPa）伴 pH 值 <7.25；③频发呼吸暂停药物治疗无效者。具备上述任意一项者即可经气管插管机械通气
  - 呼吸及参数：吸气峰压（peak inspiratory pressure，PIP）视患儿胸廓起伏设定，一般为 20～25cmH_2O，呼气末正压呼吸（PEEP）4～6cmH_2O，呼吸频率 20～40bpm，吸气时间（TI）0.3～0.4 秒，FiO_2 依据目前 $TcSO_2$ 调整，15～30分钟后检测动脉血气，依据结果调整参数

3．PS 替代疗法

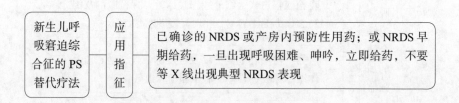

新生儿呼吸窘迫综合征的 PS 替代疗法 —— 应用指征：已确诊的 NRDS 或产房内预防性用药；或 NRDS 早期给药，一旦出现呼吸困难、呻吟，立即给药，不要等 X 线出现典型 NRDS 表现

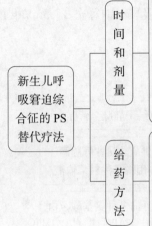

新生儿呼吸窘迫综合征的 PS 替代疗法

时间和剂量

时间：对母亲产前未使用激素或需气管插管维持的极早产儿应在产房内使用；对已确诊 NRDS 者，应尽早使用 PS。根据所用表面活性物质的不同，其剂量及重复给药的间隔亦不相同，一般首剂 100～200mg/kg，第 2 剂或第 3 剂给予 100mg/kg，有证据提示对已确诊的 NRDS 首剂 200mg/kg 较 100mg/kg 更为有效。视病情轻重，可重复给予 2～3 次

给药方法

PS 用前应充分解冻（或浴化）摇匀，患儿需充分吸痰、清理呼吸道，然后将 PS 经气管插管注入肺内，用复苏气囊加压或适当增加机械通气的压力使 PS 在肺内均匀分布，给药后数小时禁止吸痰。预防性应用 PS 时，气管插管时间不宜过长

4. 液体及电解质平衡

新生儿呼吸窘迫综合征液体及电解质平衡

多数患儿生后 3 日内因缺氧伴肠蠕动减弱及肠麻痹，不宜经口喂食或鼻饲，而需静脉补液，液体量不宜过多，以免发生肺间质水肿和全身水肿。一般生后第 1 日补液量为 70～80ml/kg，以后逐渐增加；在热辐射下呼吸加速或相对湿度不足者，增加液量 20%，而机械呼吸时吸入气体为水蒸气饱和者应减少总液量 50～60ml/（kg·d）；第 2 日起补钠 3mmol/（kg·d），或生理盐水占 1/5～1/4；第 3 日补钾 1～2mmol/（kg·d）

白蛋白低于 25g/L 时，应输血浆或白蛋白 0.5～1g/kg

已排胎粪并有肠鸣音者，可用鼻饲管喂奶，由少量逐渐增多，静脉补液量相应减少

血钙低于 1.5mmol/L，给予 10% 葡萄糖酸钙 2ml/（kg·d），连用 4～5 天

5. 酸碱平衡

呼吸性酸中毒可随通气改善而好转，不应用碱性药物。代谢性酸中毒严重者可给 5% 碳酸氢钠（ml）=BE× 体重（kg）×0.5，先用 1/2～2/3，以等

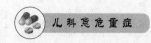

量的 5%～10% 葡萄糖液稀释，30 分钟滴完，余量 4～6 小时后再给，24 小时用量 <6～8mmol/kg。无条件测血气时可按 5% 碳酸氢钠每次 3～5ml/kg 计算，静脉滴注速度 <1mmol/min。

6. 静脉营养

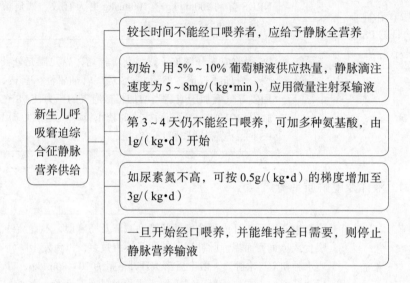

新生儿呼吸窘迫综合征静脉营养供给

- 较长时间不能经口喂养者，应给予静脉全营养
- 初始，用 5%～10% 葡萄糖液供应热量，静脉滴注速度为 5～8mg/（kg·min），应用微量注射泵输液
- 第 3～4 天仍不能经口喂养，可加多种氨基酸，由 1g/（kg·d）开始
- 如尿素氮不高，可按 0.5g/（kg·d）的梯度增加至 3g/（kg·d）
- 一旦开始经口喂养，并能维持全日需要，则停止静脉营养输液

7. 防治感染

宫内感染的肺炎易与新生儿肺透明膜病混淆，且气管插管作机械通气时，也可能污染，在败血症排除前建议常规使用抗生素。

8. 维持血压及心功能

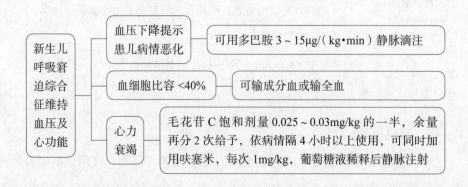

新生儿呼吸窘迫综合征维持血压及心功能

- 血压下降提示患儿病情恶化 —— 可用多巴胺 3～15μg/（kg·min）静脉滴注
- 血细胞比容 <40% —— 可输成分血或输全血
- 心力衰竭 —— 毛花苷 C 饱和剂量 0.025～0.03mg/kg 的一半，余量再分 2 次给予，依病情隔 4 小时以上使用，可同时加用呋塞米，每次 1mg/kg，葡萄糖液稀释后静脉注射

9. 并发症治疗

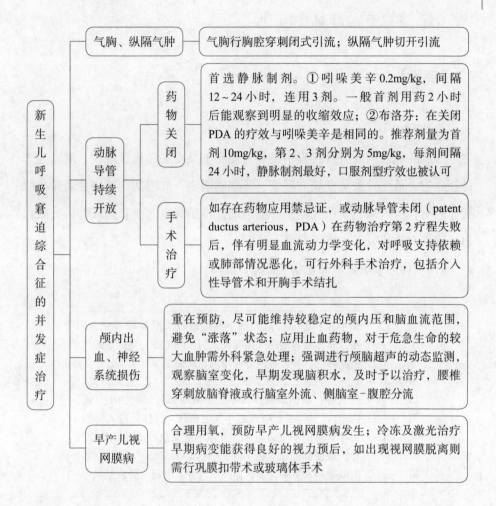

新生儿呼吸窘迫综合征的并发症治疗

- 气胸、纵隔气肿 —— 气胸行胸腔穿刺闭式引流；纵隔气肿切开引流

- 动脉导管持续开放
  - 药物关闭 —— 首选静脉制剂。①吲哚美辛 0.2mg/kg，间隔 12～24 小时，连用 3 剂。一般首剂用药 2 小时后能观察到明显的收缩效应；②布洛芬：在关闭 PDA 的疗效与吲哚美辛是相同的。推荐剂量为首剂 10mg/kg，第 2、3 剂分别为 5mg/kg，每剂间隔 24 小时，静脉制剂最好，口服剂型疗效也被认可
  - 手术治疗 —— 如存在药物应用禁忌证，或动脉导管未闭（patent ductus arterious，PDA）在药物治疗第 2 疗程失败后，伴有明显血流动力学变化，对呼吸支持依赖或肺部情况恶化，可行外科手术治疗，包括介入性导管术和开胸手术结扎

- 颅内出血、神经系统损伤 —— 重在预防，尽可能维持较稳定的颅内压和脑血流范围，避免"涨落"状态；应用止血药物，对于危急生命的较大血肿需外科紧急处理；强调进行颅脑超声的动态监测，观察脑室变化，早期发现脑积水，及时予以治疗，腰椎穿刺放脑脊液或行脑室外流、侧脑室-腹腔分流

- 早产儿视网膜病 —— 合理用氧，预防早产儿视网膜病发生；冷冻及激光治疗早期病变能获得良好的视力预后，如出现视网膜脱离则需行巩膜扣带术或玻璃体手术

第三节　新生儿胎粪吸入综合征

胎粪吸入综合征（meconium aspiration syndrome，MAS）或称胎粪吸入性肺炎，是由于胎儿在宫内或产时吸入混有胎粪的羊水所致，以呼吸道机械

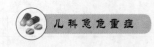

性阻塞及化学性炎症为主要病理特征，以生后出现呼吸窘迫为主要表现的临床综合征。多见于足月儿或过期产儿。

【病因】

1. 胎粪吸入

若胎儿在宫内或分娩过程中缺氧，使肠道及皮肤血流量减少，继而迷走神经兴奋，最终导致肠壁缺血痉挛，肠蠕动增快，肛门括约肌松弛而排出胎粪。同时，宫内缺氧使胎儿产生呼吸运动，将胎粪吸入气管内或肺内，或在出生建立有效呼吸后，将胎粪吸入肺内。

2. 不均匀气道阻塞和化学炎症

不均匀气道阻塞和化学炎症

肺不张：部分肺泡因其小气道被较大胎粪颗粒完全阻塞，其远端肺泡内气体吸收，引起肺不张，使肺泡通气/血流降低，导致肺内分流增加，从而发生低氧血症

肺气肿：黏稠胎粪颗粒不完全阻塞部分肺泡的小气道，则形成"活瓣"，吸气时小气道扩张，气体能进入肺泡，而呼气时因小气道阻塞，气体不能完全呼出，导致肺气肿，致使肺泡通气量下降，引起 CO_2 潴留。若气肿的肺泡破裂则发生肺气漏，如间质气肿、纵隔气肿或气胸等

正常肺泡：部分肺泡的小气道可无胎粪，但该部分肺泡的通换气功能均可代偿性增强，由此可见，MAS 的病理特征为不均匀气道阻塞，即肺不张、肺气肿及正常肺泡同时存在，其各自所占的比例决定患儿临床表现的轻重

胆盐是胎粪组成之一，可刺激局部肺组织发生化学性炎症，多见于吸入胎粪 12~24 小时；另外，胎粪可使 PS 灭活，进一步加重通换气功能障碍。胎粪有利于细菌生长，故 MAS 也可继发细菌感染

3. 肺动脉高压

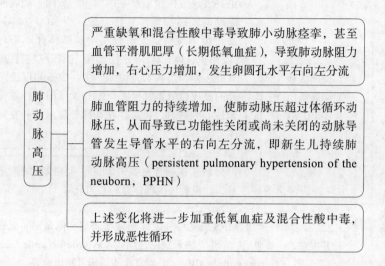

肺动脉高压

- 严重缺氧和混合性酸中毒导致肺小动脉痉挛，甚至血管平滑肌肥厚（长期低氧血症），导致肺动脉阻力增加，右心压力增加，发生卵圆孔水平右向左分流

- 肺血管阻力的持续增加，使肺动脉压超过体循环动脉压，从而导致已功能性关闭或尚未关闭的动脉导管发生导管水平的右向左分流，即新生儿持续肺动脉高压（persistent pulmonary hypertension of the neuborn，PPHN）

- 上述变化将进一步加重低氧血症及混合性酸中毒，并形成恶性循环

【临床表现】

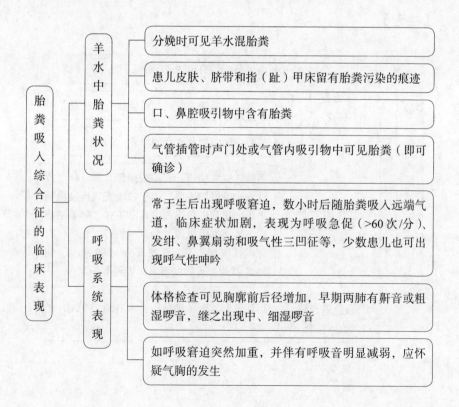

胎粪吸入综合征的临床表现

- 羊水中胎粪状况
  - 分娩时可见羊水混胎粪
  - 患儿皮肤、脐带和指（趾）甲床留有胎粪污染的痕迹
  - 口、鼻腔吸引物中含有胎粪
  - 气管插管时声门处或气管内吸引物中可见胎粪（即可确诊）

- 呼吸系统表现
  - 常于生后出现呼吸窘迫，数小时后随胎粪吸入远端气道，临床症状加剧，表现为呼吸急促（>60次/分）、发绀、鼻翼扇动和吸气性三凹征等，少数患儿也可出现呼气性呻吟
  - 体格检查可见胸廓前后径增加，早期两肺有鼾音或粗湿啰音，继之出现中、细湿啰音
  - 如呼吸窘迫突然加重，并伴有呼吸音明显减弱，应怀疑气胸的发生

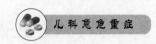

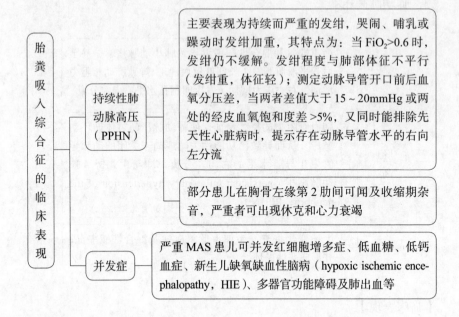

胎粪吸入综合征的临床表现

持续性肺动脉高压（PPHN）
- 主要表现为持续而严重的发绀，哭闹、哺乳或躁动时发绀加重，其特点为：当 $FiO_2>0.6$ 时，发绀仍不缓解。发绀程度与肺部体征不平行（发绀重，体征轻）；测定动脉导管开口前后血氧分压差，当两者差值大于 15～20mmHg 或两处的经皮血氧饱和度差 >5%，又同时能排除先天性心脏病时，提示存在动脉导管水平的右向左分流
- 部分患儿在胸骨左缘第 2 肋间可闻及收缩期杂音，严重者可出现休克和心力衰竭

并发症
- 严重 MAS 患儿可并发红细胞增多症、低血糖、低钙血症、新生儿缺氧缺血性脑病（hypoxic ischemic encephalopathy，HIE）、多器官功能障碍及肺出血等

【检查】

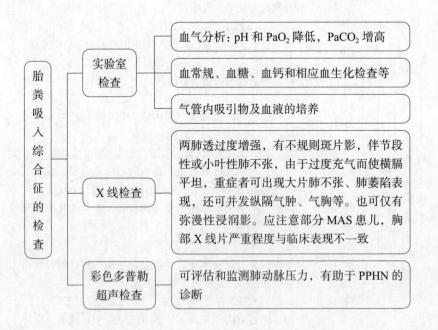

胎粪吸入综合征的检查

实验室检查
- 血气分析：pH 和 PaO_2 降低，$PaCO_2$ 增高
- 血常规、血糖、血钙和相应血生化检查等
- 气管内吸引物及血液的培养

X 线检查
- 两肺透过度增强，有不规则斑片影，伴节段性或小叶性肺不张，由于过度充气而使横膈平坦，重症者可出现大片肺不张、肺萎陷表现，还可并发纵隔气肿、气胸等。也可仅有弥漫性浸润影。应注意部分 MAS 患儿，胸部 X 线片严重程度与临床表现不一致

彩色多普勒超声检查
- 可评估和监测肺动脉压力，有助于 PPHN 的诊断

【诊断】

根据足月儿或过期产儿有羊水胎粪污染的证据，初生儿的指甲、趾甲、脐带和皮肤被胎粪污染而发黄，生后早期出现的呼吸困难，气管内吸出胎粪及有典型的胸部 X 线片表现时可做出诊断。如患儿胎龄小于 34 周，或羊水清澈时，胎粪吸入则不太可能。

【治疗】

1. 基础治疗

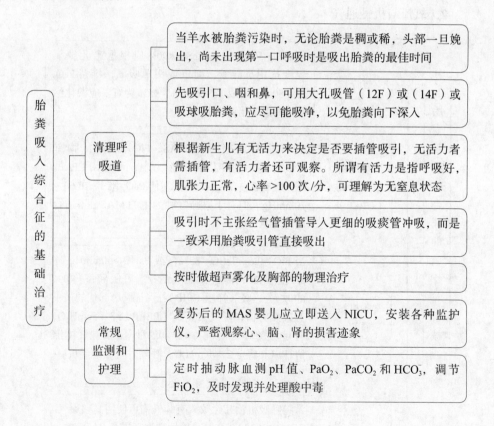

胎粪吸入综合征的基础治疗

- 清理呼吸道
  - 当羊水被胎粪污染时，无论胎粪是稠或稀，头部一旦娩出，尚未出现第一口呼吸时是吸出胎粪的最佳时间
  - 先吸引口、咽和鼻，可用大孔吸管（12F）或（14F）或吸球吸胎粪，应尽可能吸净，以免胎粪向下深入
  - 根据新生儿有无活力来决定是否要插管吸引，无活力者需插管，有活力者还可观察。所谓有活力是指呼吸好，肌张力正常，心率 >100 次/分，可理解为无窒息状态
  - 吸引时不主张经气管插管导入更细的吸痰管冲吸，而是一致采用胎粪吸引管直接吸出
  - 按时做超声雾化及胸部的物理治疗
- 常规监测和护理
  - 复苏后的 MAS 婴儿应立即送入 NICU，安装各种监护仪，严密观察心、脑、肾的损害迹象
  - 定时抽动脉血测 pH 值、PaO_2、$PaCO_2$ 和 HCO_3，调节 FiO_2，及时发现并处理酸中毒

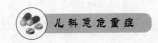

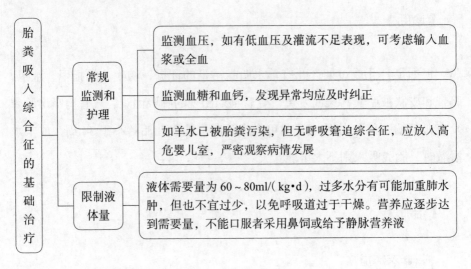

胎粪吸入综合征的基础治疗

常规监测和护理
- 监测血压，如有低血压及灌流不足表现，可考虑输入血浆或全血
- 监测血糖和血钙，发现异常均应及时纠正
- 如羊水已被胎粪污染，但无呼吸窘迫综合征，应放入高危婴儿室，严密观察病情发展

限制液体量
液体需要量为 60～80ml/（kg·d），过多水分有可能加重肺水肿，但也不宜过少，以免呼吸道过于干燥。营养应逐步达到需要量，不能口服者采用鼻饲或给予静脉营养液

2. 氧疗与机械通气

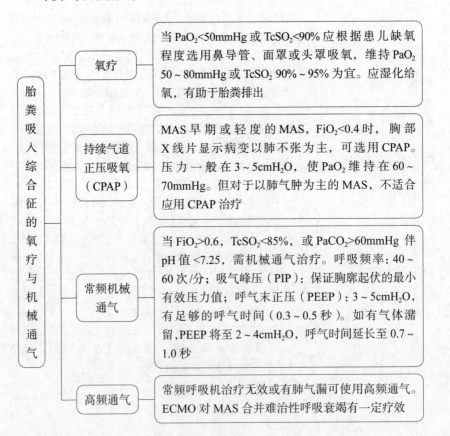

胎粪吸入综合征的氧疗与机械通气

氧疗
当 PaO_2<50mmHg 或 $TcSO_2$<90% 应根据患儿缺氧程度选用鼻导管、面罩或头罩吸氧，维持 PaO_2 50～80mmHg 或 $TcSO_2$ 90%～95% 为宜。应湿化给氧，有助于胎粪排出

持续气道正压吸氧（CPAP）
MAS 早期或轻度的 MAS，FiO_2<0.4 时，胸部 X 线片显示病变以肺不张为主，可选用 CPAP。压力一般在 3～5cmH$_2$O，使 PaO_2 维持在 60～70mmHg。但对于以肺气肿为主的 MAS，不适合应用 CPAP 治疗

常频机械通气
当 FiO_2>0.6，$TcSO_2$<85%，或 $PaCO_2$>60mmHg 伴 pH 值 <7.25，需机械通气治疗。呼吸频率：40～60 次/分；吸气峰压（PIP）：保证胸廓起伏的最小有效压力值；呼气末正压（PEEP）：3～5cmH$_2$O，有足够的呼气时间（0.3～0.5 秒）。如有气体潴留，PEEP 将至 2～4cmH$_2$O，呼气时间延长至 0.7～1.0 秒

高频通气
常频呼吸机治疗无效或有肺气漏可使用高频通气。ECMO 对 MAS 合并难治性呼吸衰竭有一定疗效

3. 肺表面活性物质治疗

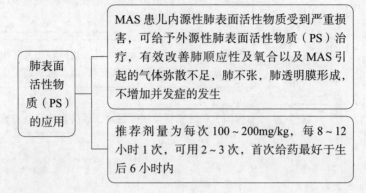

肺表面活性物质（PS）的应用 ── MAS 患儿内源性肺表面活性物质受到严重损害，可给予外源性肺表面活性物质（PS）治疗，有效改善肺顺应性及氧合以及 MAS 引起的气体弥散不足，肺不张，肺透明膜形成，不增加并发症的发生

推荐剂量为每次 100～200mg/kg，每 8～12 小时 1 次，可用 2～3 次，首次给药最好于生后 6 小时内

4. 并发症治疗

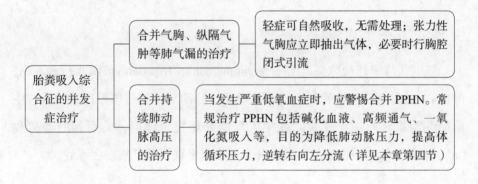

胎粪吸入综合征的并发症治疗

合并气胸、纵隔气肿等肺气漏的治疗 ── 轻症可自然吸收，无需处理；张力性气胸应立即抽出气体，必要时行胸腔闭式引流

合并持续肺动脉高压的治疗 ── 当发生严重低氧血症时，应警惕合并 PPHN。常规治疗 PPHN 包括碱化血液、高频通气、一氧化氮吸入等，目的为降低肺动脉压力，提高体循环压力，逆转右向左分流（详见本章第四节）

5. 其他治疗

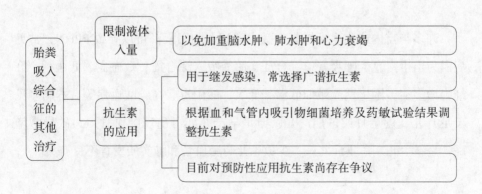

胎粪吸入综合征的其他治疗

限制液体入量 ── 以免加重脑水肿、肺水肿和心力衰竭

抗生素的应用 ── 用于继发感染，常选择广谱抗生素

根据血和气管内吸引物细菌培养及药敏试验结果调整抗生素

目前对预防性应用抗生素尚存在争议

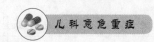
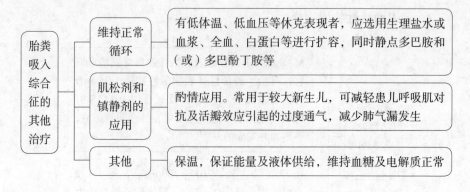

胎粪吸入综合征的其他治疗	维持正常循环	有低体温、低血压等休克表现者，应选用生理盐水或血浆、全血、白蛋白等进行扩容，同时静点多巴胺和（或）多巴酚丁胺等
	肌松剂和镇静剂的应用	酌情应用。常用于较大新生儿，可减轻患儿呼吸肌对抗及活瓣效应引起的过度通气，减少肺气漏发生
	其他	保温，保证能量及液体供给，维持血糖及电解质正常

第四节　新生儿持续肺动脉高压

新生儿持续肺动脉高压（persistent pulmonary hypertension of the newborn, PPHN）是指生后肺血管阻力持续性增高，肺动脉压超过体循环动脉压，使由胎儿型循环过渡至正常"成年人"型循环发生障碍，而引起的心房和（或）动脉导管水平血液的右向左分流，临床出现严重低氧血症等症状。

【病因】

许多与宫内或出生后缺氧、酸中毒相关的因素都可以导致 PPHN，常见病因为出生窒息、呼吸窘迫综合征、胎粪吸入综合征、败血症、低血糖、红细胞增多症，围生期应激如低温、低氧、酸中毒、高碳酸血症等。本病多见于足月儿、近足月或过期产儿，但是早产儿亦可出现肺血管阻力的异常增高，是新生儿期危重症之一。少数患儿与肺血管和肺实质发育不良有关。

【临床表现】

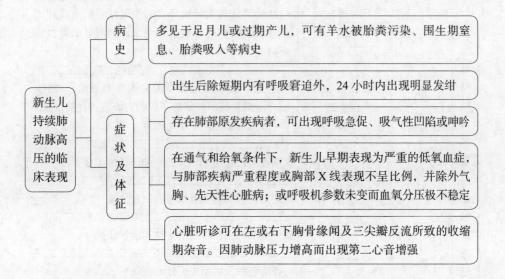

新生儿持续肺动脉高压的临床表现
- 病史：多见于足月儿或过期产儿，可有羊水被胎粪污染、围生期窒息、胎粪吸入等病史
- 症状及体征：
  - 出生后除短期内有呼吸窘迫外，24小时内出现明显发绀
  - 存在肺部原发疾病者，可出现呼吸急促、吸气性凹陷或呻吟
  - 在通气和给氧条件下，新生儿早期表现为严重的低氧血症，与肺部疾病严重程度或胸部X线表现不呈比例，并除外气胸、先天性心脏病；或呼吸机参数未变而血氧分压极不稳定
  - 心脏听诊可在左或右下胸骨缘闻及三尖瓣反流所致的收缩期杂音。因肺动脉压力增高而出现第二心音增强

【检查及诊断】

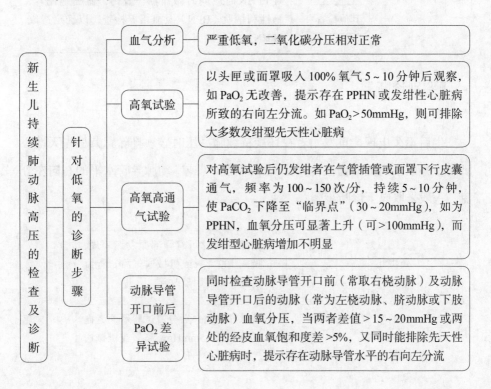

新生儿持续肺动脉高压的检查及诊断 — 针对低氧的诊断步骤
- 血气分析：严重低氧，二氧化碳分压相对正常
- 高氧试验：以头匣或面罩吸入100%氧气5~10分钟后观察，如PaO_2无改善，提示存在PPHN或发绀性心脏病所致的右向左分流。如$PaO_2>50mmHg$，则可排除大多数发绀型先天性心脏病
- 高氧高通气试验：对高氧试验后仍发绀者在气管插管或面罩下行皮囊通气，频率为100~150次/分，持续5~10分钟，使$PaCO_2$下降至"临界点"（30~20mmHg），如为PPHN，血氧分压可显著上升（可>100mmHg），而发绀型心脏病增加不明显
- 动脉导管开口前后PaO_2差异试验：同时检查动脉导管开口前（常取右桡动脉）及动脉导管开口后的动脉（常为左桡动脉、脐动脉或下肢动脉）血氧分压，当两者差值>15~20mmHg或两处的经皮血氧饱和度差>5%，又同时能排除先天性心脏病时，提示存在动脉导管水平的右向左分流

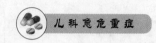

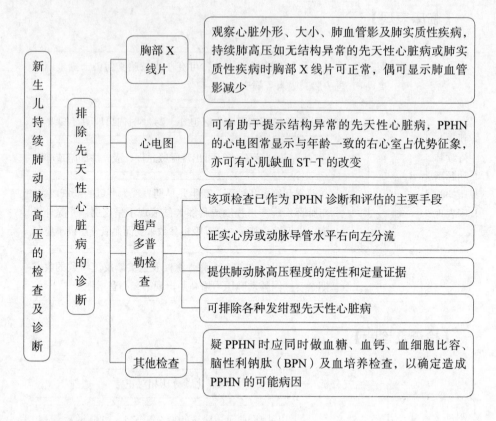

新生儿持续肺动脉高压的检查及诊断 — 排除先天性心脏病的诊断

- 胸部X线片：观察心脏外形、大小、肺血管影及肺实质性疾病，持续肺高压如无结构异常的先天性心脏病或肺实质性疾病时胸部X线片可正常，偶可显示肺血管影减少

- 心电图：可有助于提示结构异常的先天性心脏病，PPHN的心电图常显示与年龄一致的右心室占优势征象，亦可有心肌缺血ST-T的改变

- 超声多普勒检查：
  - 该项检查已作为PPHN诊断和评估的主要手段
  - 证实心房或动脉导管水平右向左分流
  - 提供肺动脉高压程度的定性和定量证据
  - 可排除各种发绀型先天性心脏病

- 其他检查：疑PPHN时应同时做血糖、血钙、血细胞比容、脑性利钠肽（BPN）及血培养检查，以确定造成PPHN的可能病因

【鉴别诊断】

生后不久出现严重发绀者在怀疑持续肺高压时必须排除青紫型先天性心脏病，并以系列无损伤性检查证实卵圆孔和（或）动脉导管水平的右向左分流，一般采取以下诊断步骤：

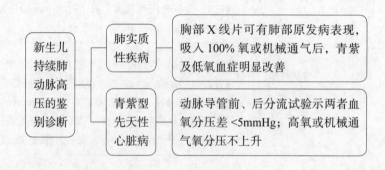

新生儿持续肺动脉高压的鉴别诊断

- 肺实质性疾病：胸部X线片可有肺部原发病表现，吸入100%氧或机械通气后，青紫及低氧血症明显改善

- 青紫型先天性心脏病：动脉导管前、后分流试验示两者血氧分压差 <5mmHg；高氧或机械通气氧分压不上升

【治疗】

1. PPHN 治疗三大原则

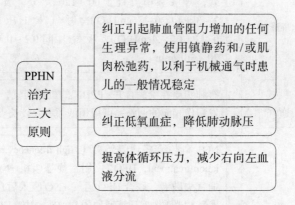

PPHN治疗三大原则
- 纠正引起肺血管阻力增加的任何生理异常，使用镇静药和/或肌肉松弛药，以利于机械通气时患儿的一般情况稳定
- 纠正低氧血症，降低肺动脉压
- 提高体循环压力，减少右向左血液分流

2. PPHN 治疗方案

（1）一般治疗

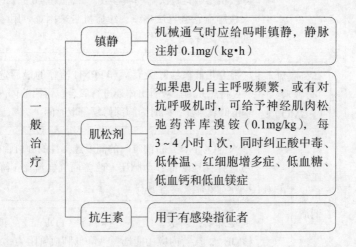

一般治疗
- 镇静：机械通气时应给吗啡镇静，静脉注射 0.1mg/（kg·h）
- 肌松剂：如果患儿自主呼吸频繁，或有对抗呼吸机时，可给予神经肌肉松弛药泮库溴铵（0.1mg/kg），每 3~4 小时 1 次，同时纠正酸中毒、低体温、红细胞增多症、低血糖、低血钙和低血镁症
- 抗生素：用于有感染指征者

（2）纠正低氧血症，降低肺动脉压

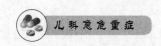

通常采用人工呼吸机的高通气法，考虑到高氧和低碳酸血症的潜在毒副作用，近年来主张维持 PaO_2 和 $PaCO_2$ 在正常水平即可；维持 pH 值 7.35 ~ 7.45

如无肺实质性疾病时，可用低压、短吸气时间的通气方式，呼吸频率可置于 60 ~ 120 次/分，吸气峰压（PIP）2 ~ 3kPa（20 ~ 25cmH₂O），呼气末正压（PEEP）0.2 ~ 0.4kPa（2 ~ 4cmH₂O），吸气时间 0.2 ~ 0.4 秒，气流量 20 ~ 30L/min

机械通气

有肺实质性疾病合并：PPHN 的机械通气，应根据肺部原发病作相应的调整，可用稍低频率及较长吸气时间通气

NO+ 高频震荡通气治疗（High freqnency oscillation ventilation treatment，HFO）：用常规呼吸机 +NO 或单用 HFO 通气失败者，联合 HFO 通气 +NO 吸入后疗效显著提高，尤其对严重肺实质病所致的 PPHN，因经 HFO 通气后肺容量持续衡定，可加强肺严重病变区域 NO 的递送

撤机时机：必须待氧合稳定 12 小时后才能缓慢逐渐降低呼吸机参数，每次降一项参数，并需观察 0.5 小时，下降太快肺血管会再次痉挛，给撤机带来困难。用呼吸机时间一般为 4 ~ 5 天

纠正低氧血症，降低肺动脉压

体外膜氧合技术（ECMO）

新生儿低氧性呼吸衰竭和 PPNH 治疗的最后选择，通过将患儿的血液引出体外进行氧合，再回输体内，以纠正低氧血症，同时为肺部修复争取时间

血管扩张剂治疗

吸入 NO。NO 是目前唯一的高度选择性的肺血管扩张剂，可选择性地降低肺动脉压，改善通气血流比，降低肺内或肺外分流，改善氧合

西地那非：磷酸二酯酶-5 抑制剂（PDE-5）；前列环素（PGI₂）：气管内应用能选择性降低肺血管阻力；米力农：磷酸二酯酶-3 抑制剂（PDE-3）；波生坦：内皮素抑制剂

（3）提高体循环压力，减少右向左血液分流

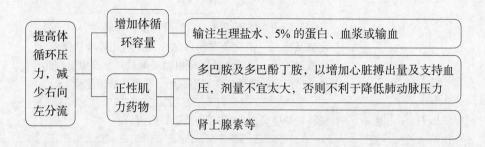

（4）抑制 PPHN 肺血管结构变化的潜在疗法

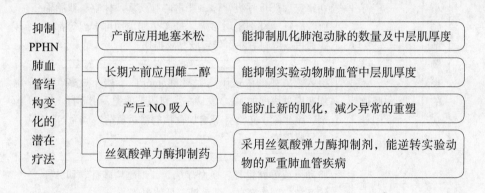

第五节　新生儿坏死性小肠结肠炎

新生儿坏死性小肠结肠炎（necrotizing entreocolitis，NEC）是由围生期多种致病因素导致的以腹胀、呕吐、腹泻、便血、严重者发生休克及多系统器官功能衰竭为主要临床表现的急性坏死性肠道疾病。腹部 X 线平片以肠壁囊样积气为特征，病理以回肠末端和近端结肠的坏死为特点。本病的发病率和病死率随胎龄和体重增加而减少。其主要发生于早产儿（约占 90%），也可见于近足月儿和足月儿。极低出生体重儿 NEC 发生率为 5%～10%。国内本病的病死率为 10%～50%。

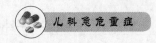

【病因】

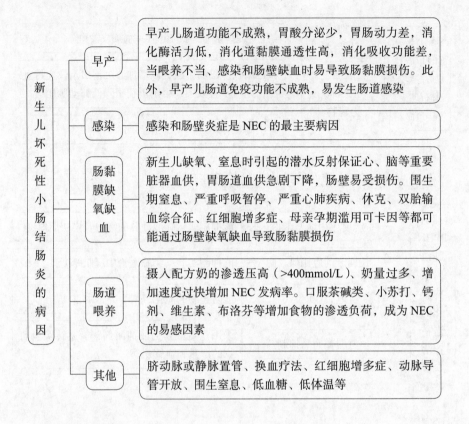

新生儿坏死性小肠结肠炎的病因

- **早产**：早产儿肠道功能不成熟，胃酸分泌少，胃肠动力差，消化酶活力低，消化道黏膜通透性高，消化吸收功能差，当喂养不当、感染和肠壁缺血时易导致肠黏膜损伤。此外，早产儿肠道免疫功能不成熟，易发生肠道感染

- **感染**：感染和肠壁炎症是 NEC 的最主要病因

- **肠黏膜缺氧缺血**：新生儿缺氧、窒息时引起的潜水反射保证心、脑等重要脏器血供，胃肠道血供急剧下降，肠壁易受损伤。围生期窒息、严重呼吸暂停、严重心肺疾病、休克、双胎输血综合征、红细胞增多症、母亲孕期滥用可卡因等都可能通过肠壁缺氧缺血导致肠黏膜损伤

- **肠道喂养**：摄入配方奶的渗透压高（>400mmol/L）、奶量过多、增加速度过快增加 NEC 发病率。口服茶碱类、小苏打、钙剂、维生素、布洛芬等增加食物的渗透负荷，成为 NEC 的易感因素

- **其他**：脐动脉或静脉置管、换血疗法、红细胞增多症、动脉导管开放、围生窒息、低血糖、低体温等

【临床表现】

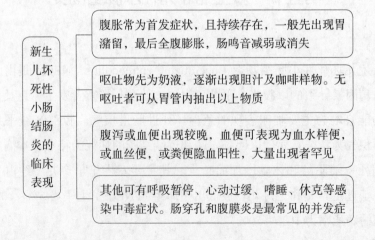

新生儿坏死性小肠结肠炎的临床表现

- 腹胀常为首发症状，且持续存在，一般先出现胃潴留，最后全腹膨胀，肠鸣音减弱或消失

- 呕吐物先为奶液，逐渐出现胆汁及咖啡样物。无呕吐者可从胃管内抽出以上物质

- 腹泻或血便出现较晚，血便可表现为血水样便，或血丝便，或粪便隐血阳性，大量出现者罕见

- 其他可有呼吸暂停、心动过缓、嗜睡、休克等感染中毒症状。肠穿孔和腹膜炎是最常见的并发症

【检查】

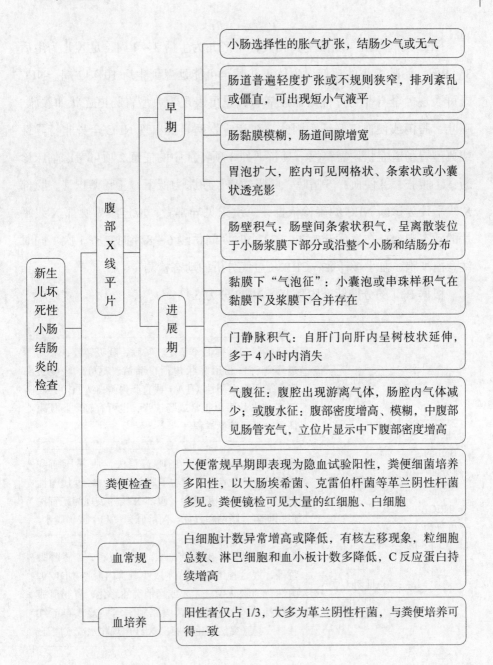

新生儿坏死性小肠结肠炎的检查

腹部X线平片

早期
- 小肠选择性的胀气扩张，结肠少气或无气
- 肠道普遍轻度扩张或不规则狭窄，排列紊乱或僵直，可出现短小气液平
- 肠黏膜模糊，肠道间隙增宽
- 胃泡扩大，腔内可见网格状、条索状或小囊状透亮影

进展期
- 肠壁积气：肠壁间条索状积气，呈离散装位于小肠浆膜下部分或沿整个小肠和结肠分布
- 黏膜下"气泡征"：小囊泡或串珠样积气在黏膜下及浆膜下合并存在
- 门静脉积气：自肝门向肝内呈树枝状延伸，多于4小时内消失
- 气腹征：腹腔出现游离气体，肠腔内气体减少；或腹水征：腹部密度增高、模糊，中腹部见肠管充气，立位片显示中下腹部密度增高

粪便检查
大便常规早期即表现为隐血试验阳性，粪便细菌培养多阳性，以大肠埃希菌、克雷伯杆菌等革兰阴性杆菌多见。粪便镜检可见大量的红细胞、白细胞

血常规
白细胞计数异常增高或降低，有核左移现象，粒细胞总数、淋巴细胞和血小板计数多降低，C反应蛋白持续增高

血培养
阳性者仅占1/3，大多为革兰阴性杆菌，与粪便培养可得一致

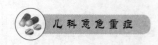

【诊断】

NEC发病日龄与胎龄呈负相关，早产儿为生后3~4周，足月儿为生后3~4天，胎龄极小的超低出生体重儿甚至可能延迟到生后10~12周。NEC既可表现为全身非特异性败血症症状，也可表现为典型胃肠道症状如腹胀、呕吐、腹泻或便血三联征。因此，在相应发病日龄出现NEC全身非特异性或典型胃肠道症状均需警惕。具备下列4项特征中的任意2项可考虑临床诊断：①腹胀；②便血；③嗜睡、呼吸暂停、肌张力低下；④肠壁积气。腹部X线平片为诊断NEC的确诊依据，一次未见异常者，应连续做腹部X线平片的动态观察，在发病开始48~72小时期间每隔6~8小时复查1次。同时注意白细胞、血小板计数、CRP及血气分析的动态检测。

根据Bell的分期标准国际上将NEC分为3期：

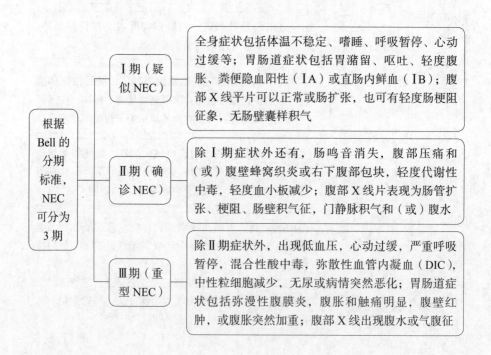

【治疗】

一旦疑诊 NEC，应立即禁食，行胃肠减压。治疗原则是绝对禁食，预防进一步损伤，纠正水、电解质、酸碱平衡紊乱和减少全身炎症反应。

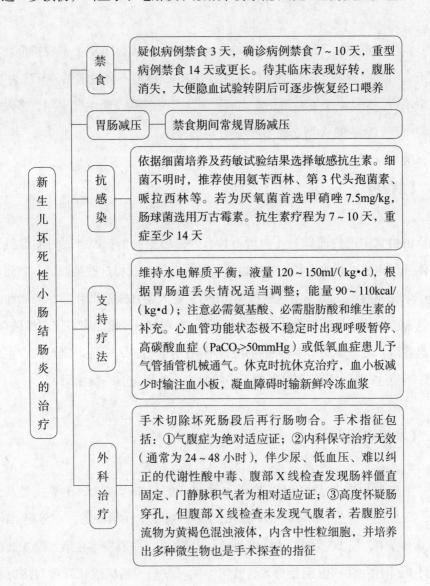

新生儿坏死性小肠结肠炎的治疗

禁食：疑似病例禁食 3 天，确诊病例禁食 7～10 天，重型病例禁食 14 天或更长。待其临床表现好转，腹胀消失，大便隐血试验转阴后可逐步恢复经口喂养

胃肠减压：禁食期间常规胃肠减压

抗感染：依据细菌培养及药敏试验结果选择敏感抗生素。细菌不明时，推荐使用氨苄西林、第 3 代头孢菌素、哌拉西林等。若为厌氧菌首选甲硝唑 7.5mg/kg，肠球菌选用万古霉素。抗生素疗程为 7～10 天，重症至少 14 天

支持疗法：维持水电解质平衡，液量 120～150ml/（kg·d），根据胃肠道丢失情况适当调整；能量 90～110kcal/（kg·d）；注意必需氨基酸、必需脂肪酸和维生素的补充。心血管功能状态极不稳定时出现呼吸暂停、高碳酸血症（$PaCO_2$>50mmHg）或低氧血症患儿予气管插管机械通气。休克时抗休克治疗，血小板减少时输注血小板，凝血障碍时输新鲜冷冻血浆

外科治疗：手术切除坏死肠段后再行肠吻合。手术指征包括：①气腹症为绝对适应证；②内科保守治疗无效（通常为 24～48 小时），伴少尿、低血压、难以纠正的代谢性酸中毒、腹部 X 线检查发现肠袢僵直固定、门静脉积气者为相对适应证；③高度怀疑肠穿孔，但腹部 X 线检查未发现气腹者，若腹腔引流物为黄褐色混浊液体，内含中性粒细胞，并培养出多种微生物也是手术探查的指征

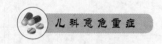

第六节　新生儿溶血病

新生儿溶血病（hemolytic disease of the newborn，HDN）主要指母婴血型不合引起的新生儿同族免疫性溶血。以 ABO 血型不合最常见，其次为 Rh 血型不合，MN 血型不合罕见。本病只发生于胎儿期及新生儿早期，多发于 O 型血产妇所生的 A 型血或 B 型血的婴儿。

【病因】

由由父亲遗传而母亲体内所不具有的红细胞血型抗原，通过胎盘进入母体或母体通过其他途径（如输血、接种疫苗等）获得这些抗原后，刺激母体产生相应血型抗体。当这些抗体（IgG）进入胎儿血液循环后，与胎儿红细胞表面的相应抗原结合（致敏红细胞），在单核-吞噬细胞系统内被破坏，引起溶血。若母婴血型不合的胎儿红细胞在分娩时进入母血，则母亲产生的抗体不使这一胎发病，而可能使下一胎发病（血型与上一胎相同）。

【临床表现】

主要发生在母亲 O 型而胎儿 A 型或 B 型；如母亲为 AB 型或婴儿 O 型，则不发生溶血；40% ~ 50% 的 ABO 溶血病发生在第一胎，在母婴 ABO 血型不合中，仅 1/5 发生 ABO 溶血病。Rh 溶血病一般发生在第二胎；既往输过 Rh 阳性血的 Rh 阴性母亲，其第一胎可发病。临床症状轻重与溶血程度有关。ABO 溶血病主要表现为黄疸、贫血，Rh 溶血病临床表现较重，严重者甚至死胎。

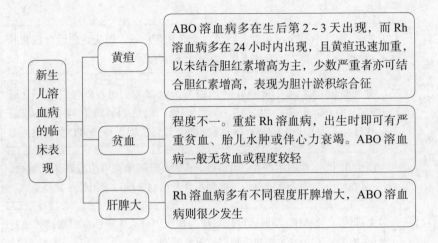

【检查及诊断】

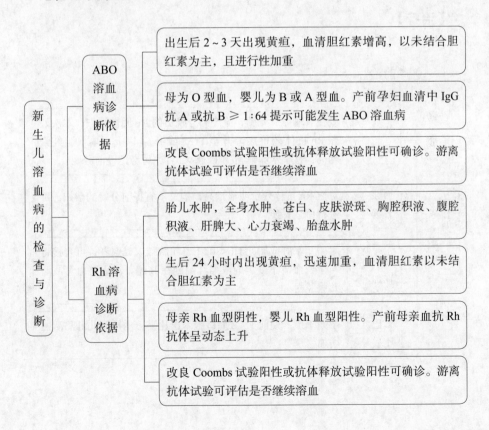

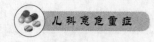

【鉴别诊断】

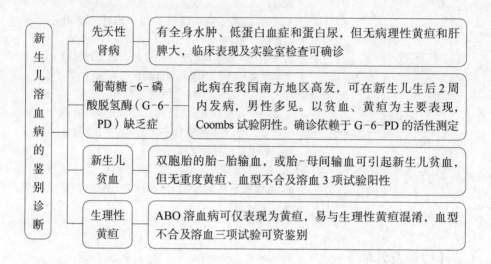

新生儿溶血病的鉴别诊断

先天性肾病	有全身水肿、低蛋白血症和蛋白尿，但无病理性黄疸和肝脾大，临床表现及实验室检查可确诊
葡萄糖-6-磷酸脱氢酶（G-6-PD）缺乏症	此病在我国南方地区高发，可在新生儿生后2周内发病，男性多见。以贫血、黄疸为主要表现，Coombs试验阴性。确诊依赖于G-6-PD的活性测定
新生儿贫血	双胞胎的胎-胎输血，或胎-母间输血可引起新生儿贫血，但无重度黄疸、血型不合及溶血3项试验阳性
生理性黄疸	ABO溶血病可仅表现为黄疸，易与生理性黄疸混淆，血型不合及溶血三项试验可资鉴别

【治疗】

（一）产前治疗

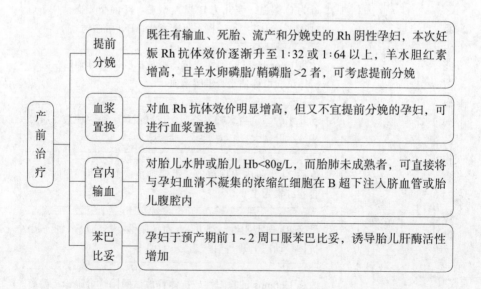

产前治疗

提前分娩	既往有输血、死胎、流产和分娩史的Rh阴性孕妇，本次妊娠Rh抗体效价逐渐升至1∶32或1∶64以上，羊水胆红素增高，且羊水卵磷脂/鞘磷脂>2者，可考虑提前分娩
血浆置换	对血Rh抗体效价明显增高，但又不宜提前分娩的孕妇，可进行血浆置换
宫内输血	对胎儿水肿或胎儿Hb<80g/L，而胎肺未成熟者，可直接将与孕妇血清不凝集的浓缩红细胞在B超下注入脐血管或胎儿腹腔内
苯巴比妥	孕妇于预产期前1~2周口服苯巴比妥，诱导胎儿肝酶活性增加

（二）新生儿治疗

1．一般治疗

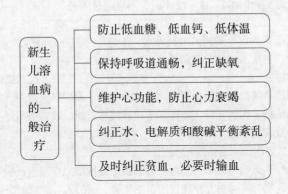

新生儿溶血病的一般治疗
- 防止低血糖、低血钙、低体温
- 保持呼吸道通畅，纠正缺氧
- 维护心功能，防止心力衰竭
- 纠正水、电解质和酸碱平衡紊乱
- 及时纠正贫血，必要时输血

2．光疗

当血清总胆红素水平增高时，根据胎龄、患儿是否存在高危因素及生后日龄，对照日龄胆红素与光疗干预列线图，当达到光疗标准时即可进行。具体见表1-2和表1-3。

表1-2　胎龄≥35周的光疗参考曲线解读（mg/dl）

	出生	12h	1d	1.5d	2d	2.5d	3d	3.5d	4d	4.5d	≥5d
低危儿	5.5	9.0	11.4	13.5	15.0	16.4	17.5	18.7	19.7	20.5	21.0
中危儿	5.0	7.0	9.5	11.5	13.0	14.5	15.5	16.5	17.2	18.0	18.0
高危儿	4.6	5.8	7.7	9.5	11.2	12.5	13.5	14.0	14.5	14.9	15.0

表1-3　出生体重<2500g的早产儿光疗参考曲线解读（mg/dl）

出生体重（g）	<24h	24～48h	48～72h	72～96h	96～120h	≥120h
<1000	4	5	6	7	8	8
1000～1249	5	6	7	9	10	10
1250～1999	6	7	9	10	12	12
2000～2299	7	8	10	12	13	14
2300～2499	9	12	14	16	17	18

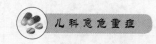

光疗的注意事项较多，主要包括以下几项：

新生儿光疗的注意事项

- 光疗的时间多需 48～72 小时，不宜超过 4 天

- 由于蓝光可分解体内的核黄素，故光疗时应补充核黄素（光疗时每日 3 次，每次 5mg；光疗后每日 1 次，连服 3 天）

- 不能单纯以黄疸消退为停止光疗的依据，而应以血清胆红素浓度的下降为依据。因为光疗主要作用于皮肤浅层组织，故黄疸消退并不代表血清胆红素也已正常

- 光疗不影响母乳喂养，可定时将新生儿抱出光疗箱进行喂养。为了方便母乳喂养，可将光疗箱置于母亲床旁，医护人员应定时进行观察和护理

- 光疗的不良反应相对较少，患儿偶可出现发热、腹泻和皮疹等，但多不严重，也不会影响继续治疗

- 由于新生儿裸放于光疗箱中，活动空间大，容易擦伤皮肤，因而在光疗结束后需检查新生儿皮肤有无破损，以便及时处理，防止继发感染

3. 静脉用免疫球蛋白

缓慢静脉滴注丙种球蛋白 1g/kg（时间 6～8 小时）。免疫球蛋白可阻断网状内皮系统的 Fc 受体，抑制吞噬细胞破坏已被抗体致敏的红细胞，抑制溶血过程，从而使胆红素产生减少。

4. 白蛋白治疗

输血浆每次 10～20ml/kg 或静脉滴注白蛋白，每次 1g/kg 可减少游离的未结合胆红素，以免游离未结合胆红素对脑细胞的损害，可减少胆红素脑病的发生。

5. 纠正代谢性酸中毒

5% 碳酸氢钠提高血 pH 值已增加未结合胆红素与白蛋白的结合。

6. 肝酶诱导剂

常用苯巴比妥每日 5mg/kg，分 2～3 次口服，共 4～5 天。能增加尿苷二磷酸葡萄糖醛酸转移酶活性、增加肝脏结合和分娩胆红素的能力。

7. 换血疗法

（1）换血指征：换血能及时换出抗体和致敏红细胞，减少溶血；可置换出大量胆红素，预防胆红素脑病；并可纠正贫血，改善携氧，防止心衰。符合下述条件之一者即应进行：

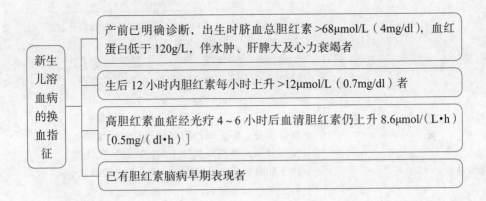

新生儿溶血病的换血指征
- 产前已明确诊断，出生时脐血总胆红素 >68μmol/L（4mg/dl），血红蛋白低于120g/L，伴水肿、肝脾大及心力衰竭者
- 生后 12 小时内胆红素每小时上升 >12μmol/L（0.7mg/dl）者
- 高胆红素血症经光疗 4～6 小时后血清胆红素仍上升 8.6μmol/（L•h）[0.5mg/（dl•h）]
- 已有胆红素脑病早期表现者

（2）血型选择

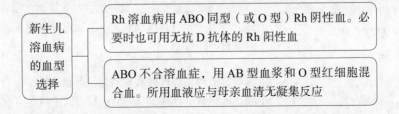

新生儿溶血病的血型选择
- Rh 溶血病用 ABO 同型（或 O 型）Rh 阴性血。必要时也可用无抗 D 抗体的 Rh 阳性血
- ABO 不合溶血症，用 AB 型血浆和 O 型红细胞混合血。所用血液应与母亲血清无凝集反应

（3）抗凝剂的应用

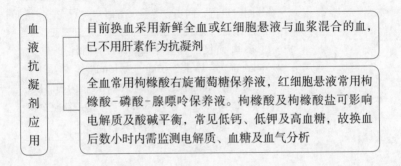

血液抗凝剂应用
- 目前换血采用新鲜全血或红细胞悬液与血浆混合的血，已不用肝素作为抗凝剂
- 全血常用枸橼酸右旋葡萄糖保养液，红细胞悬液常用枸橼酸-磷酸-腺嘌呤保养液。枸橼酸及枸橼酸盐可影响电解质及酸碱平衡，常见低钙、低钾及高血糖，故换血后数小时内需监测电解质、血糖及血气分析

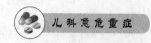

（4）换血步骤

换血步骤

├─ 换血前准备
│　　├─ 手术在严格消毒后的房间进行。房间中应具备远红外线辐射床、心肺监护仪等
│　　├─ 参加人员包括手术者、助手、记录员、手术护士等
│　　├─ 药品准备，包括 500ml 生理盐水、1U/ml 肝素生理盐水、急救、复苏药品等
│　　├─ 计算换血量：通常为新生儿血容量的 2 倍，一般为 150～180μl/kg
│　　├─ 血管准备：多采用外周动静脉双管同步抽血发。分别选择外周动脉（如桡动脉或颞浅动脉）和静脉（如大隐静脉、腋静脉或股静脉）各 1 条
│　　└─ 其他：术前停喂奶一次或抽出胃内容物以防呕吐，镇静等
│
└─ 换血步骤
　　├─ 患儿仰卧于远红外线辐射床上，固定好手脚并安置心肺监护
　　├─ 选取好外周动静脉并常规消毒，用套管针穿刺进入血管后连接上三通管，胶布固定后连接充满肝素生理盐水的注射器抽注润滑
　　├─ 从动脉端抽出血，从静脉端输入血，抽与注同时进行，同步、等量、等时
　　└─ 换血速度：体重>3kg，抽出/输注血量为 20ml/次；体重 2～3kg，为 15ml/次；体重 1～2kg，为 10ml/次；体重 0.85～1kg，为 5ml/次；体重 <0.85kg，为 1～3ml/次。一般控制整个换血全程时间在 90～120 分钟内

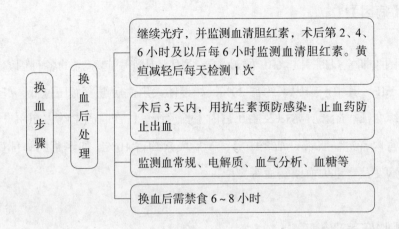

一次换血后，组织内胆红素可回入血浆，加上致敏红细胞的溶血，以及换入红细胞的分解，可使血清胆红素再次上升，此时可按指征再次换血。

第七节　新生儿缺氧缺血性脑病

新生儿缺氧缺血性脑病（hypoxic-ischemic encephalopathy，HIE）是指围生期窒息导致的部分或完全缺氧、脑血流减少或暂停而导致胎儿或新生儿脑损伤，包括特征性的神经病理及病理生理改变，临床表现为一系列脑病的症状。围生期缺氧主要发生在宫内，约 90% 发生在产前或产时，10% 发生在产后。约 25% 的存活患儿可留有不同程度的神经系统后遗症，如智力低下、癫痫、脑性瘫痪、学习困难、视听障碍等。早产儿发生率明显高于足月儿。本病仍是我国目前导致新生儿死亡及小儿致残的主要疾病之一。

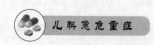

【病因】

围生期窒息时引起 HIE 的最主要原因，凡能引起窒息的各种因素均可导致 HIE。其中产前因素约占 20%，如母体大出血后继发血压过低、妊娠高血压综合征、胎盘异常以及胎儿宫内生长迟缓等；产时因素约占 70%，如难产、宫内窘迫、脐带打结绕颈等；产后因素约占 10%，如严重的肺部疾患、心脏病变及严重失血或贫血等。

【临床表现】

临床可以通过观察患儿的意识状态、反应性、脑神经功能、原始反射、动作和肌张力以及有无惊厥等来判断 HIE 的轻重程度（表 1-4）。

表 1-4　HIE 临床分度

分度	轻度	中度	重度
意识	兴奋抑制交替	嗜睡	昏迷
肌张力	正常或稍增加	减低	松软或间歇性伸肌张力增高
拥抱反射	活跃	减弱	消失
吸吮反射	正常	减弱	消失
惊厥	可有肌阵挛	常有	有或持续状态
中枢性呼吸衰竭	无	有	明显
瞳孔改变	正常或扩大	缩小，对光反射迟钝	不对称或扩大
脑电图	正常	低电压痫样放电	爆发抑制，等电压
病程及预后	症状在 72 小时内消失	症状在 14 天内消失。可能有后遗症	症状可持续数周。病死率高，存活者多有后遗症

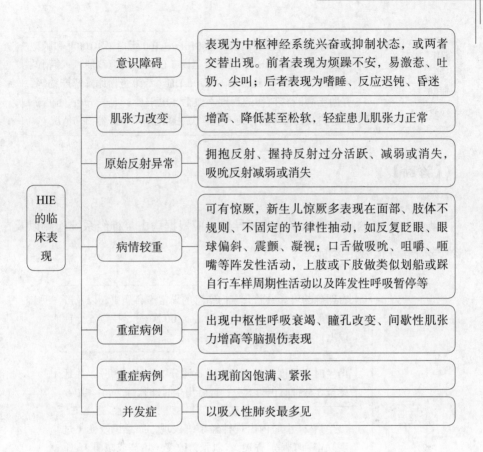

意识障碍：表现为中枢神经系统兴奋或抑制状态，或两者交替出现。前者表现为烦躁不安，易激惹、吐奶、尖叫；后者表现为嗜睡、反应迟钝、昏迷

肌张力改变：增高、降低甚至松软，轻症患儿肌张力正常

原始反射异常：拥抱反射、握持反射过分活跃、减弱或消失，吸吮反射减弱或消失

病情较重：可有惊厥，新生儿惊厥多表现在面部、肢体不规则、不固定的节律性抽动，如反复眨眼、眼球偏斜、震颤、凝视；口舌做吸吮、咀嚼、咂嘴等阵发性活动，上肢或下肢做类似划船或踩自行车样周期性活动以及阵发性呼吸暂停等

重症病例：出现中枢性呼吸衰竭、瞳孔改变、间歇性肌张力增高等脑损伤表现

重症病例：出现前囟饱满、紧张

并发症：以吸入性肺炎最多见

HIE的临床表现

【辅助检查】

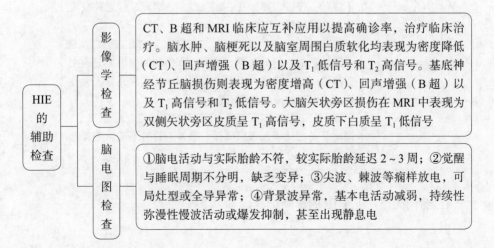

HIE的辅助检查

影像学检查：CT、B超和MRI临床应互补应用以提高确诊率，治疗临床治疗。脑水肿、脑梗死以及脑室周围白质软化均表现为密度降低（CT）、回声增强（B超）以及T_1低信号和T_2高信号。基底神经节丘脑损伤则表现为密度增高（CT）、回声增强（B超）以及T_1高信号和T_2低信号。大脑矢状旁区损伤在MRI中表现为双侧矢状旁区皮质呈T_1高信号，皮质下白质呈T_1低信号

脑电图检查：①脑电活动与实际胎龄不符，较实际胎龄延迟2~3周；②觉醒与睡眠周期不分明，缺乏变异；③尖波、棘波等痫样放电，可局灶型或全导异常；④背景波异常，基本电活动减弱，持续性弥漫性慢波活动或爆发抑制，甚至出现静息电

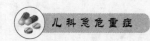

HIE 的辅助检查	实验室检查	血神经元特异性烯醇化酶（NSE）、S-100 蛋白（S-100）和脑型肌酸激酶（CK-BB）、乳酸脱氢酶（LDH）、次黄嘌呤、髓鞘碱性蛋白（MBP），脑脊液 NSE、LDH、纤维蛋白原降解产物等，有助于判断脑损伤的程度。血糖、电解质、血气分析、血氨、肝肾功及心肌酶谱有助于了解代谢紊乱以及多脏器损伤情况

【诊断】

新生儿 HIE 的临床特征多呈非特异性，应根据病史、神经系统检测以及影像学资料谨慎做出诊断。

足月儿 HIE 的诊断标准	有明确的可导致胎儿宫内窒息的异常产科病史，以及严重的胎儿宫内窘迫表现（胎心 <100 次/分，持续 5 分钟以上；和/或羊水 Ⅲ 度污染）
	出生时有重度窒息，指 Apgar 评分 1 分钟 ≤ 3 分，并延续至 5 分钟时仍 ≤ 5 分；或者出生时动脉血气 pH ≤ 7.0
	出生后 24 小时内出现神经系统表现，如意识改变（过度兴奋、嗜睡、昏迷），肌张力改变（增高或减弱），原始反射异常（吸吮、拥抱反射减弱或消失），惊厥，脑干症状（呼吸节律改变、瞳孔改变、对光反应迟钝或消失）和前囟张力增高
	排除低钙血症、低血糖、感染、产伤和颅内出血等为主要原因引起的抽搐，以及遗传代谢性疾病和其他先天性疾病所引起的神经系统疾患
	同时具备上述 4 条者可确诊，第 4 条暂时不能确定者可拟诊

目前尚无早产儿 HIE 的诊断标准。

【治疗】

展开治疗前，明确治疗关键和治疗原则尤为重要：

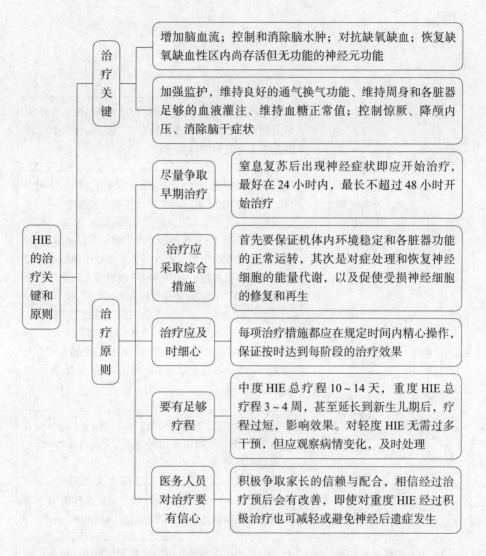

在确定了新生儿缺氧缺血性脑病的治疗关键和原则后，分阶段对患儿进行救治：

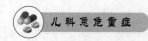

1. 出生后 3 天的治疗

此阶段治疗主要针对窒息缺氧所致多器官功能损害，保证机体内环境稳定，积极控制各种神经症状，目前被归纳为"三项支持疗法"和"三项对症处理"。

（1）三项支持疗法

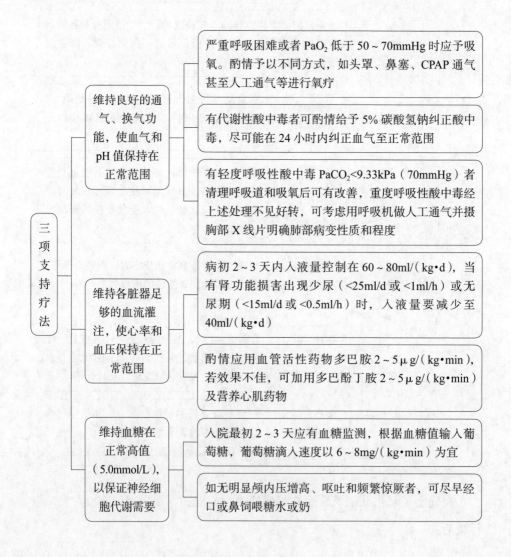

严重呼吸困难或者 PaO_2 低于 50～70mmHg 时应予吸氧。酌情予以不同方式，如头罩、鼻塞、CPAP 通气甚至人工通气等进行氧疗

有代谢性酸中毒可酌情给予 5% 碳酸氢钠纠正酸中毒，尽可能在 24 小时内纠正血气至正常范围

有轻度呼吸性酸中毒 $PaCO_2<9.33kPa$（70mmHg）者清理呼吸道和吸氧后可有改善，重度呼吸性酸中毒经上述处理不见好转，可考虑用呼吸机做人工通气并摄胸部 X 线片明确肺部病变性质和程度

维持良好的通气、换气功能，使血气和 pH 值保持在正常范围

病初 2～3 天内入液量控制在 60～80ml/（kg·d），当有肾功能损害出现少尿（<25ml/d 或 <1ml/h）或无尿期（<15ml/d 或 <0.5ml/h）时，入液量要减少至 40ml/（kg·d）

酌情应用血管活性药物多巴胺 2～5μg/（kg·min），若效果不佳，可加用多巴酚丁胺 2～5μg/（kg·min）及营养心肌药物

维持各脏器足够的血流灌注，使心率和血压保持在正常范围

入院最初 2～3 天应有血糖监测，根据血糖值输入葡萄糖，葡萄糖滴入速度以 6～8mg/（kg·min）为宜

如无明显颅内压增高、呕吐和频繁惊厥者，可尽早经口或鼻饲喂糖水或奶

维持血糖在正常高值（5.0mmol/L），以保证神经细胞代谢需要

三项支持疗法

（2）三项对症处理如下：

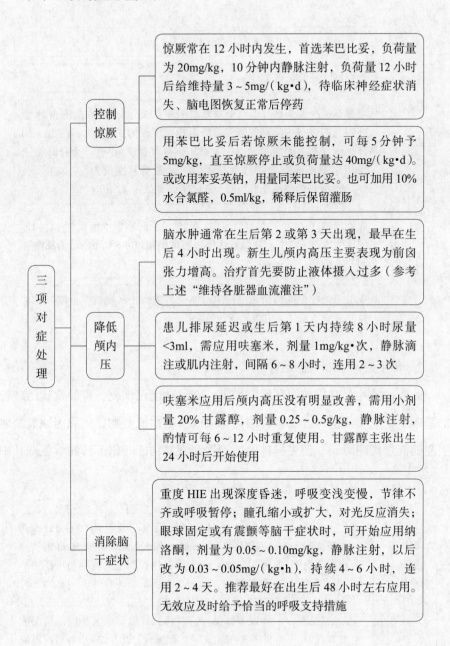

控制惊厥

惊厥常在 12 小时内发生，首选苯巴比妥，负荷量为 20mg/kg，10 分钟内静脉注射，负荷量 12 小时后给维持量 3～5mg/（kg·d），待临床神经症状消失、脑电图恢复正常后停药

用苯巴比妥后若惊厥未能控制，可每 5 分钟予 5mg/kg，直至惊厥停止或负荷量达 40mg/（kg·d）。或改用苯妥英钠，用量同苯巴比妥。也可加用 10% 水合氯醛，0.5ml/kg，稀释后保留灌肠

降低颅内压

脑水肿通常在生后第 2 或第 3 天出现，最早在生后 4 小时出现。新生儿颅内高压主要表现为前囟张力增高。治疗首先要防止液体摄入过多（参考上述"维持各脏器血流灌注"）

患儿排尿延迟或生后第 1 天内持续 8 小时尿量 <3ml，需应用呋塞米，剂量 1mg/kg·次，静脉滴注或肌内注射，间隔 6～8 小时，连用 2～3 次

呋塞米应用后颅内高压没有明显改善，需用小剂量 20% 甘露醇，剂量 0.25～0.5g/kg，静脉注射，酌情可每 6～12 小时重复使用。甘露醇主张出生 24 小时后开始使用

消除脑干症状

重度 HIE 出现深度昏迷，呼吸变浅变慢，节律不齐或呼吸暂停；瞳孔缩小或扩大，对光反应消失；眼球固定或有震颤等脑干症状时，可开始应用纳洛酮，剂量为 0.05～0.10mg/kg，静脉注射，以后改为 0.03～0.05mg/（kg·h），持续 4～6 小时，连用 2～4 天。推荐最好在出生后 48 小时左右应用。无效应及时给予恰当的呼吸支持措施

三项对症处理

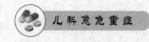

（3）亚低温治疗

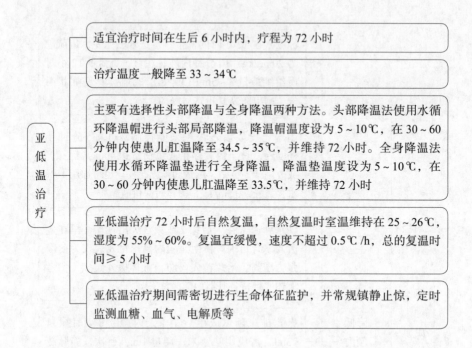

亚低温治疗

- 适宜治疗时间在生后 6 小时内，疗程为 72 小时
- 治疗温度一般降至 33 ~ 34℃
- 主要有选择性头部降温与全身降温两种方法。头部降温法使用水循环降温帽进行头部局部降温，降温帽温度设为 5 ~ 10℃，在 30 ~ 60 分钟内使患儿肛温降至 34.5 ~ 35℃，并维持 72 小时。全身降温法使用水循环降温垫进行全身降温，降温垫温度设为 5 ~ 10℃，在 30 ~ 60 分钟内使患儿肛温降至 33.5℃，并维持 72 小时
- 亚低温治疗 72 小时后自然复温，自然复温时室温维持在 25 ~ 26℃，湿度为 55% ~ 60%。复温宜缓慢，速度不超过 0.5℃ /h，总的复温时间 ≥ 5 小时
- 亚低温治疗期间需密切进行生命体征监护，并常规镇静止惊，定时监测血糖、血气、电解质等

2. 出生后 4 ~ 10 天的治疗

此阶段治疗是在机体内环境已稳定，脏器功能已恢复，神经症状已减轻的基础上，应用促进神经细胞代谢药物或改善脑血流药物，消除因缺氧缺血引起的能量代谢障碍，使受损神经细胞逐渐恢复功能。以下药物可任选其中一种：

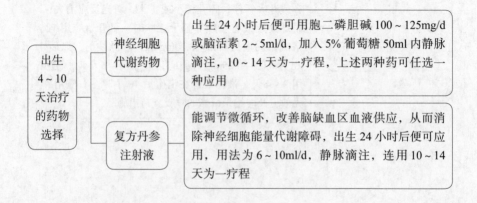

出生 4 ~ 10 天治疗的药物选择

- 神经细胞代谢药物：出生 24 小时后便可用胞二磷胆碱 100 ~ 125mg/d 或脑活素 2 ~ 5ml/d，加入 5% 葡萄糖 50ml 内静脉滴注，10 ~ 14 天为一疗程，上述两种药可任选一种应用
- 复方丹参注射液：能调节微循环，改善脑缺血区血液供应，从而消除神经细胞能量代谢障碍，出生 24 小时后便可应用，用法为 6 ~ 10ml/d，静脉滴注，连用 10 ~ 14 天为一疗程

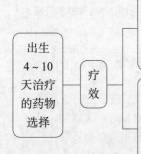

中度患儿及部分重度患儿病情从第 4~5 天起可开始好转，如会哭会吮乳，肌张力渐恢复，惊厥停止，颅内压增高消失，第 7 天最多，第 9 天病情便明显好转，此类患儿继续治疗 10~14 天便可出院，通常不致产生神经后遗症

重度患儿治疗至第 10 天，仍不见明显好转，如意识迟钝或昏迷，肌张力松弛，原始反射引不出，不会吮乳，或仍有惊厥或颅压增高，提示病情严重，预后可能不良，需延长治疗和强化治疗方法。此类患儿仍需注意喂养，在患儿可承受的基础上，供给足够的奶量和热卡，防止产生低血糖

3. 生后 10 天后的治疗

本阶段治疗主要针对重度患儿对以上阶段治疗效果不满意者，治疗原则为在维持内环境稳定的基础上，应用促进脑细胞代谢的药物。一般中度 HIE 总疗程 10~14 天，重度 3~4 周。

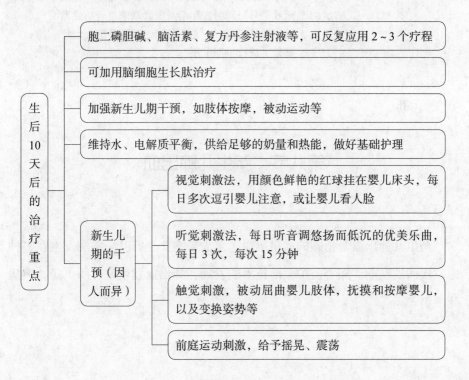

胞二磷胆碱、脑活素、复方丹参注射液等，可反复应用 2~3 个疗程

可加用脑细胞生长肽治疗

加强新生儿期干预，如肢体按摩，被动运动等

维持水、电解质平衡，供给足够的奶量和热能，做好基础护理

视觉刺激法，用颜色鲜艳的红球挂在婴儿床头，每日多次逗引婴儿注意，或让婴儿看人脸

听觉刺激法，每日听音调悠扬而低沉的优美乐曲，每日 3 次，每次 15 分钟

触觉刺激，被动屈曲婴儿肢体，抚摸和按摩婴儿，以及变换姿势等

前庭运动刺激，给予摇晃、震荡

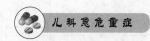

4. 新生儿期后治疗

首先应确定患儿是否需要治疗，并通过治疗，防止患儿产生神经后遗症。

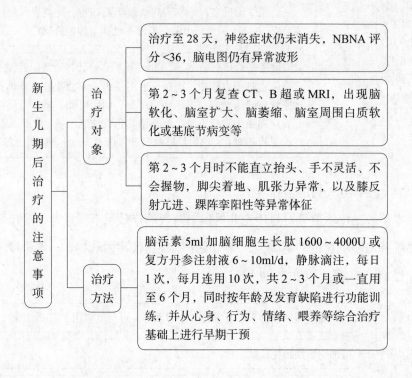

第八节　新生儿肺出血

新生儿肺出血是指肺的大量出血，至少影响 2 个肺叶。本病发生在多种原发疾病的晚期。随着监护救治技术的发展，肺出血发生率有所下降，但病死率仍较高。

【病因】

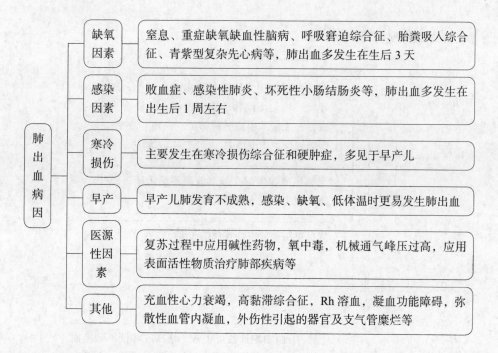

肺出血病因
- 缺氧因素：窒息、重症缺氧缺血性脑病、呼吸窘迫综合征、胎粪吸入综合征、青紫型复杂先心病等，肺出血多发生在生后 3 天
- 感染因素：败血症、感染性肺炎、坏死性小肠结肠炎等，肺出血多发生在出生后 1 周左右
- 寒冷损伤：主要发生在寒冷损伤综合征和硬肿症，多见于早产儿
- 早产：早产儿肺发育不成熟，感染、缺氧、低体温时更易发生肺出血
- 医源性因素：复苏过程中应用碱性药物，氧中毒，机械通气峰压过高，应用表面活性物质治疗肺部疾病等
- 其他：充血性心力衰竭，高黏滞综合征，Rh 溶血，凝血功能障碍，弥散性血管内凝血，外伤性引起的器官及支气管糜烂等

【临床表现】

肺出血有两项突出的临床表现：

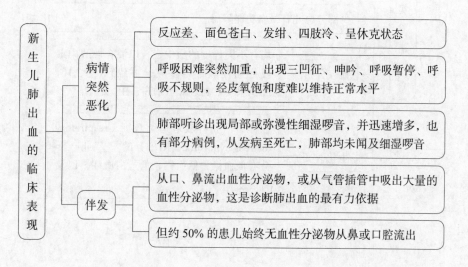

新生儿肺出血的临床表现
- 病情突然恶化：
  - 反应差、面色苍白、发绀、四肢冷、呈休克状态
  - 呼吸困难突然加重，出现三凹征、呻吟、呼吸暂停、呼吸不规则，经皮氧饱和度难以维持正常水平
  - 肺部听诊出现局部或弥漫性细湿啰音，并迅速增多，也有部分病例，从发病至死亡，肺部均未闻及细湿啰音
- 伴发：
  - 从口、鼻流出血性分泌物，或从气管插管中吸出大量的血性分泌物，这是诊断肺出血的最有力依据
  - 但约 50% 的患儿始终无血性分泌物从鼻或口腔流出

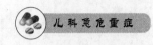
【检查】

1. X线改变

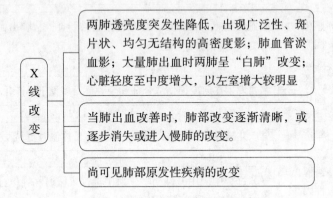

X线改变 ── 两肺透亮度突发性降低，出现广泛性、斑片状、均匀无结构的高密度影；肺血管淤血影；大量肺出血时两肺呈"白肺"改变；心脏轻度至中度增大，以左室增大较明显

── 当肺出血改善时，肺部改变逐渐清晰，或逐步消失或进入慢肺的改变。

── 尚可见肺部原发性疾病的改变

2. 实验室检查

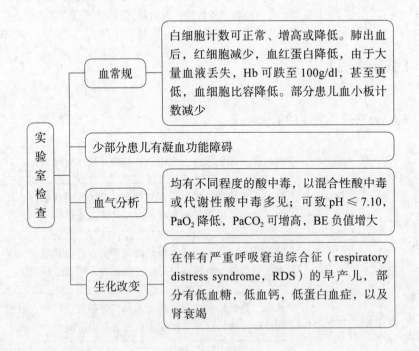

实验室检查 ── 血常规 ── 白细胞计数可正常、增高或降低。肺出血后，红细胞减少，血红蛋白降低，由于大量血液丢失，Hb可跌至100g/dl，甚至更低，血细胞比容降低。部分患儿血小板计数减少

── 少部分患儿有凝血功能障碍

── 血气分析 ── 均有不同程度的酸中毒，以混合性酸中毒或代谢性酸中毒多见；可致pH ≤ 7.10，PaO_2降低，$PaCO_2$可增高，BE负值增大

── 生化改变 ── 在伴有严重呼吸窘迫综合征（respiratory distress syndrome，RDS）的早产儿，部分有低血糖，低血钙，低蛋白血症，以及肾衰竭

【诊断】

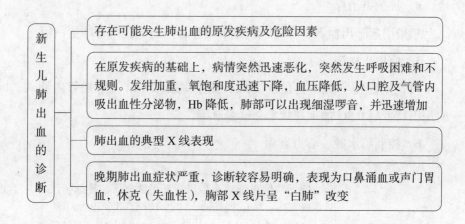

新生儿肺出血的诊断

- 存在可能发生肺出血的原发疾病及危险因素
- 在原发疾病的基础上，病情突然迅速恶化，突然发生呼吸困难和不规则。发绀加重，氧饱和度迅速下降，血压降低，从口腔及气管内吸出血性分泌物，Hb 降低，肺部可以出现细湿啰音，并迅速增加
- 肺出血的典型 X 线表现
- 晚期肺出血症状严重，诊断较容易明确，表现为口鼻涌血或声门胃血，休克（失血性），胸部 X 线片呈"白肺"改变

【治疗】

1．加强监护

加强心电监护、血氧饱和度、体温、血压、血糖、血气等监测。注意保暖，及时纠正酸中毒，控制液体量为 80ml/kg。

2．保持呼吸道畅通

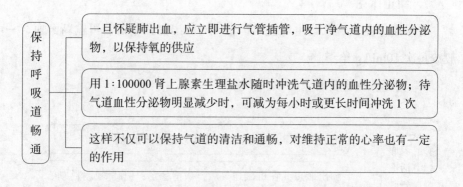

保持呼吸道畅通

- 一旦怀疑肺出血，应立即进行气管插管，吸干净气道内的血性分泌物，以保持氧的供应
- 用 1∶100000 肾上腺素生理盐水随时冲洗气道内的血性分泌物；待气道血性分泌物明显减少时，可减为每小时或更长时间冲洗 1 次
- 这样不仅可以保持气道的清洁和通畅，对维持正常的心率也有一定的作用

3．机械通气

一旦诊断为肺出血，应立即采用机械通气。正压通气和呼气末正压是治疗肺出血的关键措施。初始参数：PIP 25～30cmH_2O，PEEP 6～8cmH_2O，RR

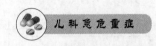

35～45 次/分，Ti 0.5～0.75 秒，并根据病情调节呼吸机参数。

4．抗感染治疗

感染引起肺出血者，应加强抗生素治疗，同时输注丙种球蛋白等。

5．应用止血药

可使用巴特罗酶（立止血）0.2U 加生理盐水 1ml 气管插管内滴入，同时用巴特罗酶 0.5U 加生理盐水 2ml 静脉滴注。

6．控制肺水肿、心力衰竭

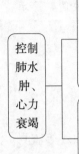

控制肺水肿、心力衰竭 —

维持正常的心脏功能尽快恢复正常血压，静脉滴注多巴胺 5～7μg/（kg•min），或同时合用多巴酚丁胺 5～10μg/（kg•min），如持续心率 >160 次/分，双肺湿性啰音增多，肝脏增大，即加用洋地黄及呋塞米，注意液体平衡，水分供应为 80ml/（kg•d）

出现心率明显变慢时，应立即气管内滴入 1∶10000 肾上腺素，每次 0.1～0.3ml/kg，或静脉滴入肾上腺素 0.1～1μg/（kg•min），使心率维持在正常范围内，保证全身脏器的氧供

7．纠正休克

有早期休克表现者给生理盐水扩容。对肺出血致贫血者可输新鲜血，一般按每次 10ml/kg 给予。

8．表面活性物质的应用

表面活性物质的应用 —

可以促使肺出血的发生，也可以治疗或预防肺出血

肺出血患儿在机械通气后，病情稳定，但肺顺应性仍较差者，或由于肺出血后蛋白丰富的液体在肺泡表面抑制表面活性物质的功能，以及存在肺部疾病恶化时，可单剂量应用，以改善氧的供应

9. 动脉导管开放（patent ductus arterious，PDA）的处理

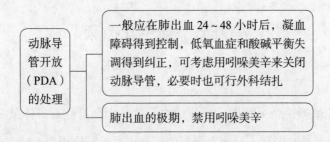

动脉导管开放（PDA）的处理 ── 一般应在肺出血 24~48 小时后，凝血障碍得到控制，低氧血症和酸碱平衡失调得到纠正，可考虑用吲哚美辛来关闭动脉导管，必要时也可行外科结扎

── 肺出血的极期，禁用吲哚美辛

10. 保暖

患儿置于辐射保温床上，使患儿体温保持在中性温度范畴内，减少氧及能量的消耗。

11. 纠正酸中毒

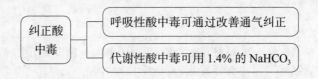

纠正酸中毒 ── 呼吸性酸中毒可通过改善通气纠正

── 代谢性酸中毒可用 1.4% 的 NaHCO$_3$

12. 供给能量

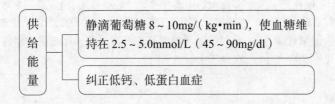

供给能量 ── 静滴葡萄糖 8~10mg/（kg·min），使血糖维持在 2.5~5.0mmol/L（45~90mg/dl）

── 纠正低钙、低蛋白血症

13. 纠正凝血机制障碍

对高危患儿可给小剂量肝素，每次 20~30U/kg，间隔 6~8 小时 1 次，皮下注射。

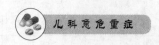

第九节　新生儿惊厥

新生儿惊厥是新生儿期常见急症之一，是指全身性或身体某一局部肌肉运动性抽搐，是骨骼肌不自主地强烈收缩而引起。发病率为 6.6% ~ 34.3%，它既可为良性，也可为病情险恶的表现，故一旦发生，应速查病因并迅速处理。

【病因】

1. 围生期并发症

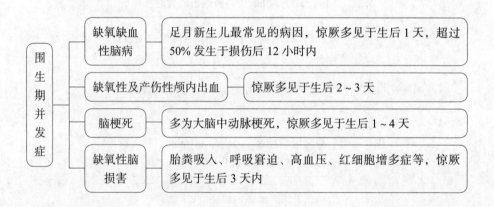

2. 感染

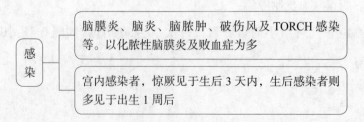

3．代谢异常

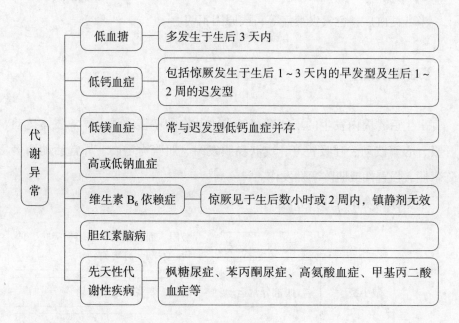

4．药物

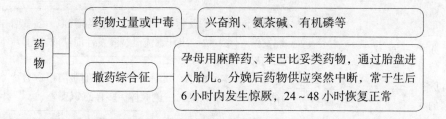

5．先天性中枢神经系统畸形

如脑积水，脑发育不全，小头畸形等。

6．家族性良性惊厥

为自限性疾病，惊厥发生于生后 3 天内，发作频繁，但一般情况良好，87% 于数周至数月后自愈，13% 发展为癫痫。

7．新生儿破伤风

由于使用未消毒的剪刀、线绳进行断脐、结扎脐带等引起。常在生后 7 天左右发病，全身骨骼肌强直性痉挛，牙关紧闭，"苦笑" 面容。

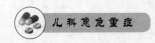

8. 其他

半乳糖血症，色素失禁症等，或原因不明。

【临床表现】

出生后4周内发生的不能解释的自主动作的增多增强、异常肢体运动、呼吸、心率波动、呼吸暂停、皮肤黏膜发绀、肌张力增高、异常活动增多、阵挛性、强直性或肌阵挛性发作。

根据惊厥发作特征可分为：

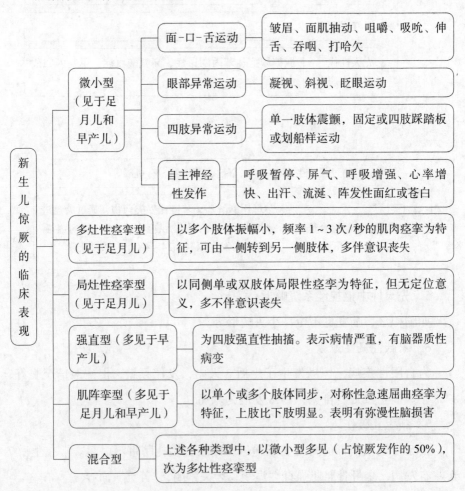

新生儿惊厥的临床表现

- 微小型（见于足月儿和早产儿）
  - 面-口-舌运动：皱眉、面肌抽动、咀嚼、吸吮、伸舌、吞咽、打哈欠
  - 眼部异常运动：凝视、斜视、眨眼运动
  - 四肢异常运动：单一肢体震颤，固定或四肢踩踏板或划船样运动
  - 自主神经性发作：呼吸暂停、屏气、呼吸增强、心率增快、出汗、流涎、阵发性面红或苍白
- 多灶性痉挛型（见于足月儿）：以多个肢体振幅小，频率1~3次/秒的肌肉痉挛为特征，可由一侧转到另一侧肢体，多伴意识丧失
- 局灶性痉挛型（见于足月儿）：以同侧单或双肢体局限性痉挛为特征，但无定位意义，多不伴意识丧失
- 强直型（多见于早产儿）：为四肢强直性抽搐。表示病情严重，有脑器质性病变
- 肌阵挛型（多见于足月儿和早产儿）：以单个或多个肢体同步，对称性急速屈曲痉挛为特征，上肢比下肢明显。表明有弥漫性脑损害
- 混合型：上述各种类型中，以微小型多见（占惊厥发作的50%），次为多灶性痉挛型

【检查及诊断】

病因诊断十分重要，是进行特殊治疗和估计预后的关键，有时会出现几种病因并存：

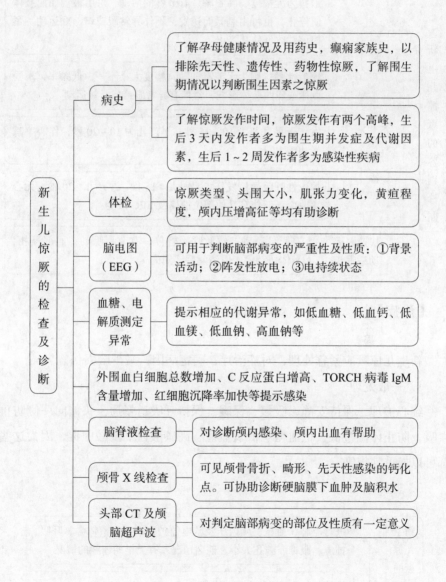

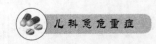

【鉴别诊断】

可通过几下几点，进行鉴别诊断：

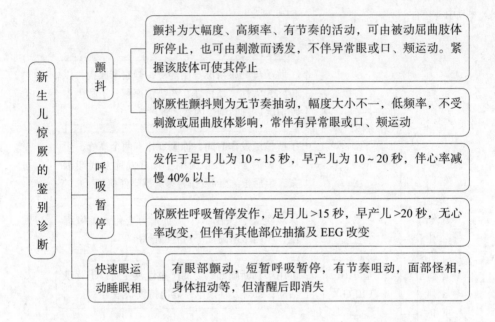

新生儿惊厥的鉴别诊断

- 颤抖
  - 颤抖为大幅度、高频率、有节奏的活动，可由被动屈曲肢体所停止，也可由刺激而诱发，不伴异常眼或口、颊运动。紧握该肢体可使其停止
  - 惊厥性颤抖则为无节奏抽动，幅度大小不一，低频率，不受刺激或屈曲肢体影响，常伴有异常眼或口、颊运动
- 呼吸暂停
  - 发作于足月儿为10～15秒，早产儿为10～20秒，伴心率减慢40%以上
  - 惊厥性呼吸暂停发作，足月儿 >15秒，早产儿 >20秒，无心率改变，但伴有其他部位抽搐及EEG改变
- 快速眼运动睡眠相
  - 有眼部颤动，短暂呼吸暂停，有节奏咀动，面部怪相，身体扭动等，但清醒后即消失

【治疗】

新生儿惊厥应紧急处理，对症治疗，确定病因，减少脑损伤。

1. 一般处理

细心护理、保持安静、吸氧、保暖、保持呼吸道畅通，头偏向一侧防止误吸，防止体温过低、低血糖、低氧血症、高碳酸血症及酸中毒，因为这些都可以加重脑损害。

2. 监护

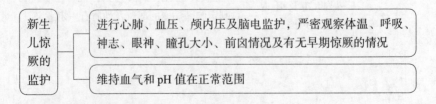

新生儿惊厥的监护

- 进行心肺、血压、颅内压及脑电监护，严密观察体温、呼吸、神志、眼神、瞳孔大小、前囟情况及有无早期惊厥的情况
- 维持血气和pH值在正常范围

3. 控制惊厥

新生儿惊厥的控制惊厥

- **苯巴比妥**：除有镇静作用外，对缺氧缺血性脑病尚有保护脑细胞作用，静脉注射快速达到血药有效浓度，半衰期长，疗效稳定确切，不良作用少，为首选药物

- **苯妥英钠**：应用苯巴比妥不能控制惊厥时，可选用本药。静脉注射效果好，可迅速通过血－脑脊液屏障，比苯巴比妥快5倍，肌内注射或口服吸收不良。使用时应监测心率，注意发生心律失常，且不宜长期使用

- **利多卡因**：上述两药用后仍未止惊，提示有严重颅内病变，选用利多卡因，通过血脑屏障，可抑制大脑皮质异常放电，起效迅速（1分钟内），少致意识低下，毒性及积蓄作用小，安全性大。禁用于有房室传导阻滞或肝功能异常者

- **地西泮**：除新生儿破伤风外，一般不作一线抗惊厥药使用，仅作苯巴比妥与苯妥英钠治疗无效的持续惊厥。因本药含有安息香酸钠，会影响胆红素和白蛋白的结合，故新生儿黄疸明显时不宜应用

- **副醛**：可作为抗惊厥的辅助剂

- **10% 水合氯醛**：可作为抗惊厥的辅助剂

- **注意事项**：
  - 抗惊厥治疗原则上选择一种药物，剂量要足，或两种药物交替使用
  - 用药后密切观察，以惊厥停止、患儿安静入睡，呼吸、心率平稳、掌指弯曲有一定张力为度
  - 是否需用维持量或维持用药期限，视病因消除或惊厥控制情况而定
  - 一般用至惊厥停止、神经系统检查正常、脑电图癫痫波消失，则可停药
  - 反复惊厥者，维持治疗可持续数周至惊厥的潜在可能性降低为止

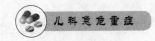

4. 病因治疗

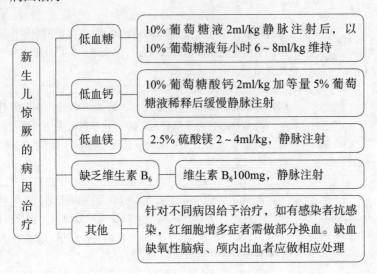

新生儿惊厥的病因治疗

低血糖　10% 葡萄糖液 2ml/kg 静脉注射后，以 10% 葡萄糖液每小时 6～8ml/kg 维持

低血钙　10% 葡萄糖酸钙 2ml/kg 加等量 5% 葡萄糖液稀释后缓慢静脉注射

低血镁　2.5% 硫酸镁 2～4ml/kg，静脉注射

缺乏维生素 B_6　维生素 $B_6$100mg，静脉注射

其他　针对不同病因给予治疗，如有感染者抗感染、红细胞增多症者需做部分换血。缺血缺氧性脑病、颅内出血者应做相应处理

第二章　消化系统急危重症

第一节　消化道出血

消化道出血是指由消化道局部病变和（或）全身疾病引起的呕血和（或）便血。小儿消化道出血临床症状轻重不一，出血量大、速度快者，可出现危及生命的失血性休克；有的则仅表现为大便潜血阳性，反复小量出血，可导致小儿贫血。

【病因】

1. 胃肠管道局部病变

不同年龄组常见的出血原因有所不同：

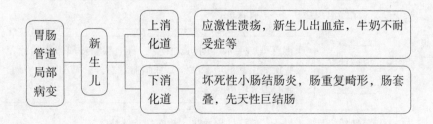

胃肠管道局部病变 —— 新生儿 —— 上消化道：应激性溃疡，新生儿出血症，牛奶不耐受症等

下消化道：坏死性小肠结肠炎，肠重复畸形，肠套叠，先天性巨结肠

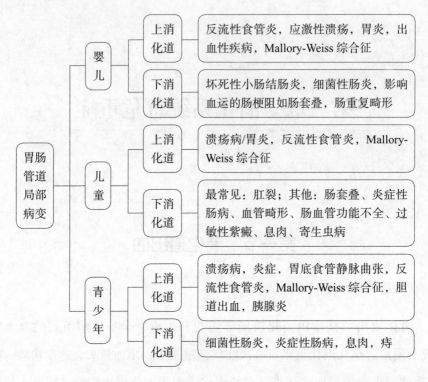

2. 全身性疾患

消化道出血为全身性疾病的局部表现：

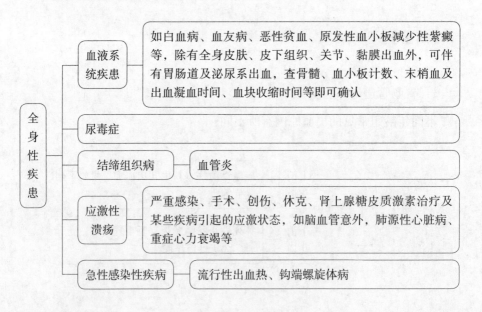

【临床表现】

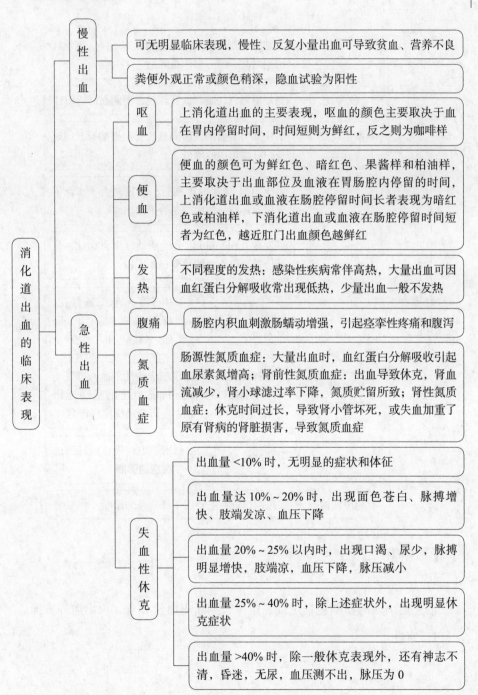

消化道出血的临床表现

慢性出血
- 可无明显临床表现，慢性、反复小量出血可导致贫血、营养不良
- 粪便外观正常或颜色稍深，隐血试验为阳性

急性出血

呕血
- 上消化道出血的主要表现，呕血的颜色主要取决于血在胃内停留时间，时间短则为鲜红，反之则为咖啡样

便血
- 便血的颜色可为鲜红色、暗红色、果酱样和柏油样，主要取决于出血部位及血液在胃肠腔内停留的时间，上消化道出血或血液在肠腔停留时间长者表现为暗红色或柏油样，下消化道出血或血液在肠腔停留时间短者为红色，越近肛门出血颜色越鲜红

发热
- 不同程度的发热：感染性疾病常伴高热，大量出血可因血红蛋白分解吸收常出现低热，少量出血一般不发热

腹痛
- 肠腔内积血刺激肠蠕动增强，引起痉挛性疼痛和腹泻

氮质血症
- 肠源性氮质血症：大量出血时，血红蛋白分解吸收引起血尿素氮增高；肾前性氮质血症：出血导致休克，肾血流减少，肾小球滤过率下降，氮质贮留所致；肾性氮质血症：休克时间过长，导致肾小管坏死，或失血加重了原有肾病的肾脏损害，导致氮质血症

失血性休克
- 出血量 <10% 时，无明显的症状和体征
- 出血量达 10%～20% 时，出现面色苍白、脉搏增快、肢端发凉、血压下降
- 出血量 20%～25% 以内时，出现口渴、尿少，脉搏明显增快，肢端凉，血压下降，脉压减小
- 出血量 25%～40% 时，除上述症状外，出现明显休克症状
- 出血量 >40% 时，除一般休克表现外，还有神志不清，昏迷，无尿，血压测不出，脉压为 0

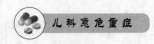

【检查】

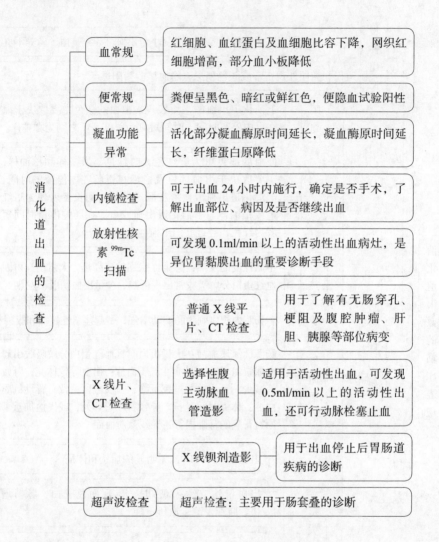

消化道出血的检查

- 血常规 — 红细胞、血红蛋白及血细胞比容下降，网织红细胞增高，部分血小板降低
- 便常规 — 粪便呈黑色、暗红或鲜红色，便隐血试验阳性
- 凝血功能异常 — 活化部分凝血酶原时间延长，凝血酶原时间延长，纤维蛋白原降低
- 内镜检查 — 可于出血 24 小时内施行，确定是否手术，了解出血部位、病因及是否继续出血
- 放射性核素 ^{99m}Tc 扫描 — 可发现 0.1ml/min 以上的活动性出血病灶，是异位胃黏膜出血的重要诊断手段
- X 线片、CT 检查
  - 普通 X 线平片、CT 检查 — 用于了解有无肠穿孔、梗阻及腹腔肿瘤、肝胆、胰腺等部位病变
  - 选择性腹主动脉血管造影 — 适用于活动性出血，可发现 0.5ml/min 以上的活动性出血，还可行动脉栓塞止血
  - X 线钡剂造影 — 用于出血停止后胃肠道疾病的诊断
- 超声波检查 — 超声检查：主要用于肠套叠的诊断

【诊断】

消化道出血的诊断包括定性、定位、判断出血量和有无再出血等方面。

1. 定性

| 消化道出血的定性 | 确定所见的物质是否为血：某些药物和食物可被误认为有出血，如药物：铋剂、药用碳、甘草等；食物：草莓、甜菜、菠菜、西瓜、西红柿等 |
| | 是否为消化道出血：鼻咽部或口腔内咽下的血可被误认为消化道出血，阴道出血或血尿也被错认为便血 |

2. 定位

消化道出血可由胃肠道本身的疾病引起，也可能是全身性疾病的局部表现，因此，首先要排除全身性疾病，然后鉴别是上消化道还是下消化道出血。

（1）临床诊断

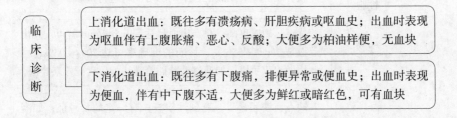

| 临床诊断 | 上消化道出血：既往多有溃疡病、肝胆疾病或呕血史；出血时表现为呕血伴有上腹胀痛、恶心、反酸；大便多为柏油样便，无血块 |
| | 下消化道出血：既往多有下腹痛，排便异常或便血史；出血时表现为便血，伴有中下腹不适，大便多为鲜红或暗红色，可有血块 |

（2）辅助检查

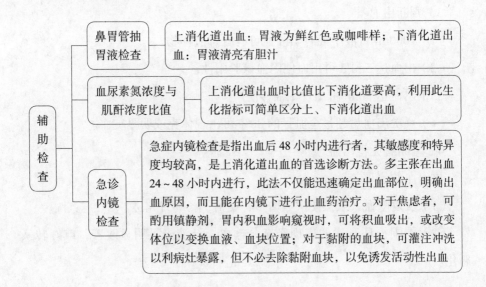

辅助检查	鼻胃管抽胃液检查	上消化道出血：胃液为鲜红色或咖啡样；下消化道出血：胃液清亮有胆汁
	血尿素氮浓度与肌酐浓度比值	上消化道出血时比值比下消化道要高，利用此生化指标可简单区分上、下消化道出血
	急诊内镜检查	急症内镜检查是指出血后48小时内进行者，其敏感度和特异度均较高，是上消化道出血的首选诊断方法。多主张在出血24～48小时内进行，此法不仅能迅速确定出血部位，明确出血原因，而且能在内镜下进行止血药治疗。对于焦虑者，可酌用镇静剂，胃内积血影响窥视时，可将积血吸出，或改变体位以变换血液、血块位置；对于黏附的血块，可灌注冲洗以利病灶暴露，但不必去除黏附血块，以免诱发活动性出血

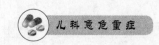

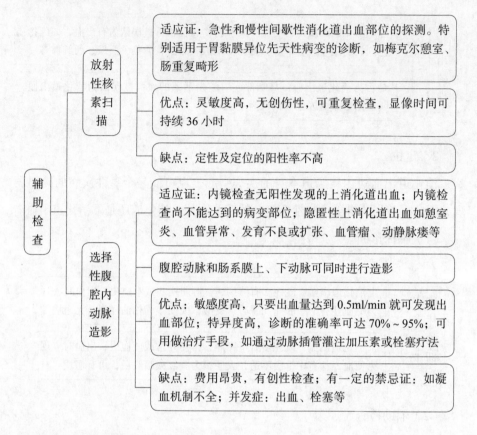

3．判断出血量

（1）1000ml 胃液中混有 1ml 血可有咖啡渣样物。

（2）出血达 5ml/d 可出血便隐血试验阳性。

（3）出血达 50ml 可出现柏油样便。

（4）一次出血量超过全血量的 20% 可出现休克或明显贫血。

4．判断有无再出血

再出血的表现：

（1）反复呕血，或黑便次数增多、便稀、肠鸣音亢进。

（2）周围循环衰竭的表现经充分输血、补液未见明显改善，或好转又恶化。

（3）计数红细胞、血红蛋白浓度、血细胞比容继续下降，网织红细胞持续升高。

（4）补液或尿量足够的情况下，血尿素氮持续或再升高。

（5）胃管抽出物有较多新鲜血。

【治疗】

治疗原则是：迅速稳定患儿的生命体征，以内镜为基础，联合内科抑酸等药物治疗，亦可选用放射性介入治疗，上述治疗失败行急诊外科手术治疗。

1. 迅速稳定患儿生命体征

（1）一般急救措施

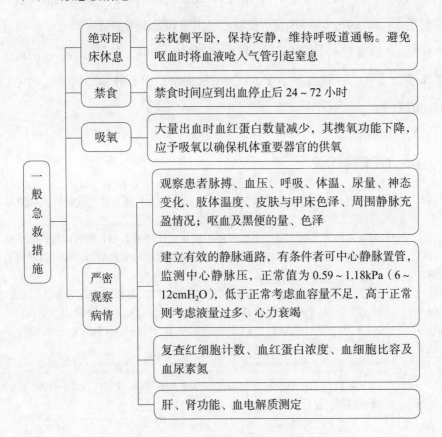

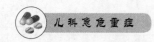

（2）积极补充血容量：活动性大出血时，应迅速输血或静脉补液，维持血容量。根据估计出血量，首先于半小时内输入生理盐水或2:1等张液20ml/kg。输全血、血浆或右旋糖酐，常用中分子右旋糖酐，可提高渗透压，扩充血容量，作用较持久，每次10～15ml/kg。

1）输血指征：失血量超过全身血容量20%，即将发生失血性休克者，或血红蛋白<70g/L；血压下降，脉搏快。

2）注意事项：①肝硬化者应输入新鲜血，库血含氮量较多，可诱发肝性脑病；②门静脉高压者，输血不宜过急过多，避免增加门静脉压力，激发再出血；③输血、输液量不宜过多，应根据中心静脉压（central venous pressure，CVP）调整输液速度和量。CVP能反映血容量和右心功能，CVP<0.49kPa（<5cmH₂O），可加速补液，CVP超过0.98kPa（10cmH₂O），提示输液量过多，易引起急性肺水肿；④排尿量可反映心排出量和组织灌注情况。

3）血容量已补足指征：四肢末梢温暖、红润，脉搏正常、有力，收缩压接近正常，肛腋温差小于1℃，尿量正常，中心静脉压恢复正常（5～12cmH₂O）。

2. 药物治疗

（1）抑制胃酸分泌

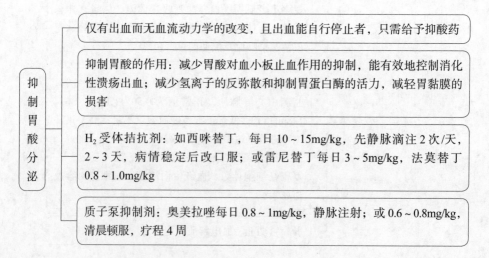

抑制胃酸分泌
- 仅有出血而无血流动力学的改变，且出血能自行停止者，只需给予抑酸药
- 抑制胃酸的作用：减少胃酸对血小板止血作用的抑制，能有效地控制消化性溃疡出血；减少氢离子的反弥散和抑制胃蛋白酶的活力，减轻胃黏膜的损害
- H₂受体拮抗剂：如西咪替丁，每日10～15mg/kg，先静脉滴注2次/天，2～3天，病情稳定后改口服；或雷尼替丁每日3～5mg/kg，法莫替丁0.8～1.0mg/kg
- 质子泵抑制剂：奥美拉唑每日0.8～1mg/kg，静脉注射；或0.6～0.8mg/kg，清晨顿服，疗程4周

（2）血管收缩剂

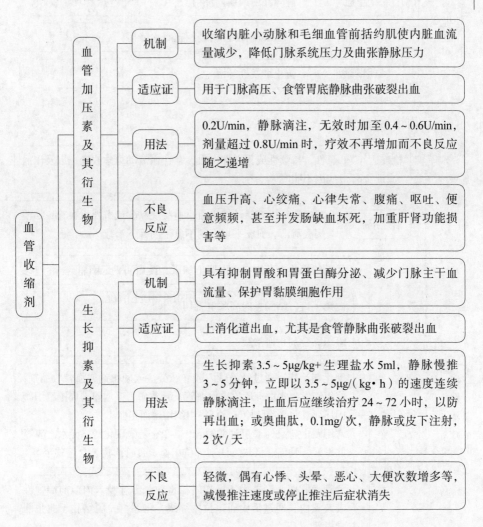

血管收缩剂

血管加压素及其衍生物
- 机制：收缩内脏小动脉和毛细血管前括约肌使内脏血流量减少，降低门脉系统压力及曲张静脉压力
- 适应证：用于门脉高压、食管胃底静脉曲张破裂出血
- 用法：0.2U/min，静脉滴注，无效时加至 0.4～0.6U/min，剂量超过 0.8U/min 时，疗效不再增加而不良反应随之递增
- 不良反应：血压升高、心绞痛、心律失常、腹痛、呕吐、便意频频，甚至并发肠缺血坏死，加重肝肾功能损害等

生长抑素及其衍生物
- 机制：具有抑制胃酸和胃蛋白酶分泌、减少门脉主干血流量、保护胃黏膜细胞作用
- 适应证：上消化道出血，尤其是食管静脉曲张破裂出血
- 用法：生长抑素 3.5～5μg/kg+ 生理盐水 5ml，静脉慢推 3～5 分钟，立即以 3.5～5μg/（kg·h）的速度连续静脉滴注，止血后应继续治疗 24～72 小时，以防再出血；或奥曲肽，0.1mg/ 次，静脉或皮下注射，2 次/ 天
- 不良反应：轻微，偶有心悸、头晕、恶心、大便次数增多等，减慢推注速度或停止推注后症状消失

（3）止血药

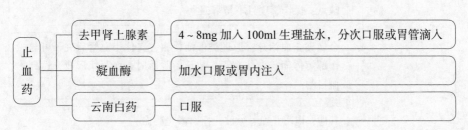

止血药
- 去甲肾上腺素：4～8mg 加入 100ml 生理盐水，分次口服或胃管滴入
- 凝血酶：加水口服或胃内注入
- 云南白药：口服

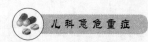

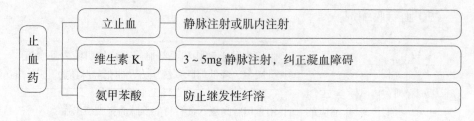

止血药
- 立止血 —— 静脉注射或肌内注射
- 维生素 K_1 —— 3～5mg 静脉注射，纠正凝血障碍
- 氨甲苯酸 —— 防止继发性纤溶

3．内镜治疗

内镜治疗

- 检查适应证 —— 急性、持续性或再发性出血，存在血流动力学改变，以及出血病因不明时

- 治疗指征 —— 溃疡病灶中有活动性出血，血凝块黏附或有裸露血管；如溃疡底清洁、血痂平坦，则不急于内镜下治疗

- 方法
  - 局部喷洒止血药物：去甲肾上腺素、凝血酶、云南白药等
  - 内镜下直、结肠息肉高频电凝切除术
  - 组织黏合剂止血治疗
  - 硬化剂治疗：通过经静脉内或静脉旁注入硬化剂或血管收缩剂，使组织发生水肿、压迫出血血管，导致血管壁增厚，周围组织凝固坏死及曲张静脉栓塞、纤维组织增生而止血
    常用硬化剂：5%鱼肝油酸钠、1%～2%乙氧硬化醇、无水乙醇等
    并发症：胸痛、低热、注射部位出血、食管溃疡、食管狭窄等
  - 食管静脉曲张套扎术：操作时，将曲张静脉吸入内镜前端弹性带装置内，通过活检通道拉紧绊线，将系带拉脱结扎于曲张静脉根部
    优点：并发症少，使曲张静脉消失所需的治疗次数少
    缺点：操作繁琐且不易掌握
  - 金属夹止血治疗：原理类似活检钳，夹住小血管后夹子可与操作部解体而仍夹住血管。数日后脱落时有血凝块形成，达到止血目的
  - 其他：电凝止血、微波止血、激光凝血

4. 血管栓塞治疗

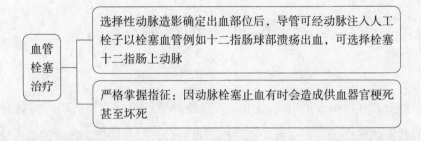

血管栓塞治疗 ─┬─ 选择性动脉造影确定出血部位后，导管可经动脉注入人工栓子以栓塞血管例如十二指肠球部溃疡出血，可选择栓塞十二指肠上动脉

└─ 严格掌握指征：因动脉栓塞止血有时会造成供血器官梗死甚至坏死

5. 三腔双囊管压迫止血

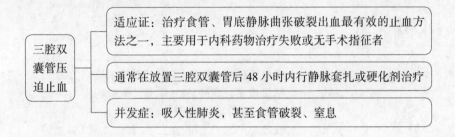

三腔双囊管压迫止血 ─┬─ 适应证：治疗食管、胃底静脉曲张破裂出血最有效的止血方法之一，主要用于内科药物治疗失败或无手术指征者

├─ 通常在放置三腔双囊管后48小时内行静脉套扎或硬化剂治疗

└─ 并发症：吸入性肺炎，甚至食管破裂、窒息

6. 外科手术治疗

消化道出血的患儿应尽可能采用保守治疗。手术治疗至少需大致确定出血部位，以确定手术途径。紧急手术病死率高，必须慎重。手术指征如下：

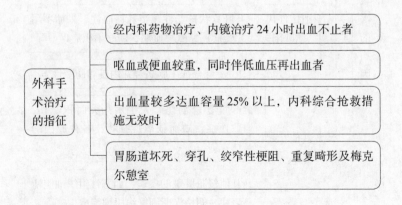

外科手术治疗的指征 ─┬─ 经内科药物治疗、内镜治疗24小时出血不止者

├─ 呕血或便血较重，同时伴低血压再出血者

├─ 出血量较多达血容量25%以上，内科综合抢救措施无效时

└─ 胃肠道坏死、穿孔、绞窄性梗阻、重复畸形及梅克尔憩室

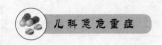

第二节　肝衰竭

肝衰竭（hepatic failure，HF）又称暴发型肝炎、重型肝炎。是各种原因导致肝细胞广泛坏死或肝功能急剧严重损害，引起的极为凶险的临床综合征，是所有肝病重症化的结局。

【病因】

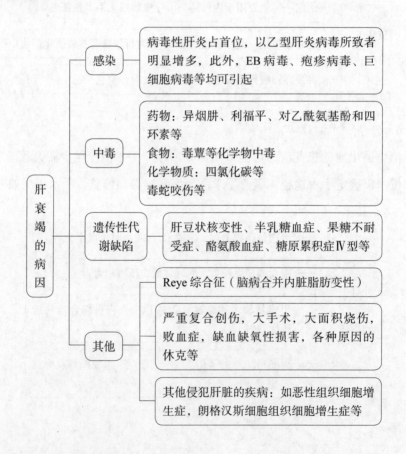

【临床表现】

1. 进行性肝损害

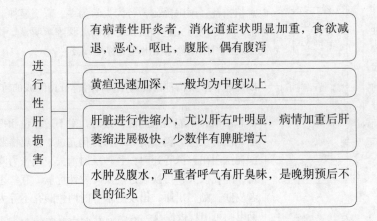

2. 肝性脑病

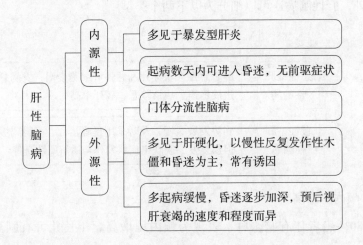

肝性脑病可分为前驱期、昏迷前期、昏睡期、昏迷期，前后期临床表现可重叠。肝功能损害严重的肝性脑病常有明显黄疸、肝臭及出血倾向，易并发各种感染、肝肾综合征及脑水肿等。

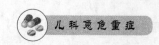

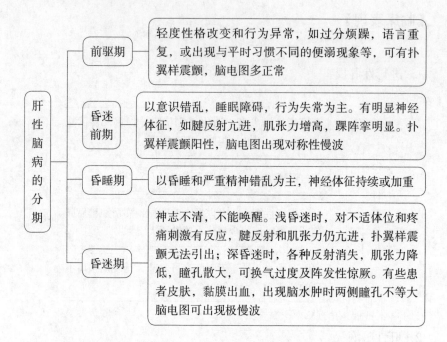

	前驱期	轻度性格改变和行为异常，如过分烦躁，语言重复，或出现与平时习惯不同的便溺现象等，可有扑翼样震颤，脑电图多正常
肝性脑病的分期	昏迷前期	以意识错乱，睡眠障碍，行为失常为主。有明显神经体征，如腱反射亢进，肌张力增高，踝阵挛明显。扑翼样震颤阳性，脑电图出现对称性慢波
	昏睡期	以昏睡和严重精神错乱为主，神经体征持续或加重
	昏迷期	神志不清，不能唤醒。浅昏迷时，对不适体位和疼痛刺激有反应，腱反射和肌张力仍亢进，扑翼样震颤无法引出；深昏迷时，各种反射消失，肌张力降低，瞳孔散大，可换气过度及阵发性惊厥。有些患者皮肤，黏膜出血，出现脑水肿时两侧瞳孔不等大脑电图可出现极慢波

此外，肝性脑病还可以细分为以下两个类型：

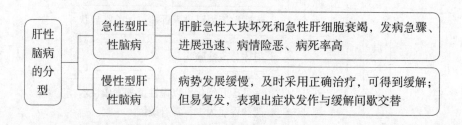

	急性型肝性脑病	肝脏急性大块坏死和急性肝细胞衰竭，发病急骤、进展迅速、病情险恶、病死率高
肝性脑病的分型	慢性型肝性脑病	病势发展缓慢，及时采用正确治疗，可得到缓解；但易复发，表现出症状发作与缓解间歇交替

3. 颅内压增高

约 80% 患者伴有脑水肿，表现为颅内压增高。年长儿可有剧烈头痛，频繁喷射性呕吐，惊厥及意识障碍，血压增高，球结膜水肿，伴有肢体僵直旋扭，严重者可发生脑疝。婴儿眼神呆滞，尖叫，烦躁，呕吐，前囟隆起。

4. 出血现象

出血现象

均有不同程度出血，轻者为皮肤黏膜出血或渗血，鼻出血及齿龈出血

重者内脏出血，以消化道出血多见，可呕血或呕吐咖啡样物，大便见鲜血或柏油样便；出血量多时导致休克，可加重肝性脑病

其他部位出血：如咯血、血尿或颅内出血等，大出血常为致死的直接原因

5. 低血糖

低血糖

肝脏严重受损时，糖原分解作用减弱，加之呕吐不能进食，肝糖原贮存显著减少，故极易发生惊厥及意识障碍，低血糖而加重昏迷

常因同时存在昏迷而被忽略，多在清晨时手足发凉、出冷汗、血压低，或偶尔出现痉挛。禁食患儿若整夜未输注葡萄糖，极易发生低血糖

6. 肝肾综合征

肝肾综合征

肝衰竭晚期的严重并发症，发生率 30%～50%，病死率极高。肾组织学可完全正常或轻微受损害，如果肝病能逆转，肾功能可改善

常出现在使用强利尿药、大量放腹腔积液、上消化道出血或感染后，部分患者无诱因。表现为少尿、无尿、氮质血症、酸中毒、高血钾等

7. 继发感染

继发感染

发生率较高，以菌血症最常见。也可并发肺炎、胆道感染或泌尿系感染，病原以葡萄球菌、大肠埃希菌较多，链球菌或厌氧菌感染也可能发生，可见真菌感染

临床表现主要为发热，而局灶性症状不易发现，需认真检查，应及时做血、尿、腹腔积液等体腔液培养，以明确诊断

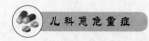

8. 水电解质失衡

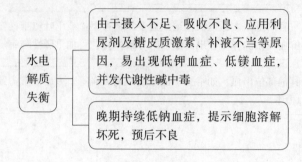

水电解质失衡 —— 由于摄入不足、吸收不良、应用利尿剂及糖皮质激素、补液不当等原因，易出现低钾血症、低镁血症，并发代谢性碱中毒

—— 晚期持续低钠血症，提示细胞溶解坏死，预后不良

【检查】

1. 血清学检查

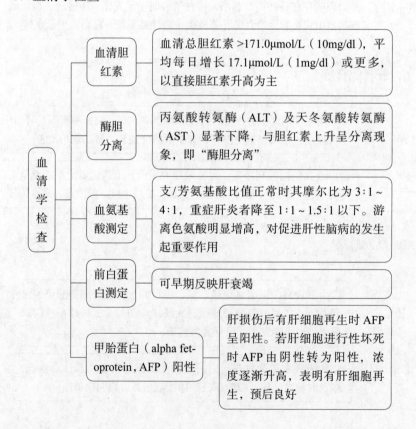

血清学检查 ——

血清胆红素 —— 血清总胆红素 >171.0μmol/L（10mg/dl），平均每日增长 17.1μmol/L（1mg/dl）或更多，以直接胆红素升高为主

酶胆分离 —— 丙氨酸转氨酶（ALT）及天冬氨酸转氨酶（AST）显著下降，与胆红素上升呈分离现象，即"酶胆分离"

血氨基酸测定 —— 支/芳氨基酸比值正常时其摩尔比为 3:1 ~ 4:1，重症肝炎者降至 1:1 ~ 1.5:1 以下。游离色氨酸明显增高，对促进肝性脑病的发生起重要作用

前白蛋白测定 —— 可早期反映肝衰竭

甲胎蛋白（alpha fet-oprotein, AFP）阳性 —— 肝损伤后有肝细胞再生时 AFP 呈阳性。若肝细胞进行性坏死时 AFP 由阴性转为阳性，浓度逐渐升高，表明有肝细胞再生，预后良好

2. 凝血象检查

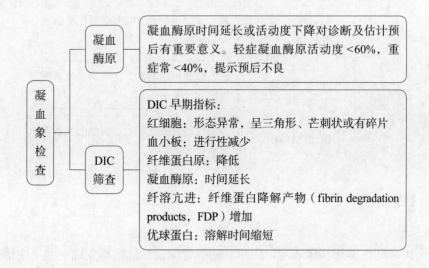

3. 病原学检测

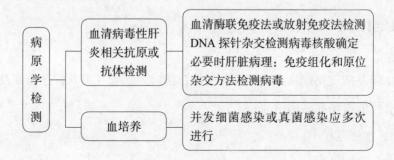

【诊断】

肝衰竭的分型还不统一，目前国内外大部分学者认为肝衰竭分为 4 型，根据其区别可进行诊断：

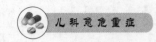

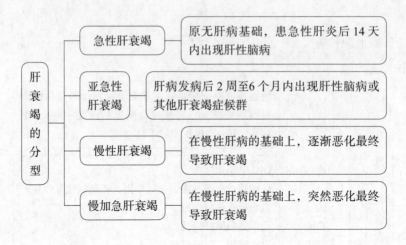

【鉴别诊断】

出现肝性脑病临床表现，应与低钠综合征、肝豆状核变性、器质性精神病等鉴别。

【治疗】

加强基础支持疗法，采用综合性治疗措施。抓紧在患儿昏迷前期及时处理，有可能提高存活率。

1. 加强监护

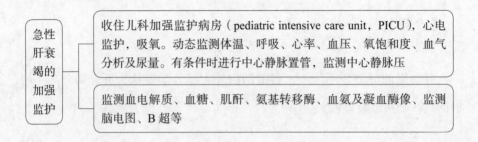

2. 支持疗法

（1）饮食调整

饮食调整

- 消化道症状明显者应限制蛋白质（尤其动物蛋白质）的摄入

- 严格禁食：有昏迷前征象者或昏迷者，其时间应根据病情而异，一般为 3～5 天

- 禁食期间每日热量应不少于 125.5～167.4kJ/kg，血糖不低于 5.6～11.2mmol/L，可静脉滴注 15% 葡萄糖液维持；昏迷情况好转后可进食少量碳水化合物，病情稳定后逐渐增加蛋白质食物

- 以尿糖作为治疗参考指标：
  尿糖（+）：较为安全
  尿糖（++）以上：提示葡萄糖输注过快或浓度过高
  尿糖（-）：应密切注意低血糖的发生

- 适量给予 B 族维生素、维生素 C、维生素 D、维生素 E、维生素 K 及三磷腺苷、辅酶 A 等以补充营养

- 禁食时间长者（超过 72 小时）可考虑静脉营养，成分中含 20%～25% 葡萄糖，40% 氨基酸，适量的维生素和矿物质，微量元素为 4kJ/ml，可给予脂肪乳剂

- 肝肾综合征时，须用只含必需氨基酸和 25% 高张葡萄糖的高热量无蛋白液，或输入含丰富的侧链氨基而没有芳香族氨基酸的溶液，可使正氮平衡

（2）调节水电解质平衡

79

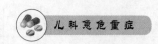
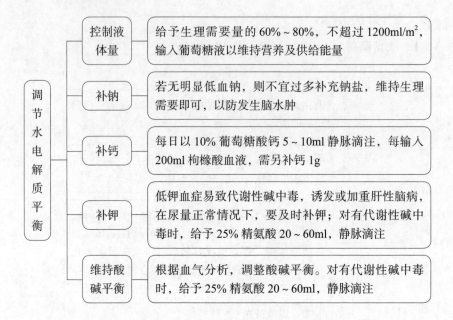

调节水电解质平衡

控制液体量	给予生理需要量的 60%~80%，不超过 1200ml/m²，输入葡萄糖液以维持营养及供给能量
补钠	若无明显低血钠，则不宜过多补充钠盐，维持生理需要即可，以防发生脑水肿
补钙	每日以 10% 葡萄糖酸钙 5~10ml 静脉滴注，每输入 200ml 枸橼酸血液，需另补钙 1g
补钾	低钾血症易致代谢性碱中毒，诱发或加重肝性脑病，在尿量正常情况下，要及时补钾；对有代谢性碱中毒时，给予 25% 精氨酸 20~60ml，静脉滴注
维持酸碱平衡	根据血气分析，调整酸碱平衡。对有代谢性碱中毒时，给予 25% 精氨酸 20~60ml，静脉滴注

（3）调节肠道微生态：肝衰竭患儿常有不同程度的微生态失调，可加重肝脏损伤。可加用益生菌、益生元、合生元，如双歧杆菌和复合乳酸菌等。

3. 降氨治疗

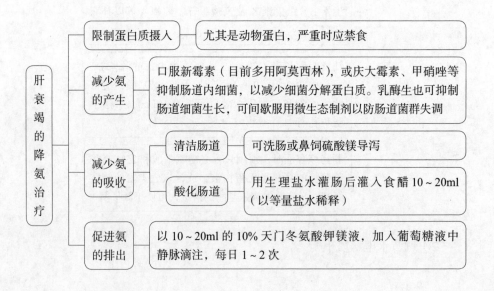

肝衰竭的降氨治疗

限制蛋白质摄入		尤其是动物蛋白，严重时应禁食
减少氨的产生		口服新霉素（目前多用阿莫西林），或庆大霉素、甲硝唑等抑制肠道内细菌，以减少细菌分解蛋白质。乳酶生也可抑制肠道细菌生长，可间歇服用微生态制剂以防肠道菌群失调
减少氨的吸收	清洁肠道	可洗肠或鼻饲硫酸镁导泻
	酸化肠道	用生理盐水灌肠后灌入食醋 10~20ml（以等量盐水稀释）
促进氨的排出		以 10~20ml 的 10% 天门冬氨酸钾镁液，加入葡萄糖液中静脉滴注，每日 1~2 次

4. 脑水肿的治疗

脑水肿是病程早期最主要的死亡原因。

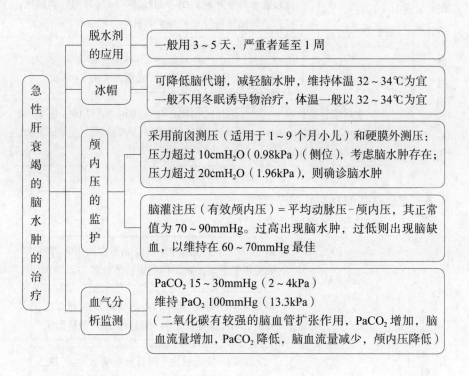

急性肝衰竭的脑水肿的治疗

脱水剂的应用 —— 一般用 3 ~ 5 天，严重者延至 1 周

冰帽 —— 可降低脑代谢，减轻脑水肿，维持体温 32 ~ 34℃为宜
一般不用冬眠诱导物治疗，体温一般以 32 ~ 34℃为宜

颅内压的监护 —— 采用前囟测压（适用于 1 ~ 9 个月小儿）和硬膜外测压：压力超过 10cmH$_2$O（0.98kPa）（侧位），考虑脑水肿存在；压力超过 20cmH$_2$O（1.96kPa），则确诊脑水肿

脑灌注压（有效颅内压）= 平均动脉压 - 颅内压，其正常值为 70 ~ 90mmHg。过高出现脑水肿，过低则出现脑缺血，以维持在 60 ~ 70mmHg 最佳

血气分析监测 —— PaCO$_2$ 15 ~ 30mmHg（2 ~ 4kPa）
维持 PaO$_2$ 100mmHg（13.3kPa）
（二氧化碳有较强的脑血管扩张作用，PaCO$_2$ 增加，脑血流量增加，PaCO$_2$ 降低，脑血流量减少，颅内压降低）

5. 促肝细胞再生

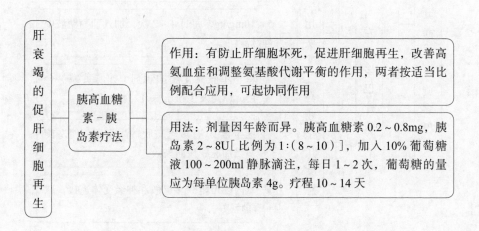

肝衰竭的促肝细胞再生

胰高血糖素 - 胰岛素疗法 —— 作用：有防止肝细胞坏死，促进肝细胞再生，改善高氨血症和调整氨基酸代谢平衡的作用，两者按适当比例配合应用，可起协同作用

用法：剂量因年龄而异。胰高血糖素 0.2 ~ 0.8mg，胰岛素 2 ~ 8U［比例为 1:（8 ~ 10）］，加入 10% 葡萄糖液 100 ~ 200ml 静脉滴注，每日 1 ~ 2 次，葡萄糖的量应为每单位胰岛素 4g。疗程 10 ~ 14 天

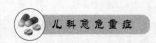
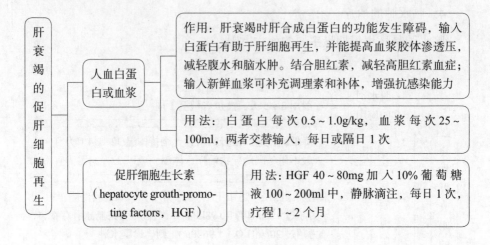

肝衰竭的促肝细胞再生
- 人血白蛋白或血浆
  - 作用：肝衰竭时肝合成白蛋白的功能发生障碍，输入白蛋白有助于肝细胞再生，并能提高血浆胶体渗透压，减轻腹水和脑水肿。结合胆红素，减轻高胆红素血症；输入新鲜血浆可补充调理素和补体，增强抗感染能力
  - 用法：白蛋白每次 0.5～1.0g/kg，血浆每次 25～100ml，两者交替输入，每日或隔日 1 次
- 促肝细胞生长素（hepatocyte grouth-promoting factors，HGF）
  - 用法：HGF 40～80mg 加入 10% 葡萄糖液 100～200ml 中，静脉滴注，每日 1 次，疗程 1～2 个月

6. 支链氨基酸及左旋多巴疗法

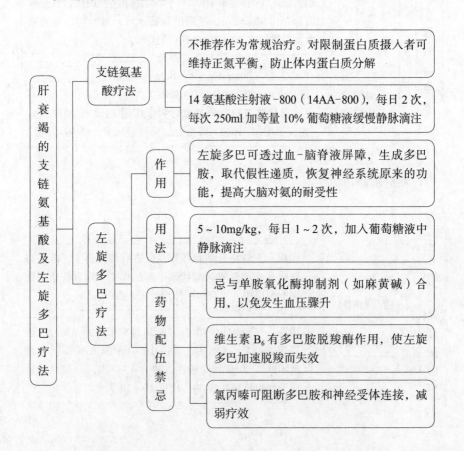

肝衰竭的支链氨基酸及左旋多巴疗法
- 支链氨基酸疗法
  - 不推荐作为常规治疗。对限制蛋白质摄入者可维持正氮平衡，防止体内蛋白质分解
  - 14 氨基酸注射液 -800（14AA-800），每日 2 次，每次 250ml 加等量 10% 葡萄糖液缓慢静脉滴注
- 左旋多巴疗法
  - 作用：左旋多巴可透过血-脑脊液屏障，生成多巴胺，取代假性递质，恢复神经系统原来的功能，提高大脑对氨的耐受性
  - 用法：5～10mg/kg，每日 1～2 次，加入葡萄糖液中静脉滴注
  - 药物配伍禁忌：
    - 忌与单胺氧化酶抑制剂（如麻黄碱）合用，以免发生血压骤升
    - 维生素 B_6 有多巴胺脱羧酶作用，使左旋多巴加速脱羧而失效
    - 氯丙嗪可阻断多巴胺和神经受体连接，减弱疗效

7. 改善微循环

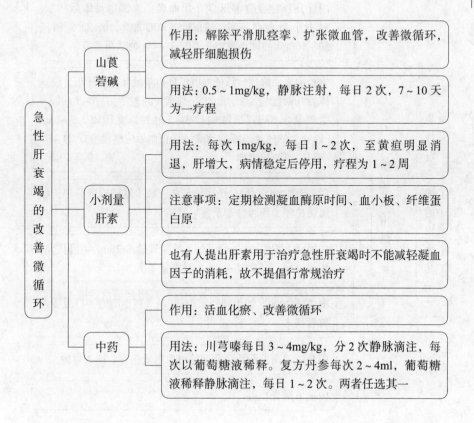

8. 出血防治

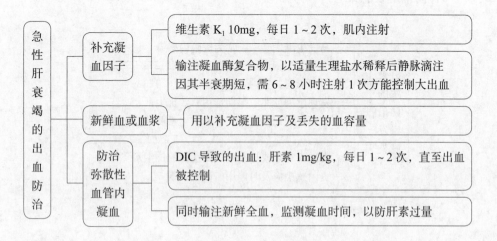

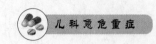

急性肝衰竭的出血防治 — 消化道出血：

门脉高压症食管静脉曲张出血者：可试用垂体后叶素，对中小量出血有效，剂量 5 ~ 10U 加入 10% 葡萄糖液 50 ~ 100ml 静脉点滴，必要时 3 ~ 4 小时后可重复。

生长抑素：选择性降低内脏循环血量减和门静脉压，较垂体后叶素优越。用法：生长抑素（施他宁）3.5 ~ 5µg/kg + 生理盐水 5ml，静脉慢推 3 ~ 5 分钟，立即以 3.5 ~ 5µg/（kg·h）的速度连续静脉滴注，止血后应继续治疗 24 ~ 72 小时，以防再出血

质子泵抑制剂或 H_2 受体拮抗药：减少基础胃酸分泌，如奥美拉唑、西咪替丁及雷尼替丁

去甲肾上腺素 2 ~ 3mg，加入冷生理盐水 20ml，经胃管灌注或口服，必要时 4 ~ 6 小时重复 1 次

凝血酶 2000U 加生理盐水 10ml 制成凝血酶液，口服或经胃管注入

中药：云南白药及白芨散等可口服或洗胃后注入胃内

内镜下激光止血

9. 防治继发感染

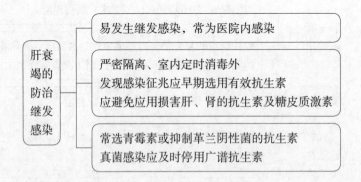

易发生继发感染，常为医院内感染

严密隔离、室内定时消毒外
发现感染征兆应早期选用有效抗生素
应避免应用损害肝、肾的抗生素及糖皮质激素

常选青霉素或抑制革兰阴性菌的抗生素
真菌感染应及时停用广谱抗生素

10. 免疫调节治疗

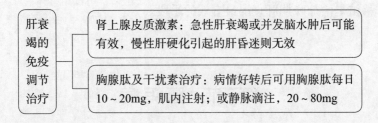

肝衰竭的免疫调节治疗
- 肾上腺皮质激素：急性肝衰竭或并发脑水肿后可能有效，慢性肝硬化引起的肝昏迷则无效
- 胸腺肽及干扰素治疗：病情好转后可用胸腺肽每日10~20mg，肌内注射；或静脉滴注，20~80mg

11. 人工肝支持治疗

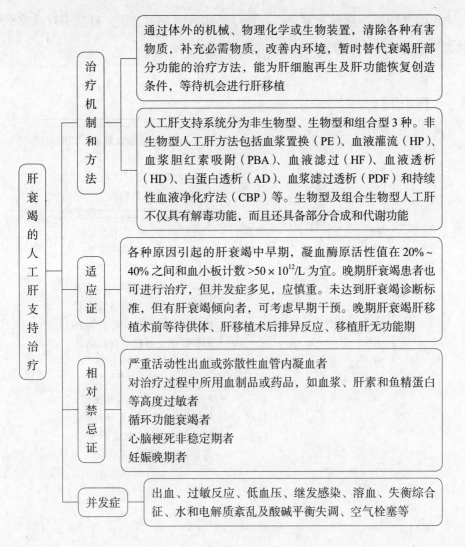

肝衰竭的人工肝支持治疗

治疗机制和方法
- 通过体外的机械、物理化学或生物装置，清除各种有害物质，补充必需物质，改善内环境，暂时替代衰竭肝部分功能的治疗方法，能为肝细胞再生及肝功能恢复创造条件，等待机会进行肝移植
- 人工肝支持系统分为非生物型、生物型和组合型3种。非生物型人工肝方法包括血浆置换（PE）、血液灌流（HP）、血浆胆红素吸附（PBA）、血液滤过（HF）、血液透析（HD）、白蛋白透析（AD）、血浆滤过透析（PDF）和持续性血液净化疗法（CBP）等。生物型及组合生物型人工肝不仅具有解毒功能，而且还具备部分合成和代谢功能

适应证
- 各种原因引起的肝衰竭中早期，凝血酶原活性值在20%~40%之间和血小板计数 >50×10^{12}/L 为宜。晚期肝衰竭患者也可进行治疗，但并发症多见，应慎重。未达到肝衰竭诊断标准，但有肝衰竭倾向者，可考虑早期干预。晚期肝衰竭肝移植术前等待供体、肝移植术后排异反应、移植肝无功能期

相对禁忌证
- 严重活动性出血或弥散性血管内凝血者
- 对治疗过程中所用血制品或药品，如血浆、肝素和鱼精蛋白等高度过敏者
- 循环功能衰竭者
- 心脑梗死非稳定期者
- 妊娠晚期者

并发症
- 出血、过敏反应、低血压、继发感染、溶血、失衡综合征、水和电解质紊乱及酸碱平衡失调、空气栓塞等

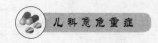

12. 肝移植

肝移植是治疗晚期肝衰竭最有效的手段。

第三节　腹泻病

以急性腹泻病最为常见，起病急，病程不超过 2 周，夏秋季发病率较高。根据病因分为感染性和非感染性两类。

【病因】

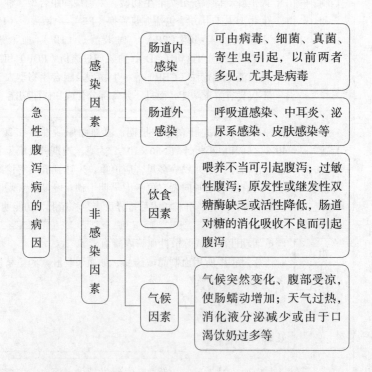

【临床表现】

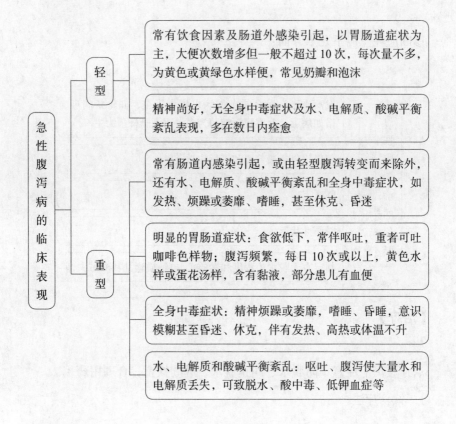

【检查】

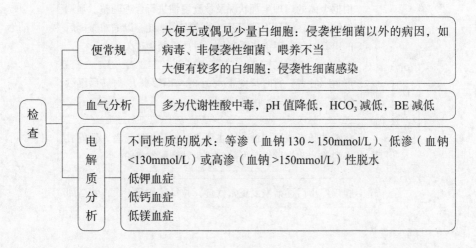

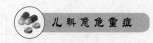

【诊断】

诊断应注意以下几个方面：

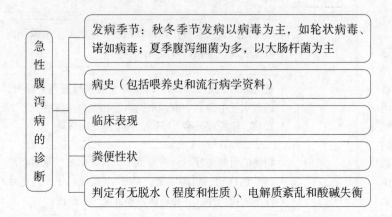

急性腹泻病的诊断
- 发病季节：秋冬季节发病以病毒为主，如轮状病毒、诺如病毒；夏季腹泻细菌为多，以大肠杆菌为主
- 病史（包括喂养史和流行病学资料）
- 临床表现
- 粪便性状
- 判定有无脱水（程度和性质）、电解质紊乱和酸碱失衡

【治疗】

治疗腹泻应注意预防脱水、纠正脱水、继续饮食、合理用药。

1. 饮食疗法

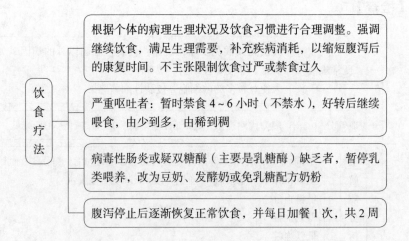

饮食疗法
- 根据个体的病理生理状况及饮食习惯进行合理调整。强调继续饮食，满足生理需要，补充疾病消耗，以缩短腹泻后的康复时间。不主张限制饮食过严或禁食过久
- 严重呕吐者：暂时禁食 4～6 小时（不禁水），好转后继续喂食，由少到多，由稀到稠
- 病毒性肠炎或疑双糖酶（主要是乳糖酶）缺乏者，暂停乳类喂养，改为豆奶、发酵奶或免乳糖配方奶粉
- 腹泻停止后逐渐恢复正常饮食，并每日加餐 1 次，共 2 周

2．纠正水、电解质紊乱及酸碱失衡

（1）口服补液

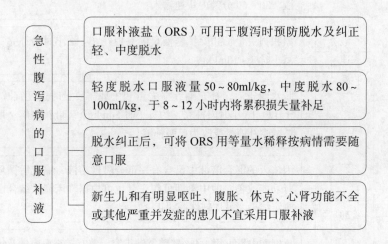

（2）静脉补液：急性腹泻病的静脉补液适用于中度以上脱水、吐泻严重或腹胀的患儿。输用溶液的成分、量和滴注持续时间必须根据不同的脱水程度和性质决定，同时要注意个体化，结合年龄、营养状况、自身调节功能而灵活掌握：

1）静脉补液第 1 天

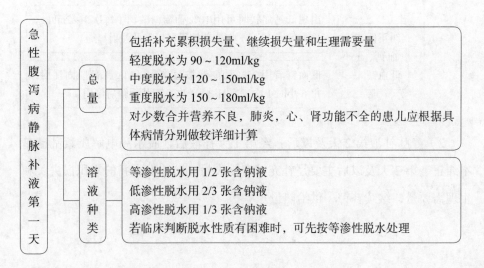

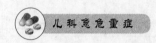

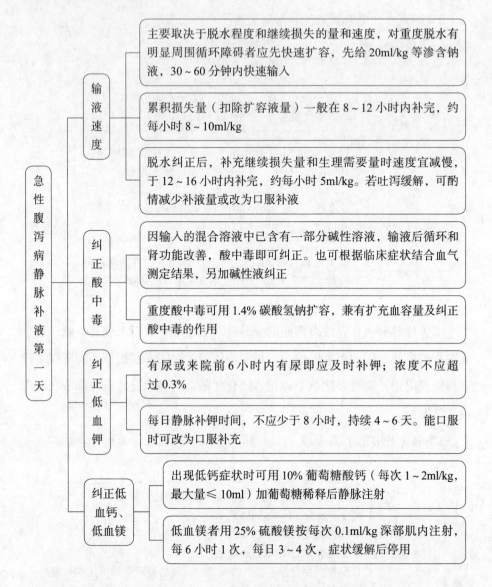

急性腹泻病静脉补液第一天

输液速度
- 主要取决于脱水程度和继续损失的量和速度，对重度脱水有明显周围循环障碍者应先快速扩容，先给 20ml/kg 等渗含钠液，30～60 分钟内快速输入
- 累积损失量（扣除扩容液量）一般在 8～12 小时内补完，约每小时 8～10ml/kg
- 脱水纠正后，补充继续损失量和生理需要量时速度宜减慢，于 12～16 小时内补完，约每小时 5ml/kg。若吐泻缓解，可酌情减少补液量或改为口服补液

纠正酸中毒
- 因输入的混合溶液中已含有一部分碱性溶液，输液后循环和肾功能改善，酸中毒即可纠正。也可根据临床症状结合血气测定结果，另加碱性液纠正
- 重度酸中毒可用 1.4% 碳酸氢钠扩容，兼有扩充血容量及纠正酸中毒的作用

纠正低血钾
- 有尿或来院前 6 小时内有尿即应及时补钾；浓度不应超过 0.3%
- 每日静脉补钾时间，不应少于 8 小时，持续 4～6 天。能口服时可改为口服补充

纠正低血钙、低血镁
- 出现低钙症状时可用 10% 葡萄糖酸钙（每次 1～2ml/kg，最大量 ≤ 10ml）加葡萄糖稀释后静脉注射
- 低血镁者用 25% 硫酸镁按每次 0.1ml/kg 深部肌内注射，每 6 小时 1 次，每日 3～4 次，症状缓解后停用

2）静脉补液第 2 天及以后：经第 1 天补液后，脱水和电解质紊乱已基本纠正，第 2 天及以后主要是补充继续损失量（防止发生新的累积损失）和生理需要量，继续补钾，供给热量。

急性腹泻病静脉补液第二天及以后 ┬ 一般可改为口服补液，若腹泻仍频繁或口服量不足者，仍需静脉补液

├ 补液量需根据吐泻和进食情况估算，并供给足够的生理需要量，用 1/5～1/3 张含钠液补充。继续损失量按"丢多少补多少""随丢随补"的原则，用 1/3～1/2 张含钠溶液补充

└ 将这两部分相加于 12～24 小时内均匀静脉滴注。仍要注意继续补钾和纠正酸中毒的问题

3. 药物治疗

急性腹泻的药物治疗 ┬ 控制感染 ┬ 水样便腹泻者多为病毒及非侵袭性细菌所致，一般不用抗生素

├ 重症患儿、新生儿、小婴儿和免疫功能低下，伴有明显中毒症状不能用脱水解释者，选用抗生素治疗

└ 黏液、脓血便者，多为侵袭性细菌感染，应针对病原菌经验性选用抗菌药物，再根据大便细菌培养和药敏试验结果进行调整：
大肠杆菌、空肠弯曲菌、耶尔森菌、鼠伤寒沙门菌：常选用抗革兰阴性杆菌抗生素以及大环内酯类抗生素
金黄色葡萄球菌肠炎、假膜性肠炎、真菌性肠炎：立即停用原抗生素，可选用新青霉素、万古霉素、利福平、甲硝唑或抗真菌药物治疗
寄生虫：阿米巴痢疾和蓝氏贾第鞭毛虫采用甲硝唑，隐孢子虫肠炎采用大蒜素治疗

├ 肠道微生态疗法 ┬ 抑制病原菌定植和侵袭，有助于恢复肠道正常菌群

└ 常用双歧杆菌、嗜酸乳杆菌、粪链球菌、需氧芽胞杆菌、蜡样芽胞杆菌等制剂。加用益生元，可增加双歧杆菌的数量并提高其活性

└ 肠黏膜保护剂 ── 作用：吸附病原体和毒素，维持肠细胞的吸收和分泌功能，增强肠道屏障功能，阻止病原微生物的攻击，如蒙脱石散

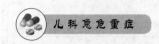
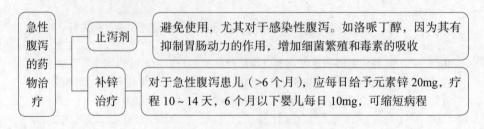

| 急性腹泻的药物治疗 | 止泻剂 | 避免使用，尤其对于感染性腹泻。如洛哌丁醇，因为其有抑制胃肠动力的作用，增加细菌繁殖和毒素的吸收 |
| | 补锌治疗 | 对于急性腹泻患儿（>6 个月），应每日给予元素锌 20mg，疗程 10～14 天，6 个月以下婴儿每日 10mg，可缩短病程 |

第四节　急性阑尾炎

急性阑尾炎是小儿最常见的急腹症。多见于 6～12 岁儿童，2 岁以下少见，5 岁以后随着年龄的增长，发生率亦增高，男性发生率略高于女性。以发热、转移性右下腹痛及白细胞计数增高为临床特征。年龄越小，症状越不典型，短时间内即发生穿孔、坏死、弥漫性腹膜炎，极易误诊。若诊断治疗不及时，则会带来严重的并发症，甚至死亡。

【病因】

小儿急性阑尾炎的病因较为复杂，目前已知与以下因素有关：

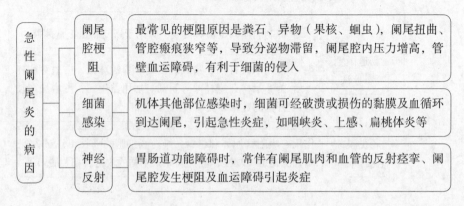

急性阑尾炎的病因	阑尾腔梗阻	最常见的梗阻原因是粪石、异物（果核、蛔虫），阑尾扭曲、管腔瘢痕狭窄等，导致分泌物滞留，阑尾腔内压力增高，管壁血运障碍，有利于细菌的侵入
	细菌感染	机体其他部位感染时，细菌可经破溃或损伤的黏膜及血循环到达阑尾，引起急性炎症，如咽峡炎、上感、扁桃体炎等
	神经反射	胃肠道功能障碍时，常伴有阑尾肌肉和血管的反射痉挛、阑尾腔发生梗阻及血运障碍引起炎症

【临床表现】

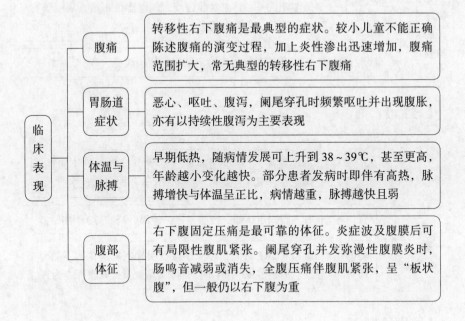

临床表现
- 腹痛：转移性右下腹痛是最典型的症状。较小儿童不能正确陈述腹痛的演变过程，加上炎性渗出迅速增加，腹痛范围扩大，常无典型的转移性右下腹痛
- 胃肠道症状：恶心、呕吐、腹泻，阑尾穿孔时频繁呕吐并出现腹胀，亦有以持续性腹泻为主要表现
- 体温与脉搏：早期低热，随病情发展可上升到38～39℃，甚至更高，年龄越小变化越快。部分患者发病时即伴有高热，脉搏增快与体温呈正比，病情越重，脉搏越快且弱
- 腹部体征：右下腹固定压痛是最可靠的体征。炎症波及腹膜后可有局限性腹肌紧张。阑尾穿孔并发弥漫性腹膜炎时，肠鸣音减弱或消失，全腹压痛伴腹肌紧张，呈"板状腹"，但一般仍以右下腹为重

【检查】

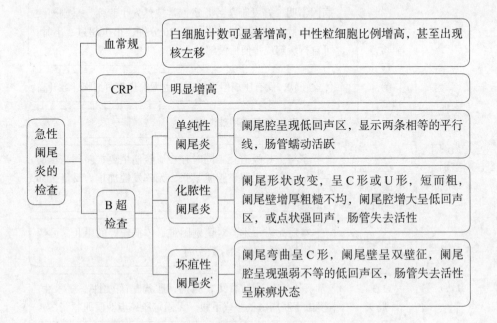

急性阑尾炎的检查
- 血常规：白细胞计数可显著增高，中性粒细胞比例增高，甚至出现核左移
- CRP：明显增高
- B超检查
  - 单纯性阑尾炎：阑尾腔呈现低回声区，显示两条相等的平行线，肠管蠕动活跃
  - 化脓性阑尾炎：阑尾形状改变，呈C形或U形，短而粗，阑尾壁增厚粗糙不均，阑尾腔增大呈低回声区，或点状强回声，肠管失去活性
  - 坏疽性阑尾炎：阑尾弯曲呈C形，阑尾壁呈双壁征，阑尾腔呈现强弱不等的低回声区，肠管失去活性呈麻痹状态

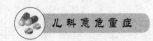

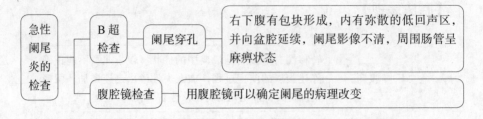

| | B超检查 | 阑尾穿孔 | 右下腹有包块形成，内有弥散的低回声区，并向盆腔延续，阑尾影像不清，周围肠管呈麻痹状态 |

急性阑尾炎的检查 —— 腹腔镜检查 —— 用腹腔镜可以确定阑尾的病理改变

【诊断】

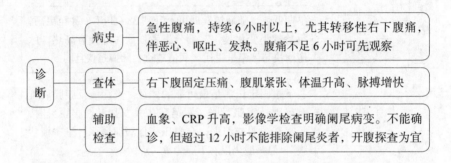

诊断
- 病史 —— 急性腹痛，持续 6 小时以上，尤其转移性右下腹痛，伴恶心、呕吐、发热。腹痛不足 6 小时可先观察
- 查体 —— 右下腹固定压痛、腹肌紧张、体温升高、脉搏增快
- 辅助检查 —— 血象、CRP 升高，影像学检查明确阑尾病变。不能确诊，但超过 12 小时不能排除阑尾炎者，开腹探查为宜

【鉴别诊断】

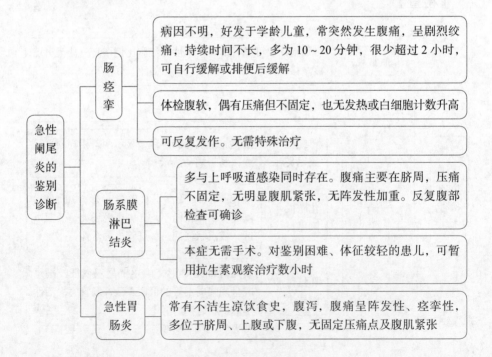

急性阑尾炎的鉴别诊断
- 肠痉挛
  - 病因不明，好发于学龄儿童，常突然发生腹痛，呈剧烈绞痛，持续时间不长，多为 10 ~ 20 分钟，很少超过 2 小时，可自行缓解或排便后缓解
  - 体检腹软，偶有压痛但不固定，也无发热或白细胞计数升高
  - 可反复发作。无需特殊治疗
- 肠系膜淋巴结炎
  - 多与上呼吸道感染同时存在。腹痛主要在脐周，压痛不固定，无明显腹肌紧张，无阵发性加重。反复腹部检查可确诊
  - 本症无需手术。对鉴别困难、体征较轻的患儿，可暂用抗生素观察治疗数小时
- 急性胃肠炎
  - 常有不洁生凉饮食史，腹泻，腹痛呈阵发性、痉挛性，多位于脐周、上腹或下腹，无固定压痛点及腹肌紧张

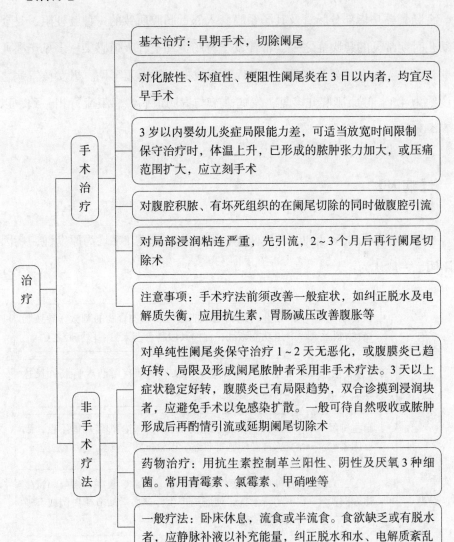

急性阑尾炎的鉴别诊断 —— 梅克尔憩室炎

- 症状体征与阑尾炎相似，如病情允许，可作放射性核素扫描，显示有异位黏膜的梅克尔憩室影
- 鉴别确有困难需手术探查，术中如发现阑尾正常，应常规探查末端回肠 12cm 范围，找到憩室后予以切除

【治疗】

治疗

手术治疗

- 基本治疗：早期手术，切除阑尾
- 对化脓性、坏疽性、梗阻性阑尾炎在 3 日以内者，均宜尽早手术
- 3 岁以内婴幼儿炎症局限能力差，可适当放宽时间限制保守治疗时，体温上升，已形成的脓肿张力加大，或压痛范围扩大，应立刻手术
- 对腹腔积脓、有坏死组织的在阑尾切除的同时做腹腔引流
- 对局部浸润粘连严重，先引流，2～3 个月后再行阑尾切除术
- 注意事项：手术疗法前须改善一般症状，如纠正脱水及电解质失衡，应用抗生素，胃肠减压改善腹胀等

非手术疗法

- 对单纯性阑尾炎保守治疗 1～2 天无恶化，或腹膜炎已趋好转、局限及形成阑尾脓肿者采用非手术疗法。3 天以上症状稳定好转，腹膜炎已有局限趋势，双合诊摸到浸润块者，应避免手术以免感染扩散。一般可待自然吸收或脓肿形成后再酌情引流或延期阑尾切除术
- 药物治疗：用抗生素控制革兰阳性、阴性及厌氧 3 种细菌。常用青霉素、氯霉素、甲硝唑等
- 一般疗法：卧床休息，流食或半流食。食欲缺乏或有脱水者，应静脉补液以补充能量，纠正脱水和水、电解质紊乱

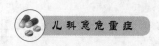

第五节 肠套叠

肠套叠是指部分肠管及其肠系膜套入邻近肠腔所致的一种肠梗阻，是婴幼儿时期常见的急腹症之一。常伴发于胃肠炎和上呼吸道感染。多见于婴儿期，以 4～10 个月婴儿多见，2 岁后发病减少，新生儿罕见。男女孩发病之比约为 4:1。健康肥胖儿多见，发病季节与胃肠道病毒感染流行相一致，以春季多见。

【病因】

肠套叠分为原发性和继发性两类，婴幼儿肠套叠几乎均为原发性，病因不明。一般认为：

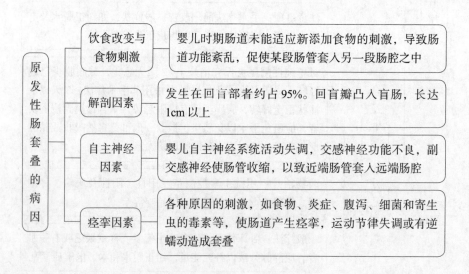

原发性肠套叠的病因

饮食改变与食物刺激：婴儿时期肠道未能适应新添加食物的刺激，导致肠道功能紊乱，促使某段肠管套入另一段肠腔之中

解剖因素：发生在回盲部者约占 95%。回盲瓣凸入盲肠，长达 1cm 以上

自主神经因素：婴儿自主神经系统活动失调，交感神经功能不良，副交感神经使肠管收缩，以致近端肠管套入远端肠腔

痉挛因素：各种原因的刺激，如食物、炎症、腹泻、细菌和寄生虫的毒素等，使肠道产生痉挛，运动节律失调或有逆蠕动造成套叠

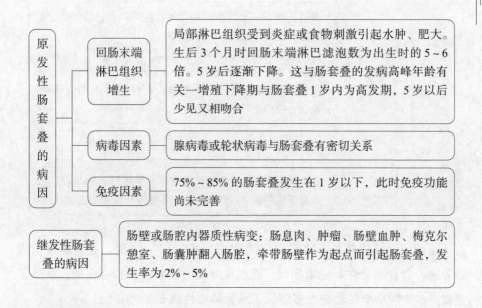

原发性肠套叠的病因
- 回肠末端淋巴组织增生：局部淋巴组织受到炎症或食物刺激引起水肿、肥大。生后 3 个月时回肠末端淋巴滤泡数为出生时的 5~6 倍。5 岁后逐渐下降。这与肠套叠的发病高峰年龄有关—增殖下降期与肠套叠 1 岁内为高发期，5 岁以后少见又相吻合
- 病毒因素：腺病毒或轮状病毒与肠套叠有密切关系
- 免疫因素：75%~85% 的肠套叠发生在 1 岁以下，此时免疫功能尚未完善

继发性肠套叠的病因：肠壁或肠腔内器质性病变：肠息肉、肿瘤、肠壁血肿、梅克尔憩室、肠囊肿翻入肠腔，牵带肠壁作为起点而引起肠套叠，发生率为 2%~5%

【临床表现】

原发性肠套叠多见于肥胖健壮的 2 岁以内婴幼儿，4~10 个月最多见，为突然发病，其典型表现如下：

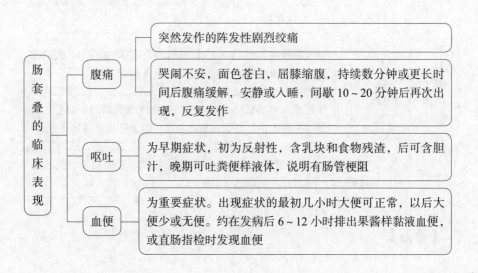

肠套叠的临床表现
- 腹痛
  - 突然发作的阵发性剧烈绞痛
  - 哭闹不安，面色苍白，屈膝缩腹，持续数分钟或更长时间后腹痛缓解，安静或入睡，间歇 10~20 分钟后再次出现，反复发作
- 呕吐：为早期症状，初为反射性，含乳块和食物残渣，后可含胆汁，晚期可吐粪便样液体，说明有肠管梗阻
- 血便：为重要症状。出现症状的最初几小时大便可正常，以后大便少或无便。约在发病后 6~12 小时排出果酱样黏液血便，或直肠指检时发现血便

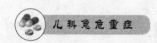
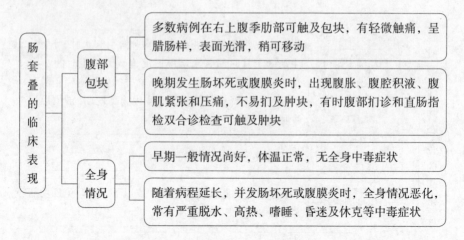

慢性肠套叠以年长儿多见,病期较长,多在 10~15 天。主要表现为腹部肿物,偶有部分性肠梗阻症状。除腹痛外偶有呕吐,很少有血便,症状较缓和。多为回结型肠套叠,多继发于肠管器质性病变。

【检查】

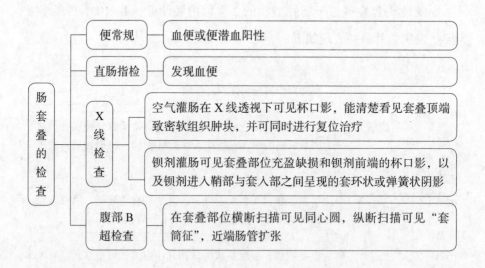

【诊断】

肠套叠有典型症状者一般诊断不难。临床上有阵发性腹痛、呕吐、果酱样血便及腹部检查触到腊肠样肿物即可诊断。诊断不能确定时，可行 B 超、X 线检查。肠套叠可发生于大肠或小肠任何部分，因套入部位不同可分成下列几种类型。

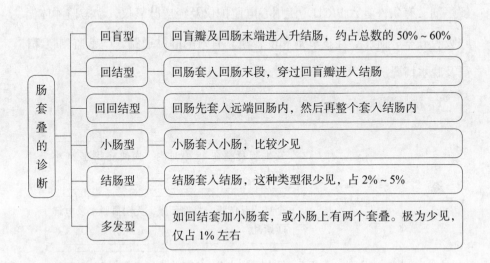

【鉴别诊断】

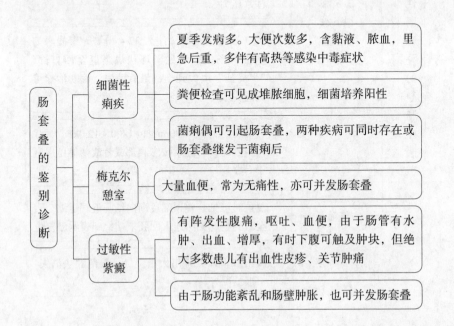

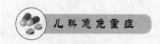

【治疗】

主要包括灌肠疗法和手术治疗。在诊断未明确之前，忌用泻剂、镇痛及解痉剂。有条件者入 PICU，使用心电监护仪及经皮脉氧仪，动态监测体温、呼吸、心率、血压、经皮氧饱和度，建立有效的静脉通路，严密监测腹部体征及脱水情况。

1. 灌肠疗法

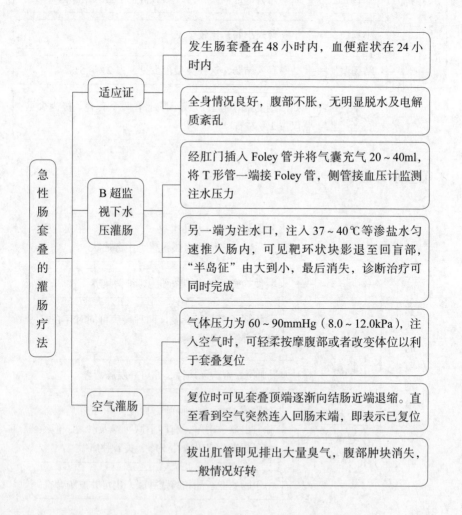

急性肠套叠的灌肠疗法

适应证
- 发生肠套叠在 48 小时内，血便症状在 24 小时内
- 全身情况良好，腹部不胀，无明显脱水及电解质紊乱

B 超监视下水压灌肠
- 经肛门插入 Foley 管并将气囊充气 20~40ml，将 T 形管一端接 Foley 管，侧管接血压计监测注水压力
- 另一端为注水口，注入 37~40℃等渗盐水匀速推入肠内，可见靶环状块影退至回盲部，"半岛征"由大到小，最后消失，诊断治疗可同时完成

空气灌肠
- 气体压力为 60~90mmHg（8.0~12.0kPa），注入空气时，可轻柔按摩腹部或者改变体位以利于套叠复位
- 复位时可见套叠顶端逐渐向结肠近端退缩。直至看到空气突然连入回肠末端，即表示已复位
- 拔出肛管即见排出大量臭气，腹部肿块消失，一般情况好转

急性肠套叠的灌肠疗法

钡剂灌肠
- 当空气灌肠复位标志不清，肿物虽消失而小肠内充气不显著者，可辅以钡剂灌肠观察
- 将装有20%钡剂水溶液的输液瓶，提高到离患儿水平体位70~80cm的高度注入输液。在X线透视下确定诊断后，再将输液瓶提至80~100cm处，使套叠慢慢复位
- 为了提高灌肠复位的疗效，可事先给予阿托品或苯巴比妥、水合氯醛等镇静剂，必要时可在基础全身麻醉下实施
- 已有脱水者应先输液改善一般情况后，再行灌肠

复位成功表现
- 拔出肛管后排出大量带臭味的黏液血便和黄色粪水
- 患儿不再哭闹及呕吐，很快入睡
- 腹部平软，原有包块消失
- 灌肠复位后给予0.5~1g活性炭口服，6~8小时后应有炭末排出

禁忌证
- 病程超过48小时，血便超过24小时，全身情况差，如有脱水、精神萎靡、高热、休克等症状者；对3个月以下婴儿更应注意
- 高度腹胀，腹部有腹膜刺激征者，腹部X线平片可见多个液平面者
- 套叠头部已达脾曲，肿物硬而且张力大者
- 复发3次以上，疑有器质性病变者
- 小肠型肠套叠

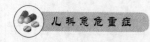

2. 手术治疗

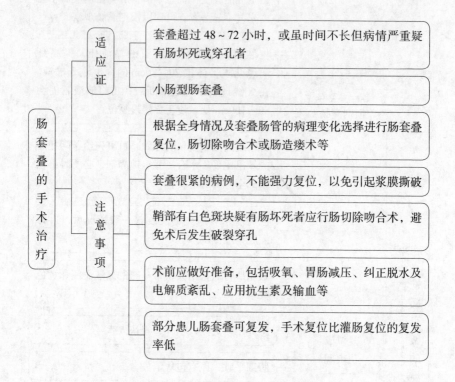

肠套叠的手术治疗
- 适应证
  - 套叠超过48～72小时，或虽时间不长但病情严重疑有肠坏死或穿孔者
  - 小肠型肠套叠
- 注意事项
  - 根据全身情况及套叠肠管的病理变化选择进行肠套叠复位，肠切除吻合术或肠造瘘术等
  - 套叠很紧的病例，不能强力复位，以免引起浆膜撕破
  - 鞘部有白色斑块疑有肠坏死者应行肠切除吻合术，避免术后发生破裂穿孔
  - 术前应做好准备，包括吸氧、胃肠减压、纠正脱水及电解质紊乱、应用抗生素及输血等
  - 部分患儿肠套叠可复发，手术复位比灌肠复位的复发率低

第三章　呼吸系统急危重症

第一节　急性感染性喉炎

急性感染性喉炎为喉部黏膜急性弥漫性炎症，好发于声门下部，又称急性声门下喉炎，以犬吠样咳嗽、声音嘶哑、喉鸣、吸气性呼吸困难为主要临床表现。本病春冬季发病较多，常见于 6 月龄至 3 岁幼儿，男性发病较多。

【病因】

大都为急性上呼吸道感染的一部分，有时在麻疹、流感、肺炎等病程中并发。常见病毒为副流感病毒、流感病毒和腺病毒。病原菌为金黄色葡萄球菌、肺炎球菌和链球菌等。

由于小儿喉腔狭小，软骨软弱，黏膜内血管及淋巴管丰富，黏膜下组织松弛，易引起喉水肿，且咳嗽功能不强，致分泌物不易排出。

【临床表现】

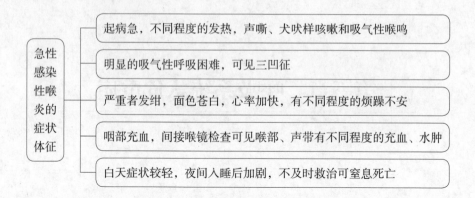

急性感染性喉炎的症状体征
- 起病急，不同程度的发热，声嘶、犬吠样咳嗽和吸气性喉鸣
- 明显的吸气性呼吸困难，可见三凹征
- 严重者发绀，面色苍白，心率加快，有不同程度的烦躁不安
- 咽部充血，间接喉镜检查可见喉部、声带有不同程度的充血、水肿
- 白天症状较轻，夜间入睡后加剧，不及时救治可窒息死亡

按吸气性呼吸困难的严重程度将喉梗阻分为 4 度：

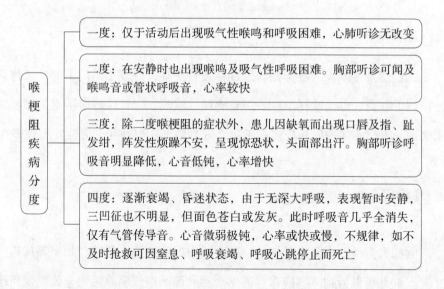

喉梗阻疾病分度
- 一度：仅于活动后出现吸气性喉鸣和呼吸困难，心肺听诊无改变
- 二度：在安静时也出现喉鸣及吸气性呼吸困难。胸部听诊可闻及喉鸣音或管状呼吸音，心率较快
- 三度：除二度喉梗阻的症状外，患儿因缺氧而出现口唇及指、趾发绀，阵发性烦躁不安，呈现惊恐状，头面部出汗。胸部听诊呼吸音明显降低，心音低钝，心率增快
- 四度：逐渐衰竭、昏迷状态，由于无深大呼吸，表现暂时安静，三凹征也不明显，但面色苍白或发灰。此时呼吸音几乎全消失，仅有气管传导音。心音微弱极钝，心率或快或慢，不规律，如不及时抢救可因窒息、呼吸衰竭、呼吸心跳停止而死亡

【检查】

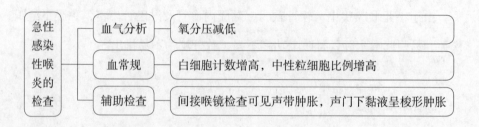

急性感染性喉炎的检查
- 血气分析 —— 氧分压减低
- 血常规 —— 白细胞计数增高，中性粒细胞比例增高
- 辅助检查 —— 间接喉镜检查可见声带肿胀，声门下黏液呈梭形肿胀

【诊断及鉴别诊断】

可根据急性起病、犬吠样咳嗽、声嘶、喉鸣、吸气性呼吸困难等临床表现做出诊断，但应与白喉、喉水肿、喉痉挛、急性会厌炎、喉或支气管异物等所致的喉梗阻鉴别。

【治疗】

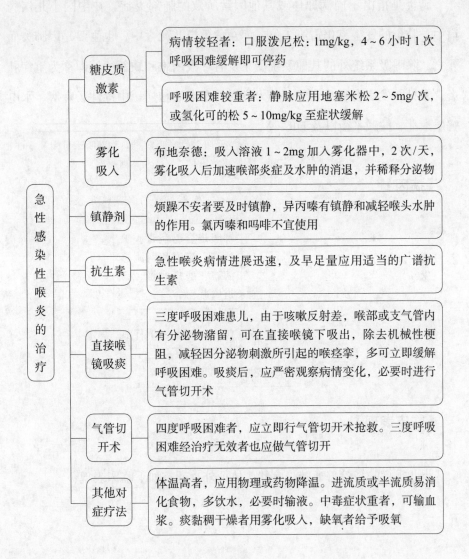

急性感染性喉炎的治疗

- **糖皮质激素**
  - 病情较轻者：口服泼尼松：1mg/kg，4～6小时1次呼吸困难缓解即可停药
  - 呼吸困难较重者：静脉应用地塞米松2～5mg/次，或氢化可的松5～10mg/kg 至症状缓解
- **雾化吸入**：布地奈德：吸入溶液1～2mg加入雾化器中，2次/天，雾化吸入后加速喉部炎症及水肿的消退，并稀释分泌物
- **镇静剂**：烦躁不安者要及时镇静，异丙嗪有镇静和减轻喉头水肿的作用。氯丙嗪和吗啡不宜使用
- **抗生素**：急性喉炎病情进展迅速，及早足量应用适当的广谱抗生素
- **直接喉镜吸痰**：三度呼吸困难患儿，由于咳嗽反射差，喉部或支气管内有分泌物潴留，可在直接喉镜下吸出，除去机械性梗阻，减轻因分泌物刺激所引起的喉痉挛，多可立即缓解呼吸困难。吸痰后，应严密观察病情变化，必要时进行气管切开术
- **气管切开术**：四度呼吸困难者，应立即行气管切开术抢救。三度呼吸困难经治疗无效者也应做气管切开
- **其他对症疗法**：体温高者，应用物理或药物降温。进流质或半流质易消化食物，多饮水，必要时输液。中毒症状重者，可输血浆。痰黏稠干燥者用雾化吸入，缺氧者给予吸氧

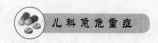

第二节　重症肺炎

肺炎是指由不同病原体或其他因素所致的肺部炎症。在中国小儿疾病谱中，肺炎的发生率仍占第1位。而在危重患儿死亡中，也主要是因肺炎而死亡。除呼吸系统外的其他系统受累及有呼吸困难和缺氧征等即称为重症肺炎，常见并发症有呼吸衰竭、心力衰竭、中毒性脑病、中毒性肠麻痹、水电解质紊乱、酸碱平衡以及 DIC 等。

【病因】

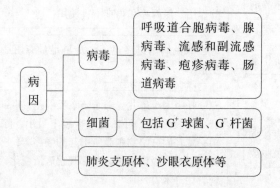

【临床表现】

小儿重症肺炎除普通肺炎症状、体征外，还有如下临床表现：

```
                  ┌─ 可发生心肌炎、心包炎、心力衰竭
                  │
            循环  │  心衰表现：
            系统 ─┤  ①安静状态下呼吸频率超过60次/分，心率增快在160~
                  │    180次/分以上，突然烦躁不安、发绀苍白、指（趾）甲血
                  │    管再充盈时间延长，不能以体温升高和呼吸困难解释
                  │  ②心音低钝、出现奔马律、颈静脉怒张
                  │  ③肝脏增大≥3cm或进行性增大
                  └  ④少尿或无尿、眼睑或双下肢水肿

            神经  ①烦躁、嗜睡、眼球上串、凝视
            系统  ②球结膜水肿、前囟膨出
                  ③昏睡、昏迷、惊厥
                  ④瞳孔改变
                  ⑤呼吸节律不整或消失
                  ⑥有脑膜刺激征，脑脊液检查除压力增高外，其他均正常
                    在肺炎的基础上，除外热性惊厥、低血糖、低血钙及中枢系统感
                    染，有①、②项提示脑水肿，伴其他1项以上者确诊为中毒性脑病

            消化  中毒性肠麻痹：常有频繁呕吐、严重腹胀、呼吸困难加重
            系统
                  腹部听诊肠鸣音消失

            感染  细菌感染可引起微循环衰竭，发生感染中毒性休克，表现四
            性休  肢凉、皮肤发花、脉弱而速、血压下降等
            克和
            DIC   弥散性血管内凝血：表现为皮肤、黏膜出血点或淤斑，消化
                  道、呼吸道、泌尿道等出血

            呼吸  呼吸困难、鼻翼扇动、三凹征、口唇发绀、嗜睡或躁动外，严重
            衰竭  者呼吸由浅快转为浅慢，节律紊乱、常出现下颌呼吸或呼吸暂停

                  同时伴有末梢循环衰竭及脑水肿的表现，如四肢末端发凉、发
                  绀，血压下降，昏睡或昏迷等

                  根据血气改变可分为Ⅰ型呼吸衰竭：$PaO_2 \leqslant 60mmHg$，$PaCO_2$
                  正常；Ⅱ型呼吸衰竭：$PaO_2 \leqslant 60mmHg$，$PaCO_2 \geqslant 50mmHg$。严
                  重者$PaCO_2 \geqslant 70mmHg$
```

小儿重症肺炎的临床表现

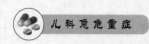

【儿童肺炎病情严重度评估】

临床表现	轻症 CAP	重症 CAP
一般情况	好	差
拒食或脱水证	无	有
意识障碍	无	有
呼吸频率	正常或略增快	明显增快
发绀	无	有
呼吸困难（呻吟、鼻翼扇动、三凹征）	无	有
肺浸润范围	≤ 1/3 的肺	多肺叶受累或≥ 2/3 的肺
胸腔积液	无	有
脉搏血氧饱和度	>0.96	≤ 0.92
肺外并发症	无	有
判断标准	出现上述所有表现	存在以上任何一项

注：呼吸频率明显增快：婴儿 RR>70 次/分，年长儿 RR>50 次/分

【检查】

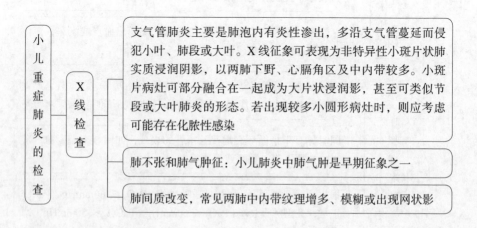

小儿重症肺炎的检查 —— X 线检查

支气管肺炎主要是肺泡内有炎性渗出，多沿支气管蔓延而侵犯小叶、肺段或大叶。X 线征象可表现为非特异性小斑片状肺实质浸润阴影，以两肺下野、心膈角区及中内带较多。小斑片病灶可部分融合在一起成为大片状浸润影，甚至可类似节段或大叶肺炎的形态。若出现较多小圆形病灶时，则应考虑可能存在化脓性感染

肺不张和肺气肿征：小儿肺炎中肺气肿是早期征象之一

肺间质改变，常见两肺中内带纹理增多、模糊或出现网状影

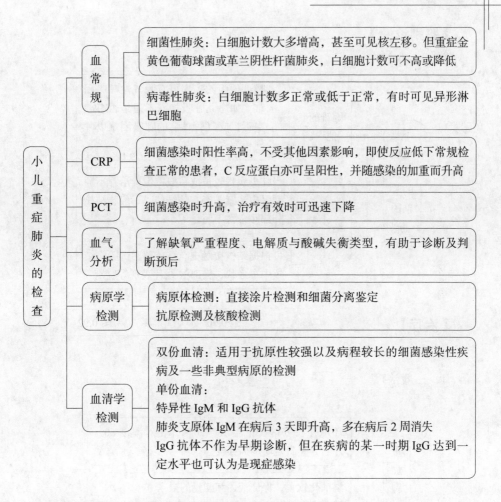

【诊断】

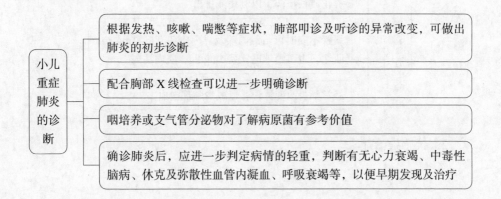

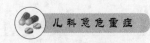

【鉴别诊断】

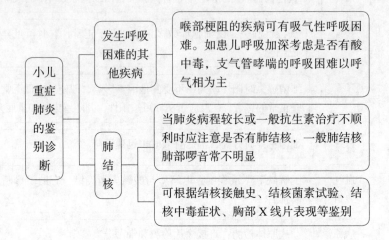

小儿重症肺炎的鉴别诊断

- 发生呼吸困难的其他疾病：喉部梗阻的疾病可有吸气性呼吸困难。如患儿呼吸加深考虑是否有酸中毒，支气管哮喘的呼吸困难以呼气相为主

- 肺结核：
  - 当肺炎病程较长或一般抗生素治疗不顺利时应注意是否有肺结核，一般肺结核肺部啰音常不明显
  - 可根据结核接触史、结核菌素试验、结核中毒症状、胸部 X 线片表现等鉴别

【治疗】

1. 一般治疗

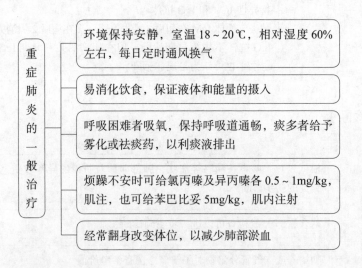

重症肺炎的一般治疗

- 环境保持安静，室温 18～20℃，相对湿度 60% 左右，每日定时通风换气

- 易消化饮食，保证液体和能量的摄入

- 呼吸困难者吸氧，保持呼吸道通畅，痰多者给予雾化或祛痰药，以利痰液排出

- 烦躁不安时可给氯丙嗪及异丙嗪各 0.5～1mg/kg，肌注，也可给苯巴比妥 5mg/kg，肌内注射

- 经常翻身改变体位，以减少肺部淤血

2. 抗感染治疗

重症肺炎的抗感染治疗

细菌感染：

重症肺炎或院内获得性肺炎多由耐药菌引起，应选择静脉途径给药。

①肺炎链球菌感染选择阿莫西林/克拉维酸钾（5:1）或第2代、第3代头孢菌素，备选万古霉素或利奈唑胺

②金葡菌肺炎选用万古霉素、利福平，必要时可选择利奈唑胺

③铜绿假单胞菌或肺炎克雷伯菌或肠杆菌肺炎，宜用第3代头孢菌素或头孢哌酮舒巴坦，必要时可选用碳青霉烯类

④考虑细菌合并支原体感染，可以联合使用大环内酯类＋头孢曲松/头孢噻肟

病毒感染：

巨细胞病毒（cytomegalovirus，CMV）治疗首选更昔洛韦

干扰素、聚肌胞注射液及左旋咪唑也有抗病毒作用

3. 激素治疗

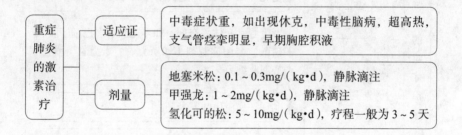

重症肺炎的激素治疗

适应证：中毒症状重，如出现休克，中毒性脑病，超高热，支气管痉挛明显，早期胸腔积液

剂量：地塞米松：0.1~0.3mg/（kg•d），静脉滴注
甲强龙：1~2mg/（kg•d），静脉滴注
氢化可的松：5~10mg/（kg•d），疗程一般为3~5天

4. 液体疗法

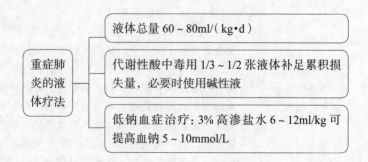

重症肺炎的液体疗法

液体总量60~80ml/（kg•d）

代谢性酸中毒用1/3~1/2张液体补足累积损失量，必要时使用碱性液

低钠血症治疗：3%高渗盐水6~12ml/kg可提高血钠5~10mmol/L

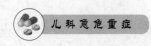

5. 对症治疗

```
重症肺炎的对症治疗
├─ 肺炎合并呼吸衰竭
│   ├─ 治疗原则：保障呼吸功能，保持呼吸道通畅、给氧，必要时气管插管及气管切开、机械通气
│   └─ 氧疗：婴幼儿鼻前庭给氧 0.5～1L/min，重症面罩给氧 2～4L/min，面罩给氧时吸入氧浓度 ≥ 0.5，氧分压 <60mmHg，可考虑持续正压通气 CPAP 治疗
├─ 肺炎合并心力衰竭
│   ├─ 治疗原则：改善心脏收缩能力，减轻心脏前后负荷，减少体循环和（或）肺循环的淤血；消除病因及诱因
│   ├─ 急救处理：休息、保持安静，烦躁、哭闹时可适当应用镇静剂，如异丙嗪、苯巴比妥、10% 水合氯醛，吸氧，应用洋地黄类药物（地高辛、毛花苷 C）及非洋地黄正性肌力药物
│   ├─ 肾上腺素受体兴奋剂，如多巴胺、多巴酚丁胺、磷酸二酯酶抑制剂（如氨力农、米力农）增强心肌收缩力
│   ├─ 利尿，如应用呋塞米
│   └─ 血管扩张剂，如硝普钠、酚妥拉明等
└─ 肺炎合并中毒性脑病
    ├─ 保持气道通畅、改善通气状况，供氧、止惊、减轻脑水肿、降低颅内压
    └─ 急救处理：①抗惊厥，早期发现并积极控制惊厥，一般选用地西泮；②减轻脑水肿，包括渗透性脱水剂、利尿剂、激素的应用；③纳洛酮及应用血管活性药物：稳定溶酶体膜，抑制钙离子内流，清除自由基，能改善微循环，对抗低血压。保护细胞膜，减轻脑水肿，缓解呼吸抑制，改善低氧血症，快速中枢促醒，逆转意识障碍
```

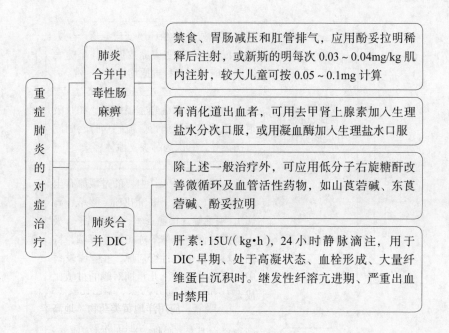

重症肺炎的对症治疗

肺炎合并中毒性肠麻痹

- 禁食、胃肠减压和肛管排气，应用酚妥拉明稀释后注射，或新斯的明每次 0.03～0.04mg/kg 肌内注射，较大儿童可按 0.05～0.1mg 计算
- 有消化道出血者，可用去甲肾上腺素加入生理盐水分次口服，或用凝血酶加入生理盐水口服

肺炎合并 DIC

- 除上述一般治疗外，可应用低分子右旋糖酐改善微循环及血管活性药物，如山莨菪碱、东莨菪碱、酚妥拉明
- 肝素：15U/（kg•h），24 小时静脉滴注，用于 DIC 早期、处于高凝状态、血栓形成、大量纤维蛋白沉积时。继发性纤溶亢进期、严重出血时禁用

第三节　哮喘危重状态

支气管哮喘简称哮喘，是由嗜酸性粒细胞、肥大细胞和 T 淋巴细胞等多种炎性细胞和细胞组分参与的气道慢性炎症。这种慢性炎症导致气道高反应性，当接触多种刺激因素时，气道发生阻塞和气流受阻，出现反复发作的喘息、气促、胸闷、咳嗽等症状。哮喘发作时出现严重呼吸困难，在合理应用拟交感神经药物和茶碱类药物仍不见缓解，病情进行性加重，称为哮喘危重状态（哮喘持续状态）。

【病因】

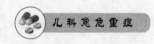
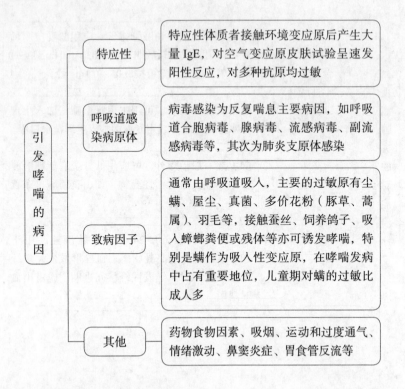

【哮喘危重状态危险因素】

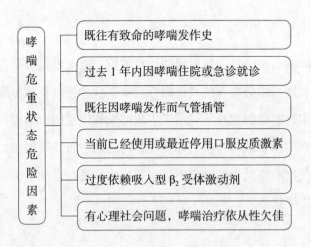

【临床表现】

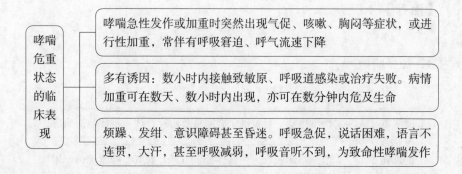

哮喘危重状态的临床表现
- 哮喘急性发作或加重时突然出现气促、咳嗽、胸闷等症状，或进行性加重，常伴有呼吸窘迫、呼气流速下降
- 多有诱因：数小时内接触致敏原、呼吸道感染或治疗失败。病情加重可在数天、数小时内出现，亦可在数分钟内危及生命
- 烦躁、发绀、意识障碍甚至昏迷。呼吸急促，说话困难，语言不连贯，大汗，甚至呼吸减弱，呼吸音听不到，为致命性哮喘发作

【检查】

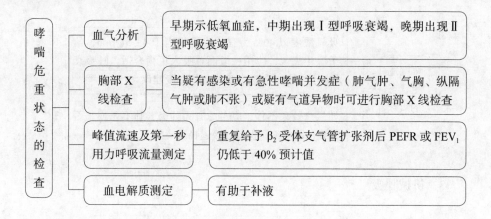

哮喘危重状态的检查
- 血气分析 —— 早期示低氧血症，中期出现Ⅰ型呼吸衰竭，晚期出现Ⅱ型呼吸衰竭
- 胸部X线检查 —— 当疑有感染或有急性哮喘并发症（肺气肿、气胸、纵隔气肿或肺不张）或疑有气道异物时可进行胸部X线检查
- 峰值流速及第一秒用力呼吸流量测定 —— 重复给予β_2受体支气管扩张剂后PEFR或FEV_1仍低于40%预计值
- 血电解质测定 —— 有助于补液

【诊断】

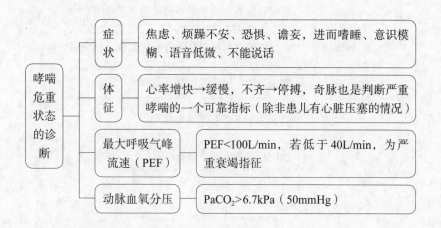

哮喘危重状态的诊断
- 症状 —— 焦虑、烦躁不安、恐惧、谵妄，进而嗜睡、意识模糊、语音低微、不能说话
- 体征 —— 心率增快→缓慢，不齐→停搏，奇脉也是判断严重哮喘的一个可靠指标（除非患儿有心脏压塞的情况）
- 最大呼吸气峰流速（PEF）—— PEF<100L/min，若低于40L/min，为严重衰竭指征
- 动脉血氧分压 —— $PaCO_2$>6.7kPa（50mmHg）

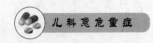
【治疗】

1. 加强监护

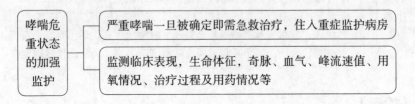

哮喘危重状态的加强监护 ——
- 严重哮喘一旦被确定即需急救治疗，住入重症监护病房
- 监测临床表现，生命体征，奇脉、血气、峰流速值、用氧情况、治疗过程及用药情况等

2. 氧疗

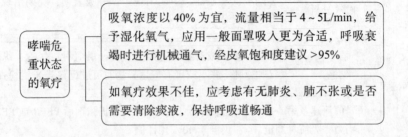

哮喘危重状态的氧疗 ——
- 吸氧浓度以 40% 为宜，流量相当于 4 ~ 5L/min，给予湿化氧气，应用一般面罩吸入更为合适，呼吸衰竭时进行机械通气，经皮氧饱和度建议 >95%
- 如氧疗效果不佳，应考虑有无肺炎、肺不张或是否需要清除痰液，保持呼吸道畅通

3. 机械呼吸

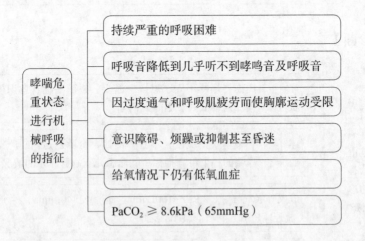

哮喘危重状态进行机械呼吸的指征 ——
- 持续严重的呼吸困难
- 呼吸音降低到几乎听不到哮鸣音及呼吸音
- 因过度通气和呼吸肌疲劳而使胸廓运动受限
- 意识障碍、烦躁或抑制甚至昏迷
- 给氧情况下仍有低氧血症
- $PaCO_2 \geqslant 8.6kPa$（65mmHg）

4. 镇静

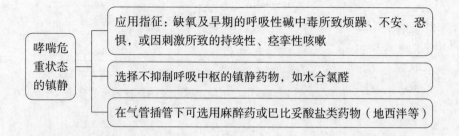

哮喘危重状态的镇静
- 应用指征：缺氧及早期的呼吸性碱中毒所致烦躁、不安、恐惧，或因刺激所致的持续性、痉挛性咳嗽
- 选择不抑制呼吸中枢的镇静药物，如水合氯醛
- 在气管插管下可选用麻醉药或巴比妥酸盐类药物（地西泮等）

5. 紧急药物治疗

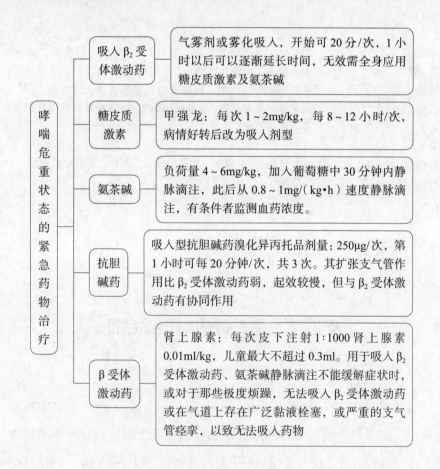

哮喘危重状态的紧急药物治疗
- 吸入β₂受体激动药：气雾剂或雾化吸入，开始可20分/次，1小时以后可以逐渐延长时间，无效需全身应用糖皮质激素及氨茶碱
- 糖皮质激素：甲强龙：每次1~2mg/kg，每8~12小时/次，病情好转后改为吸入剂型
- 氨茶碱：负荷量4~6mg/kg，加入葡萄糖中30分钟内静脉滴注，此后从0.8~1mg/（kg·h）速度静脉滴注，有条件者监测血药浓度。
- 抗胆碱药：吸入型抗胆碱药溴化异丙托品剂量：250μg/次，第1小时可每20分钟/次，共3次。其扩张支气管作用比β₂受体激动药弱，起效较慢，但与β₂受体激动药有协同作用
- β受体激动药：肾上腺素：每次皮下注射1:1000肾上腺素0.01ml/kg，儿童最大不超过0.3ml。用于吸入β₂受体激动药、氨茶碱静脉滴注不能缓解症状时，或对于那些极度烦躁，无法吸入β₂受体激动药或在气道上存在广泛黏液栓塞，或严重的支气管痉挛，以致无法吸入药物

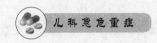
6. 维持体液及酸碱平衡

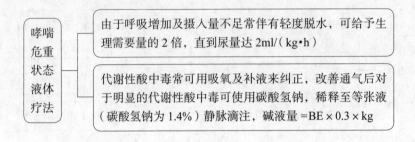

7. 抗心力衰竭治疗

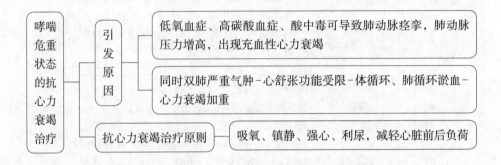

8. 抗生素

有细菌感染指征，可给予抗生素。

第四节 急性呼吸窘迫综合征

急性呼吸窘迫综合征（acute respiratory distress syndrome，ARDS）是由肺内、肺外严重疾病导致的以肺毛细血管弥漫性损伤、通透性增加为基础，以肺水肿、透明膜形成和肺不张为病理变化，以呼吸窘迫、顽固性低氧血症为特征的临床综合征。ARDS 晚期多诱发或合并多器官功能不全综合征

（multiple organ disfunction syndrome，MODS）。本病被定义为急性肺损伤的严重形式，为临床较常见的病死率极高的危重症。

【病因】

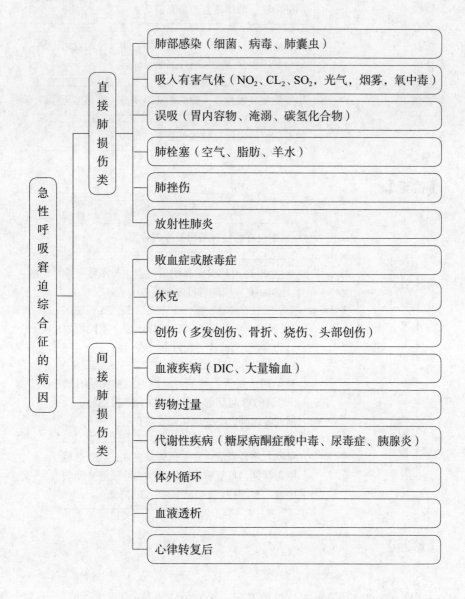

急性呼吸窘迫综合征的病因

直接肺损伤类

- 肺部感染（细菌、病毒、肺囊虫）
- 吸入有害气体（NO_2、CL_2、SO_2，光气，烟雾，氧中毒）
- 误吸（胃内容物、淹溺、碳氢化合物）
- 肺栓塞（空气、脂肪、羊水）
- 肺挫伤
- 放射性肺炎

间接肺损伤类

- 败血症或脓毒症
- 休克
- 创伤（多发创伤、骨折、烧伤、头部创伤）
- 血液疾病（DIC、大量输血）
- 药物过量
- 代谢性疾病（糖尿病酮症酸中毒、尿毒症、胰腺炎）
- 体外循环
- 血液透析
- 心律转复后

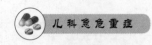

【临床表现】

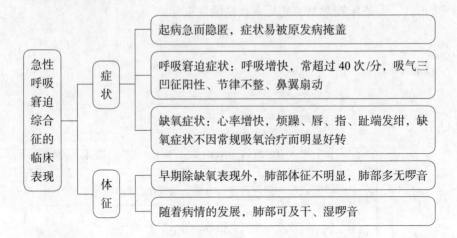

【检查】

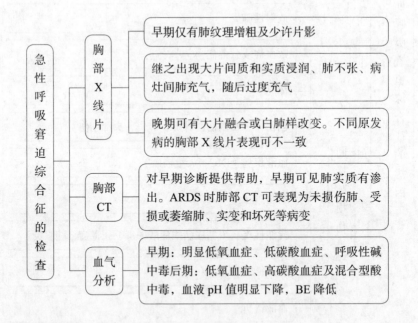

【诊断】

1. Newth 等 Murray 评分提出儿科 ARDS 的诊断标准（表 3-1）

表 3-1　Newth 等 Murray 评分提出儿科 ARDS 的诊断标准

评分	0	1	2	3	4
肺部浸润 （胸部 X 线片象限数）	0	1	2	3	4
PaO_2/FiO_2（mmHg）	≥300	225~299	175~224	100~174	<100
PEEP	≤4	5~6	7~8	9~11	≥12
静态顺应性 [ml/（cmH_2O·kg）]	>0.85	0.75~0.85	0.55~0.74	0.30~0.54	<0.30

注：肺损伤评分 = 总分/4。0.1~2.5 分为轻至中度肺损伤，>2.5 分为 ARDS

2. 1994 年欧美联席会议制定的急性肺损伤（ALI）和 ARDS 诊断标准

此标准与 Murray 评分标准比较，省去了 PEEP 值和顺应性值，更为简化，反映了 ARDS 的动态发展过程。

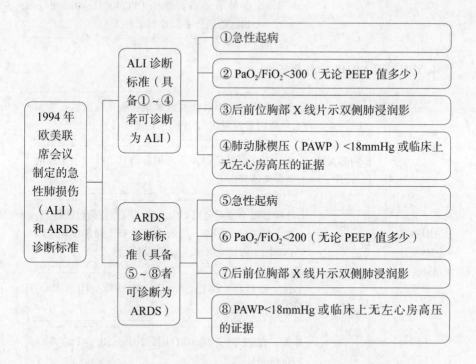

3. 中华医学会呼吸病分会 1999 年制定的 ALI 和 ARDS 诊断标准

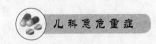

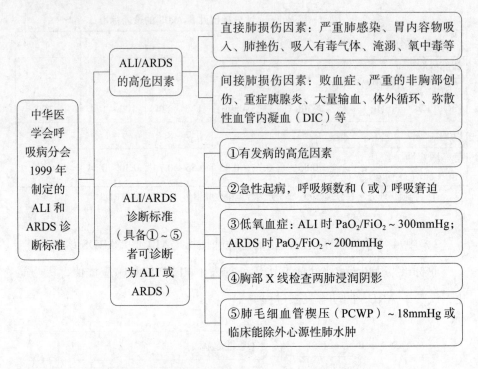

中华医学会呼吸病分会1999年制定的ALI和ARDS诊断标准

ALI/ARDS的高危因素
- 直接肺损伤因素：严重肺感染、胃内容物吸入、肺挫伤、吸入有毒气体、淹溺、氧中毒等
- 间接肺损伤因素：败血症、严重的非胸部创伤、重症胰腺炎、大量输血、体外循环、弥散性血管内凝血（DIC）等

ALI/ARDS诊断标准（具备①～⑤者可诊断为ALI或ARDS）
- ①有发病的高危因素
- ②急性起病，呼吸频数和（或）呼吸窘迫
- ③低氧血症：ALI时PaO_2/FiO_2～300mmHg；ARDS时PaO_2/FiO_2～200mmHg
- ④胸部X线检查两肺浸润阴影
- ⑤肺毛细血管楔压（PCWP）～18mmHg或临床能除外心源性肺水肿

4. 2012年ARDS柏林新标准

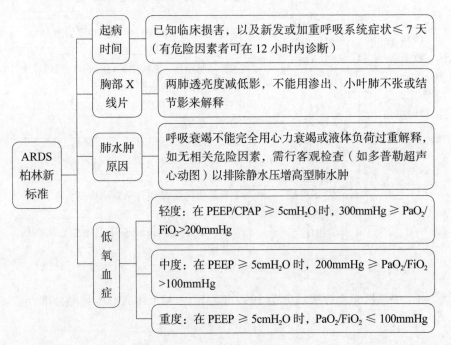

ARDS柏林新标准

- **起病时间**：已知临床损害，以及新发或加重呼吸系统症状≤7天（有危险因素者可在12小时内诊断）
- **胸部X线片**：两肺透亮度减低影，不能用渗出、小叶肺不张或结节影来解释
- **肺水肿原因**：呼吸衰竭不能完全用心力衰竭或液体负荷过重解释，如无相关危险因素，需行客观检查（如多普勒超声心动图）以排除静水压增高型肺水肿
- **低氧血症**
  - 轻度：在PEEP/CPAP≥5cmH₂O时，300mmHg≥PaO_2/FiO_2>200mmHg
  - 中度：在PEEP≥5cmH₂O时，200mmHg≥PaO_2/FiO_2>100mmHg
  - 重度：在PEEP≥5cmH₂O时，PaO_2/FiO_2≤100mmHg

【鉴别诊断】

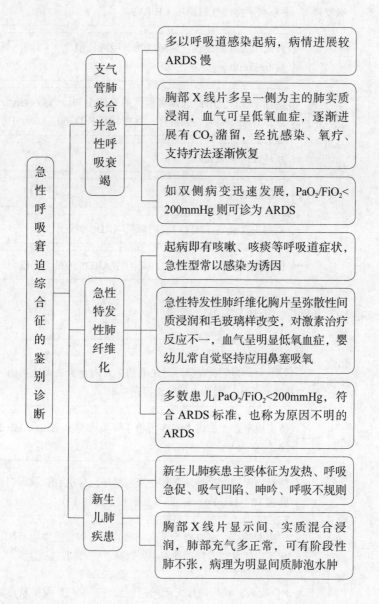

【治疗】

1. 呼吸支持

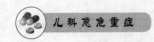
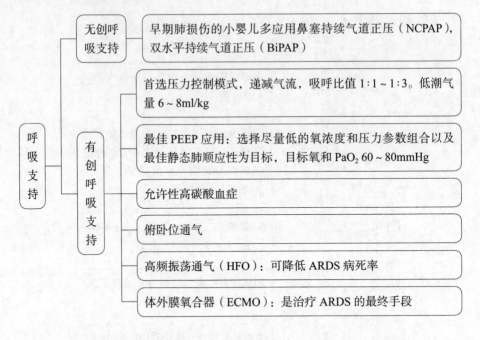

呼吸支持
- 无创呼吸支持：早期肺损伤的小婴儿多应用鼻塞持续气道正压（NCPAP），双水平持续气道正压（BiPAP）
- 有创呼吸支持
  - 首选压力控制模式，递减气流，吸呼比值 1:1～1:3。低潮气量 6～8ml/kg
  - 最佳 PEEP 应用：选择尽量低的氧浓度和压力参数组合以及最佳静态肺顺应性为目标，目标氧和 PaO_2 60～80mmHg
  - 允许性高碳酸血症
  - 俯卧位通气
  - 高频振荡通气（HFO）：可降低 ARDS 病死率
  - 体外膜氧合器（ECMO）：是治疗 ARDS 的最终手段

2. 液体疗法及药物治疗

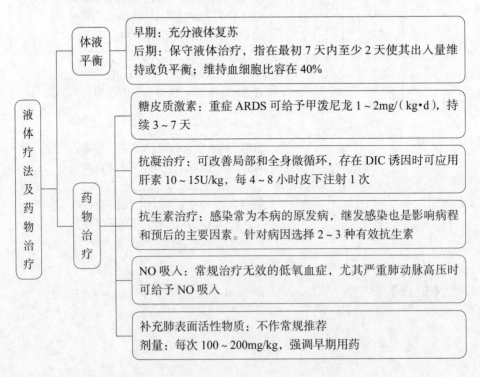

液体疗法及药物治疗
- 体液平衡：早期：充分液体复苏
  后期：保守液体治疗，指在最初 7 天内至少 2 天使其出入量维持或负平衡；维持血细胞比容在 40%
- 药物治疗
  - 糖皮质激素：重症 ARDS 可给予甲泼尼龙 1～2mg/（kg·d），持续 3～7 天
  - 抗凝治疗：可改善局部和全身微循环，存在 DIC 诱因时可应用肝素 10～15U/kg，每 4～8 小时皮下注射 1 次
  - 抗生素治疗：感染常为本病的原发病，继发感染也是影响病程和预后的主要因素。针对病因选择 2～3 种有效抗生素
  - NO 吸入：常规治疗无效的低氧血症，尤其严重肺动脉高压时可给予 NO 吸入
  - 补充肺表面活性物质：不作常规推荐
    剂量：每次 100～200mg/kg，强调早期用药

3．并发症治疗

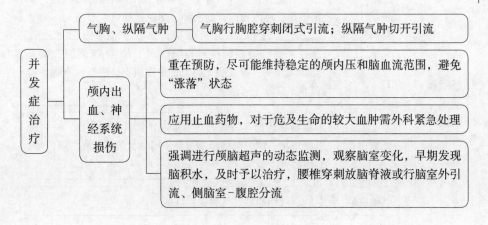

第五节　急性呼吸衰竭

急性呼吸衰竭（acute respiratary failure，ARF）是指各种原因导致的呼吸功能异常，使其不能满足机体代谢的气体交换需要，从而引发了通气和换气功能障碍，出现低氧血症或伴高碳酸血症，并由此引起的一系列生理功能和代谢紊乱的临床综合征。

【病因】

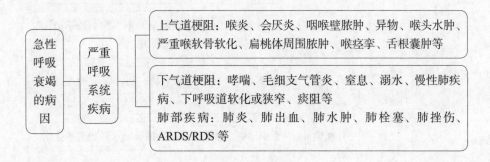

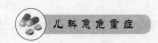
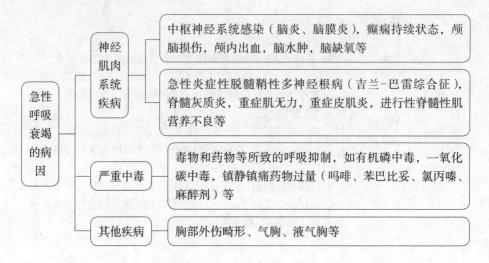

急性呼吸衰竭的病因

- 神经肌肉系统疾病
  - 中枢神经系统感染（脑炎、脑膜炎），癫痫持续状态，颅脑损伤，颅内出血，脑水肿，脑缺氧等
  - 急性炎症性脱髓鞘性多神经根病（吉兰-巴雷综合征），脊髓灰质炎，重症肌无力，重症皮肌炎，进行性脊髓性肌营养不良等
- 严重中毒
  - 毒物和药物等所致的呼吸抑制，如有机磷中毒，一氧化碳中毒，镇静镇痛药物过量（吗啡、苯巴比妥、氯丙嗪、麻醉剂）等
- 其他疾病
  - 胸部外伤畸形、气胸、液气胸等

【临床表现】

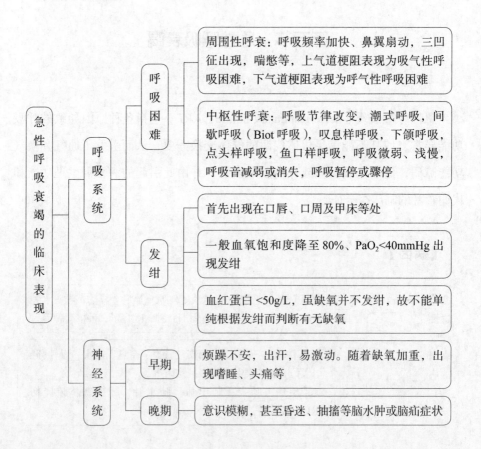

急性呼吸衰竭的临床表现

- 呼吸系统
  - 呼吸困难
    - 周围性呼衰：呼吸频率加快，鼻翼扇动，三凹征出现，喘憋等，上气道梗阻表现为吸气性呼吸困难，下气道梗阻表现为呼气性呼吸困难
    - 中枢性呼衰：呼吸节律改变，潮式呼吸，间歇呼吸（Biot 呼吸），叹息样呼吸，下颌呼吸，点头样呼吸，鱼口样呼吸，呼吸微弱、浅慢，呼吸音减弱或消失，呼吸暂停或骤停
  - 发绀
    - 首先出现在口唇、口周及甲床等处
    - 一般血氧饱和度降至 80%、$PaO_2 < 40mmHg$ 出现发绀
    - 血红蛋白 <50g/L，虽缺氧并不发绀，故不能单纯根据发绀而判断有无缺氧
- 神经系统
  - 早期
    - 烦躁不安，出汗，易激动。随着缺氧加重，出现嗜睡、头痛等
  - 晚期
    - 意识模糊，甚至昏迷、抽搐等脑水肿或脑疝症状

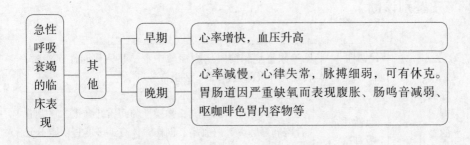

【检查】

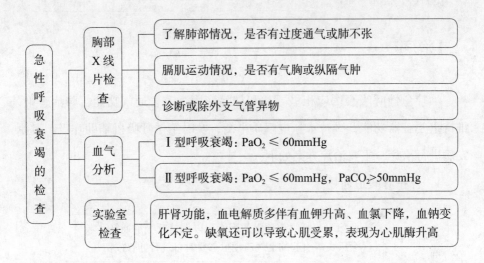

【诊断】

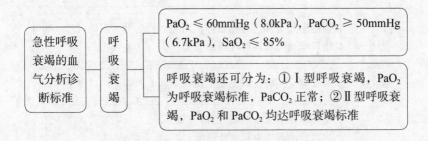

凡具有引起呼吸衰竭的病因，符合呼吸衰竭的呼吸系统临床表现，同时具有血气分析诊断标准，可诊断为急性呼吸衰竭。

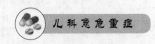

【鉴别诊断】

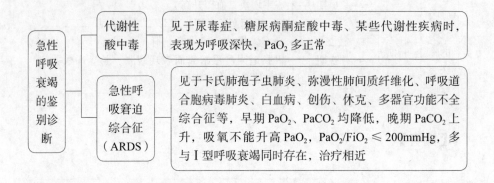

急性呼吸衰竭的鉴别诊断

代谢性酸中毒：见于尿毒症、糖尿病酮症酸中毒、某些代谢性疾病时，表现为呼吸深快，PaO_2 多正常

急性呼吸窘迫综合征（ARDS）：见于卡氏肺孢子虫肺炎、弥漫性肺间质纤维化、呼吸道合胞病毒肺炎、白血病、创伤、休克、多器官功能不全综合征等，早期 PaO_2、$PaCO_2$ 均降低，晚期 $PaCO_2$ 上升，吸氧不能升高 PaO_2，$PaO_2/FiO_2 \leqslant 200mmHg$，多与 I 型呼吸衰竭同时存在，治疗相近

【治疗】

治疗急性呼吸衰竭应积极寻找和祛除病因，改善通气功能，防治感染，维持重要脏器功能，维持水、电解质平衡，及时给予呼吸机辅助呼吸，对原发病进行治疗，主要治疗方案如下：

1. 保护呼吸道通畅

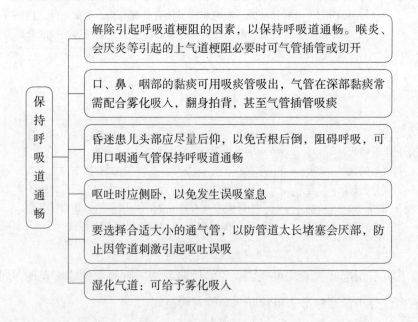

保持呼吸道通畅

解除引起呼吸道梗阻的因素，以保持呼吸道通畅。喉炎、会厌炎等引起的上气道梗阻必要时可气管插管或切开

口、鼻、咽部的黏痰可用吸痰管吸出，气管在深部黏痰常需配合雾化吸入，翻身拍背，甚至气管插管吸痰

昏迷患儿头部应尽量后仰，以免舌根后倒，阻碍呼吸，可用口咽通气管保持呼吸道通畅

呕吐时应侧卧，以免发生误吸窒息

要选择合适大小的通气管，以防管道太长堵塞会厌部，防止因管道刺激引起呕吐误吸

湿化气道：可给予雾化吸入

2. 氧疗和机械通气

（1）吸氧

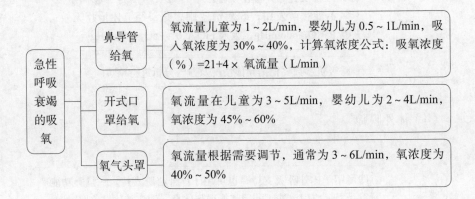

急性呼吸衰竭的吸氧
- 鼻导管给氧：氧流量儿童为 1 ~ 2L/min，婴幼儿为 0.5 ~ 1L/min，吸入氧浓度为 30% ~ 40%，计算氧浓度公式：吸氧浓度（%）=21+4× 氧流量（L/min）
- 开式口罩给氧：氧流量在儿童为 3 ~ 5L/min，婴幼儿为 2 ~ 4L/min，氧浓度为 45% ~ 60%
- 氧气头罩：氧流量根据需要调节，通常为 3 ~ 6L/min，氧浓度为 40% ~ 50%

（2）呼吸道持续正压呼吸

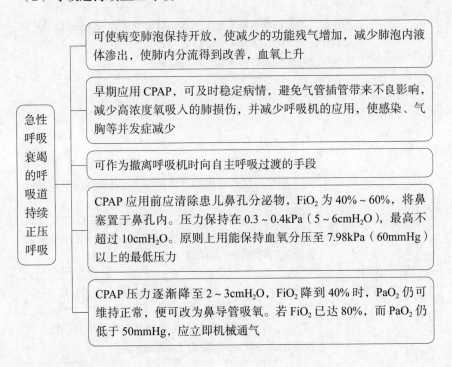

急性呼吸衰竭的呼吸道持续正压呼吸
- 可使病变肺泡保持开放，使减少的功能残气增加，减少肺泡内液体渗出，使肺内分流得到改善，血氧上升
- 早期应用 CPAP，可及时稳定病情，避免气管插管带来不良影响，减少高浓度氧吸入的肺损伤，并减少呼吸机的应用，使感染、气胸等并发症减少
- 可作为撤离呼吸机时向自主呼吸过渡的手段
- CPAP 应用前应清除患儿鼻孔分泌物，FiO_2 为 40% ~ 60%，将鼻塞置于鼻孔内。压力保持在 0.3 ~ 0.4kPa（5 ~ 6cmH$_2$O），最高不超过 10cmH$_2$O。原则上用能保持血氧分压至 7.98kPa（60mmHg）以上的最低压力
- CPAP 压力逐渐降至 2 ~ 3cmH$_2$O，FiO_2 降到 40% 时，PaO_2 仍可维持正常，便可改为鼻导管吸氧。若 FiO_2 已达 80%，而 PaO_2 仍低于 50mmHg，应立即机械通气

（3）机械通气

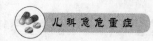

急性呼吸衰竭的机械通气	有下列情况之一可以考虑机械通气：①呼吸频率下降仅及正常1/2以下；②呼吸极其微弱，双肺呼吸音弱；③频繁呼吸暂停或呼吸骤停；④高浓度氧不能缓解发绀；⑤病情急剧恶化，经上述治疗无效；⑥ $PaCO_2>60mmHg$，吸入 $FiO_2\ 0.6$，$PaO_2<60mmHg$
	呼吸机参数要根据具体情况及血气分析进行调节

（4）体外膜肺

急性呼吸衰竭的体外膜肺	即可用于体外呼吸支持，也可用于体外心脏支持。一旦肺功能严重受损，应用体外膜肺后肺能得到休息，为病肺休息争取时间
	应用指征：①在最大参数的呼吸机支持下肺泡动脉氧分压差 >62mmHg ②氧合指数 >40，持续 4 小时以上 ③病情迅速恶化，各种常规治疗无效时

3．对症治疗

急性呼吸衰竭的对症治疗	控制感染	呼吸道感染常是引起呼吸衰竭的原发病或诱因，也是呼吸衰竭在治疗过程中的严重并发症，其治疗的成败是决定预后的重要因素
		抗生素治疗：控制呼吸道感染的主要手段。应用呼吸机的患儿，呼吸道感染的病原以革兰阴性杆菌多见
		增加机体免疫力：静脉输入丙种球蛋白取得较好效果
		营养支持：对感染控制和组织修复有极重要的作用。血细胞比容 <40%，可输成分血或输全血
		减少重复感染：吸痰时的无菌操作、呼吸机管道的消毒，应尽早拔除气管插管等

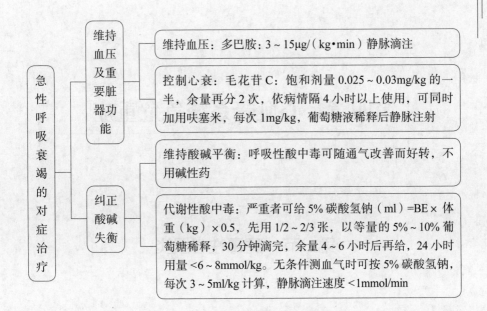

急性呼吸衰竭的对症治疗

维持血压及重要脏器功能

维持血压：多巴胺：3~15μg/（kg·min）静脉滴注

控制心衰：毛花苷C：饱和剂量0.025~0.03mg/kg的一半，余量再分2次，依病情隔4小时以上使用，可同时加用呋塞米，每次1mg/kg，葡萄糖液稀释后静脉注射

纠正酸碱失衡

维持酸碱平衡：呼吸性酸中毒可随通气改善而好转，不用碱性药

代谢性酸中毒：严重者可给5%碳酸氢钠（ml）=BE×体重（kg）×0.5，先用1/2~2/3张，以等量的5%~10%葡萄糖稀释，30分钟滴完，余量4~6小时后再给，24小时用量<6~8mmol/kg。无条件测血气时可按5%碳酸氢钠，每次3~5ml/kg计算，静脉滴注速度<1mmol/min

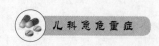

第四章　心血管系统急危重症

第一节　病毒性心肌炎

病毒性心肌炎是病毒及其毒素直接损害心肌或感染后自身免疫反应参与损害心肌，以心肌炎性病变为主要表现的疾病，可伴有心包或心内膜炎症改变。临床表现轻重不一，预后大多良好，但少数可发生心力衰竭、心源性休克、严重心律失常甚至猝死。一些慢性发展的病毒性心肌炎可以演变为心肌病。

【病因】

很多病毒都可以引起小儿心肌炎，现已知的有 20 余种，包括柯萨奇病毒（B 组和 A 组）、埃可病毒、脊髓灰质炎病毒、腺病毒、呼吸道合胞病毒、传染性肝炎病毒、流感和副流感病毒、麻疹病毒、水痘-带状疱疹病毒、单纯疱疹病毒及流行性腮腺炎病毒等。其中，以柯萨奇病毒 B 组（1~6 型）最为常见，其次为腺病毒和埃可病毒。

【临床表现】

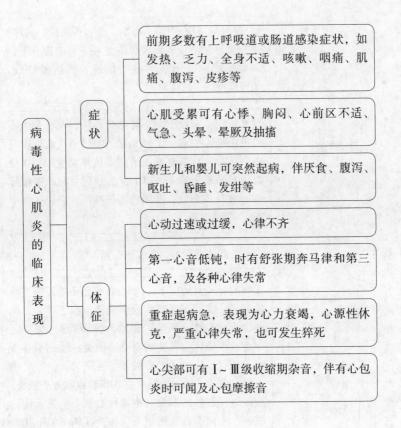

【诊断】

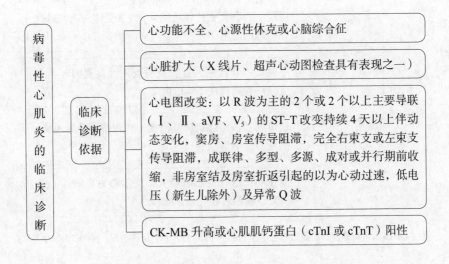

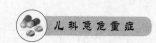

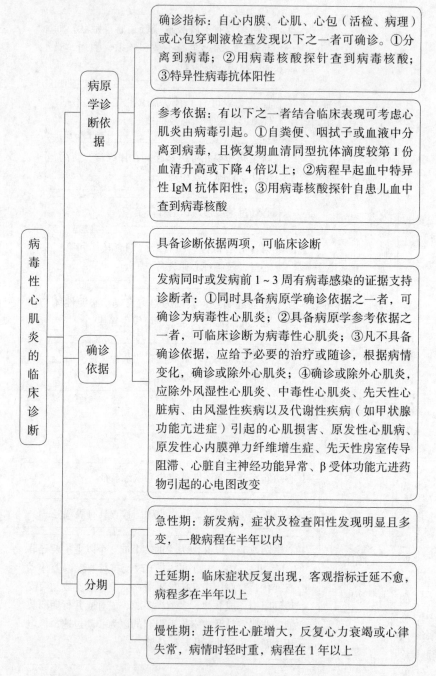

病毒性心肌炎的临床诊断

- 病原学诊断依据
  - 确诊指标：自心内膜、心肌、心包（活检、病理）或心包穿刺液检查发现以下之一者可确诊。①分离到病毒；②用病毒核酸探针查到病毒核酸；③特异性病毒抗体阳性
  - 参考依据：有以下之一者结合临床表现可考虑心肌炎由病毒引起。①自粪便、咽拭子或血液中分离到病毒，且恢复期血清同型抗体滴度较第1份血清升高或下降4倍以上；②病程早起血中特异性 IgM 抗体阳性；③用病毒核酸探针自患儿血中查到病毒核酸
- 确诊依据
  - 具备诊断依据两项，可临床诊断
  - 发病同时或发病前1~3周有病毒感染的证据支持诊断者：①同时具备病原学确诊依据之一者，可确诊为病毒性心肌炎；②具备病原学参考依据之一者，可临床诊断为病毒性心肌炎；③凡不具备确诊依据，应给予必要的治疗或随诊，根据病情变化，确诊或除外心肌炎；④确诊或除外心肌炎，应除外风湿性心肌炎、中毒性心肌炎、先天性心脏病、由风湿性疾病以及代谢性疾病（如甲状腺功能亢进症）引起的心肌损害、原发性心肌病、原发性心内膜弹力纤维增生症、先天性房室传导阻滞、心脏自主神经功能异常、β受体功能亢进药物引起的心电图改变
- 分期
  - 急性期：新发病，症状及检查阳性发现明显且多变，一般病程在半年以内
  - 迁延期：临床症状反复出现，客观指标迁延不愈，病程多在半年以上
  - 慢性期：进行性心脏增大，反复心力衰竭或心律失常，病情时轻时重，病程在1年以上

注：《中国儿童病毒性心肌炎诊断标准（1999年修订）》. 中华儿科杂志，2000，38（2）：75

【鉴别诊断】

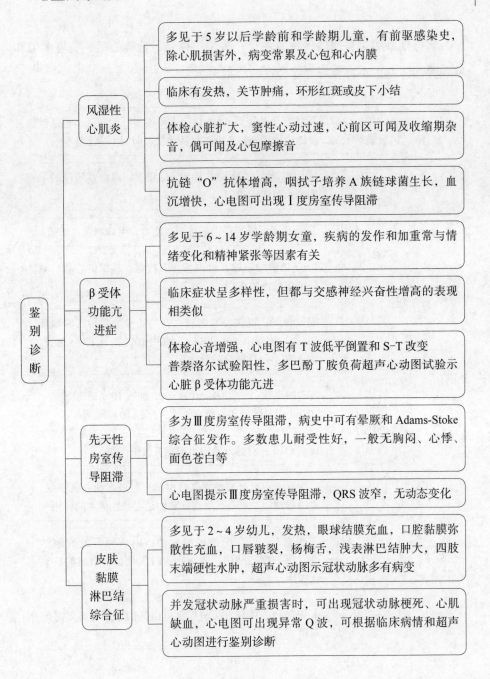

鉴别诊断

- 风湿性心肌炎
  - 多见于 5 岁以后学龄前和学龄期儿童，有前驱感染史，除心肌损害外，病变常累及心包和心内膜
  - 临床有发热，关节肿痛，环形红斑或皮下小结
  - 体检心脏扩大，窦性心动过速，心前区可闻及收缩期杂音，偶可闻及心包摩擦音
  - 抗链 "O" 抗体增高，咽拭子培养 A 族链球菌生长，血沉增快，心电图可出现 I 度房室传导阻滞

- β 受体功能亢进症
  - 多见于 6~14 岁学龄期女童，疾病的发作和加重常与情绪变化和精神紧张等因素有关
  - 临床症状呈多样性，但都与交感神经兴奋性增高的表现相类似
  - 体检心音增强，心电图有 T 波低平倒置和 S-T 改变普萘洛尔试验阳性，多巴酚丁胺负荷超声心动图试验示心脏 β 受体功能亢进

- 先天性房室传导阻滞
  - 多为 III 度房室传导阻滞，病史中可有晕厥和 Adams-Stoke 综合征发作。多数患儿耐受性好，一般无胸闷、心悸、面色苍白等
  - 心电图提示 III 度房室传导阻滞，QRS 波窄，无动态变化

- 皮肤黏膜淋巴结综合征
  - 多见于 2~4 岁幼儿，发热，眼球结膜充血，口腔黏膜弥散性充血，口唇皲裂，杨梅舌，浅表淋巴结肿大，四肢末端硬性水肿，超声心动图示冠状动脉多有病变
  - 并发冠状动脉严重损害时，可出现冠状动脉梗死、心肌缺血，心电图可出现异常 Q 波，可根据临床病情和超声心动图进行鉴别诊断

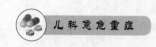

【治疗】

病毒性心肌炎目前尚无特效治疗，多采用休息、营养心肌、免疫调节和抗心源性休克、心力衰竭等综合性治疗措施。

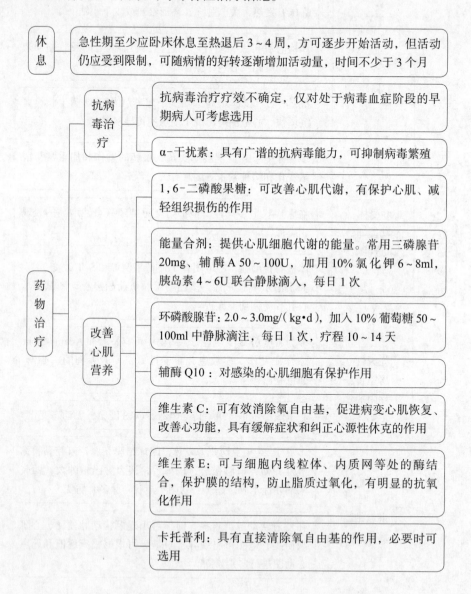

休息		急性期至少应卧床休息至热退后 3～4 周，方可逐步开始活动，但活动仍应受到限制，可随病情的好转逐渐增加活动量，时间不少于 3 个月

药物治疗

抗病毒治疗
- 抗病毒治疗疗效不确定，仅对处于病毒血症阶段的早期病人可考虑选用
- α-干扰素：具有广谱的抗病毒能力，可抑制病毒繁殖

改善心肌营养
- 1,6-二磷酸果糖：可改善心肌代谢，有保护心肌、减轻组织损伤的作用
- 能量合剂：提供心肌细胞代谢的能量。常用三磷腺苷 20mg、辅酶 A 50～100U，加用 10% 氯化钾 6～8ml，胰岛素 4～6U 联合静脉滴入，每日 1 次
- 环磷酸腺苷：2.0～3.0mg/（kg·d），加入 10% 葡萄糖 50～100ml 中静脉滴注，每日 1 次，疗程 10～14 天
- 辅酶 Q10：对感染的心肌细胞有保护作用
- 维生素 C：可有效消除氧自由基，促进病变心肌恢复、改善心功能，具有缓解症状和纠正心源性休克的作用
- 维生素 E：可与细胞内线粒体、内质网等处的酶结合，保护膜的结构，防止脂质过氧化，有明显的抗氧化作用
- 卡托普利：具有直接清除氧自由基的作用，必要时可选用

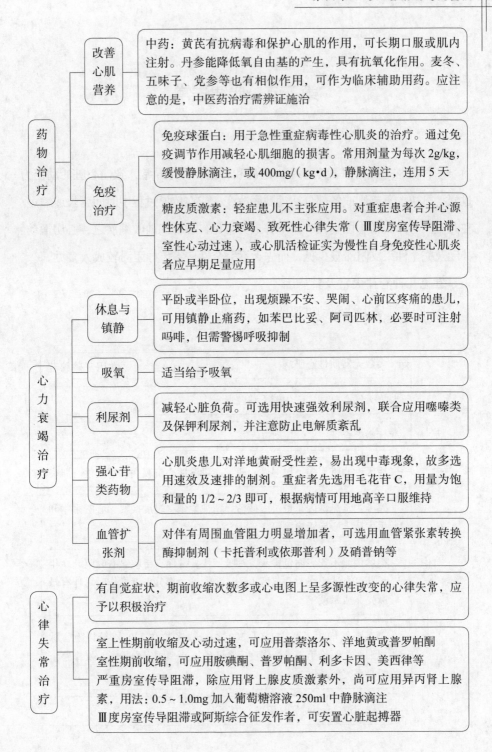

药物治疗

改善心肌营养

中药：黄芪有抗病毒和保护心肌的作用，可长期口服或肌内注射。丹参能降低氧自由基的产生，具有抗氧化作用。麦冬、五味子、党参等也有相似作用，可作为临床辅助用药。应注意的是，中医药治疗需辨证施治

免疫治疗

免疫球蛋白：用于急性重症病毒性心肌炎的治疗。通过免疫调节作用减轻心肌细胞的损害。常用剂量为每次 2g/kg，缓慢静脉滴注，或 400mg/（kg·d），静脉滴注，连用 5 天

糖皮质激素：轻症患儿不主张应用。对重症患者合并心源性休克、心力衰竭、致死性心律失常（Ⅲ度房室传导阻滞、室性心动过速），或心肌活检证实为慢性自身免疫性心肌炎者应早期足量应用

心力衰竭治疗

休息与镇静

平卧或半卧位，出现烦躁不安、哭闹、心前区疼痛的患儿，可用镇静止痛药，如苯巴比妥、阿司匹林，必要时可注射吗啡，但需警惕呼吸抑制

吸氧

适当给予吸氧

利尿剂

减轻心脏负荷。可选用快速强效利尿剂，联合应用噻嗪类及保钾利尿剂，并注意防止电解质紊乱

强心苷类药物

心肌炎患儿对洋地黄耐受性差，易出现中毒现象，故多选用速效及速排的制剂。重症者先选用毛花苷 C，用量为饱和量的 1/2～2/3 即可，根据病情可用地高辛口服维持

血管扩张剂

对伴有周围血管阻力明显增加者，可选用血管紧张素转换酶抑制剂（卡托普利或依那普利）及硝普钠等

心律失常治疗

有自觉症状，期前收缩次数多或心电图上呈多源性改变的心律失常，应予以积极治疗

室上性期前收缩及心动过速，可应用普萘洛尔、洋地黄或普罗帕酮
室性期前收缩，可应用胺碘酮、普罗帕酮、利多卡因、美西律等
严重房室传导阻滞，除应用肾上腺皮质激素外，尚可应用异丙肾上腺素，用法：0.5～1.0mg 加入葡萄糖溶液 250ml 中静脉滴注
Ⅲ度房室传导阻滞或阿斯综合征发作者，可安置心脏起搏器

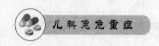

第二节　心律失常

心律失常是因心脏激动频率、起源和（或）传导异常，致使心脏活动变为过慢、过快、不规则或各部分活动顺序改变，或在传导过程中时间延长或缩短。在儿童的心律失常中以窦性心律不齐最为常见，各种期前收缩次之，心房颤动、扑动及完全性束支阻滞较少见，而先天性完全性房室传导阻滞较成人多见。

常见几种心律失常及其病因

1. 阵发性室上性心动过速

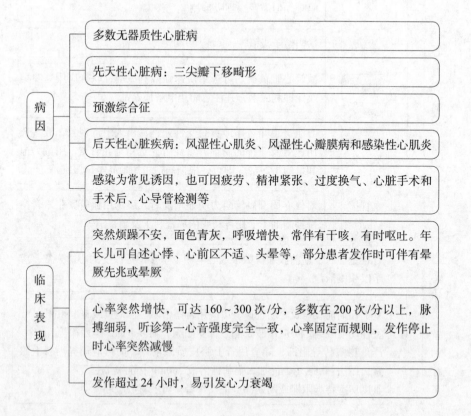

病因
- 多数无器质性心脏病
- 先天性心脏病：三尖瓣下移畸形
- 预激综合征
- 后天性心脏疾病：风湿性心肌炎、风湿性心瓣膜病和感染性心肌炎
- 感染为常见诱因，也可因疲劳、精神紧张、过度换气、心脏手术和手术后、心导管检测等

临床表现
- 突然烦躁不安，面色青灰，呼吸增快，常伴有干咳，有时呕吐。年长儿可自述心悸、心前区不适、头晕等，部分患者发作时可伴有晕厥先兆或晕厥
- 心率突然增快，可达 160～300 次/分，多数在 200 次/分以上，脉搏细弱，听诊第一心音强度完全一致，心率固定而规则，发作停止时心率突然减慢
- 发作超过 24 小时，易引发心力衰竭

心电图
- 心律绝对规则，频率多在 160～300 次/分
- P 波形态异常，较正常小，常与前一心动的 T 波重叠
- P-R 间期常在 0.08～0.13 秒
- QRS 波群与窦性心律者相同，但若有束支传导阻滞或差异传导时可宽大畸形，ST-T 可有继发性改变
- 发作持久者，可有暂时性 ST 段及 T 波改变

治疗
- 兴奋迷走神经终止发作 —— 刺激咽部，压迫颈动脉窦、潜水反射法
- 药物治疗
  - 上述方法无效或复发时可考虑应用
  - 洋地黄类药物：发作持续 24 小时以上，有心力衰竭者宜首选。室性心动过速或洋地黄中毒引起的室上性心动过速禁用此药。低钾、心肌炎、阵发性室上性心动过速伴有房室传导阻滞或肾功能减退者慎用
  - β 受体阻滞剂：普萘洛尔，剂量每次 0.01～0.15mg/kg，以 5% 葡萄糖溶液稀释后缓慢推注，不少于 5～10 分钟，必要时 5～8 小时重复 1 次。重度房室传导阻滞，伴有哮喘及心力衰竭者禁用
  - 维拉帕米：剂量为每次 0.1mg/kg，静脉滴注或缓慢推注，不超过 1mg/min
  - 升压药物：常用甲氧明、去甲肾上腺素等。因增加心脏后负荷，需慎用
- 电学治疗
  - 对药物疗效不佳者，除外洋地黄中毒者可考虑应用
  - 直流电同步点击转律、经食管心房调搏或经静脉右心房内调搏
- 射频消融术 —— 药物治疗无效，发作频繁者，逆转型房室折返型可考虑

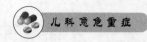

2. 室性心动过速

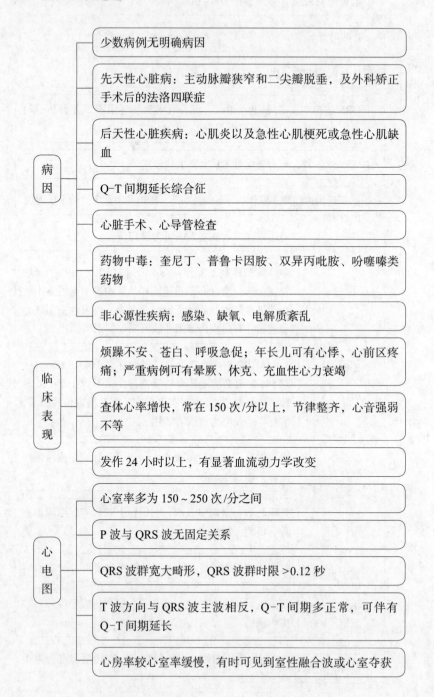

病因
- 少数病例无明确病因
- 先天性心脏病：主动脉瓣狭窄和二尖瓣脱垂，及外科矫正手术后的法洛四联症
- 后天性心脏疾病：心肌炎以及急性心肌梗死或急性心肌缺血
- Q-T 间期延长综合征
- 心脏手术、心导管检查
- 药物中毒：奎尼丁、普鲁卡因胺、双异丙吡胺、吩噻嗪类药物
- 非心源性疾病：感染、缺氧、电解质紊乱

临床表现
- 烦躁不安、苍白、呼吸急促；年长儿可有心悸、心前区疼痛；严重病例可有晕厥、休克、充血性心力衰竭
- 查体心率增快，常在 150 次/分以上，节律整齐，心音强弱不等
- 发作 24 小时以上，有显著血流动力学改变

心电图
- 心室率多为 150～250 次/分之间
- P 波与 QRS 波无固定关系
- QRS 波群宽大畸形，QRS 波群时限 >0.12 秒
- T 波方向与 QRS 波主波相反，Q-T 间期多正常，可伴有 Q-T 间期延长
- 心房率较心室率缓慢，有时可见到室性融合波或心室夺获

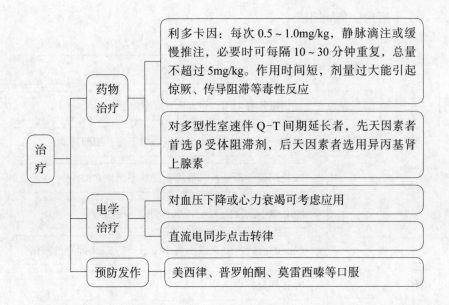

治疗
- 药物治疗
  - 利多卡因：每次 0.5～1.0mg/kg，静脉滴注或缓慢推注，必要时可每隔 10～30 分钟重复，总量不超过 5mg/kg。作用时间短，剂量过大能引起惊厥、传导阻滞等毒性反应
  - 对多型性室速伴 Q-T 间期延长者，先天因素者首选 β 受体阻滞剂，后天因素者选用异丙基肾上腺素
- 电学治疗
  - 对血压下降或心力衰竭可考虑应用
  - 直流电同步点击转律
- 预防发作
  - 美西律、普罗帕酮、莫雷西嗪等口服

3. 房室传导阻滞

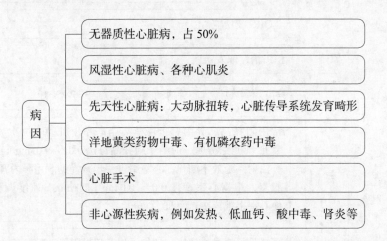

病因
- 无器质性心脏病，占 50%
- 风湿性心脏病、各种心肌炎
- 先天性心脏病：大动脉扭转，心脏传导系统发育畸形
- 洋地黄类药物中毒、有机磷农药中毒
- 心脏手术
- 非心源性疾病，例如发热、低血钙、酸中毒、肾炎等

　　房室传导阻滞临床分为Ⅰ度、Ⅱ度及Ⅲ度房室传导阻滞，Ⅰ度房室传导阻滞对血流动力学并无不良影响，临床听诊除第一心音较低钝外，并无其他特殊体征，诊断主要通过心电图，表现为 P-R 间期超过正常范围。治疗着重于病因治疗，基本不需特殊治疗，预后较好，故本章节在以下内容中仅详述Ⅱ度及Ⅲ度房室传导阻滞的临床表现、心电图变化及治疗措施。

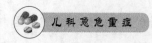

1）Ⅱ度房室传导阻滞

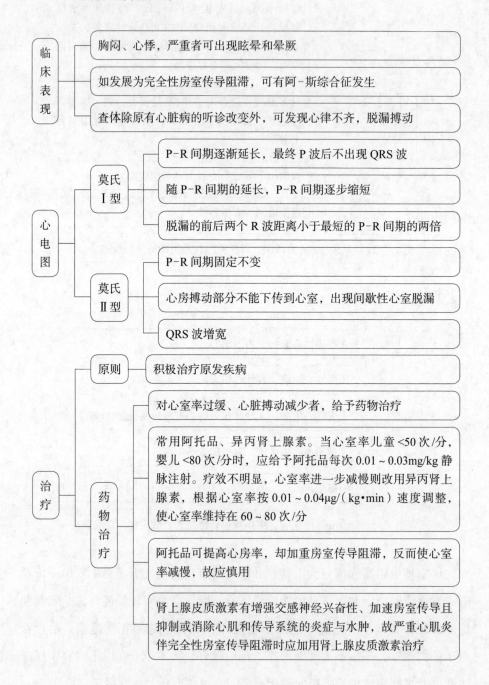

临床表现
- 胸闷、心悸，严重者可出现眩晕和晕厥
- 如发展为完全性房室传导阻滞，可有阿-斯综合征发生
- 查体除原有心脏病的听诊改变外，可发现心律不齐，脱漏搏动

心电图
- 莫氏Ⅰ型
  - P-R间期逐渐延长，最终P波后不出现QRS波
  - 随P-R间期的延长，P-R间期逐步缩短
  - 脱漏的前后两个R波距离小于最短的P-R间期的两倍
- 莫氏Ⅱ型
  - P-R间期固定不变
  - 心房搏动部分不能下传到心室，出现间歇性心室脱漏
  - QRS波增宽

治疗
- 原则
  - 积极治疗原发疾病
- 药物治疗
  - 对心室率过缓、心脏搏动减少者，给予药物治疗
  - 常用阿托品、异丙肾上腺素。当心室率儿童<50次/分，婴儿<80次/分时，应给予阿托品每次0.01～0.03mg/kg静脉注射。疗效不明显，心室率进一步减慢则改用异丙肾上腺素，根据心室率按0.01～0.04μg/（kg•min）速度调整，使心室率维持在60～80次/分
  - 阿托品可提高心房率，却加重房室传导阻滞，反而使心室率减慢，故应慎用
  - 肾上腺皮质激素有增强交感神经兴奋性、加速房室传导且抑制或消除心肌和传导系统的炎症与水肿，故严重心肌炎伴完全性房室传导阻滞时应加用肾上腺皮质激素治疗

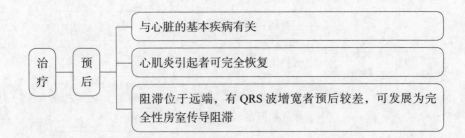

治疗 —— 预后
- 与心脏的基本疾病有关
- 心肌炎引起者可完全恢复
- 阻滞位于远端，有 QRS 波增宽者预后较差，可发展为完全性房室传导阻滞

2）Ⅲ度窦房阻滞

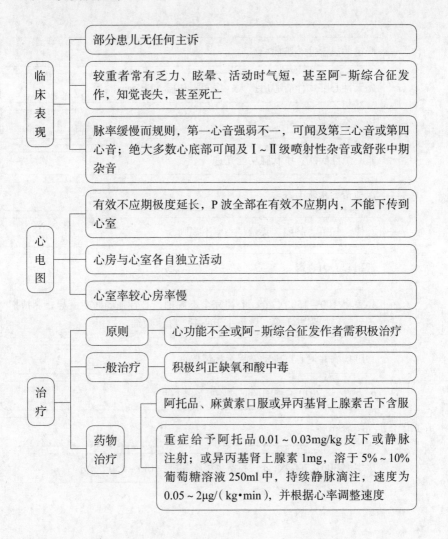

临床表现
- 部分患儿无任何主诉
- 较重者常有乏力、眩晕、活动时气短，甚至阿-斯综合征发作，知觉丧失，甚至死亡
- 脉率缓慢而规则，第一心音强弱不一，可闻及第三心音或第四心音；绝大多数心底部可闻及 Ⅰ~Ⅱ 级喷射性杂音或舒张中期杂音

心电图
- 有效不应期极度延长，P 波全部在有效不应期内，不能下传到心室
- 心房与心室各自独立活动
- 心室率较心房率慢

治疗
- 原则 —— 心功能不全或阿-斯综合征发作者需积极治疗
- 一般治疗 —— 积极纠正缺氧和酸中毒
- 药物治疗
  - 阿托品、麻黄素口服或异丙基肾上腺素舌下含服
  - 重症给予阿托品 0.01~0.03mg/kg 皮下或静脉注射；或异丙基肾上腺素 1mg，溶于 5%~10% 葡萄糖溶液 250ml 中，持续静脉滴注，速度为 0.05~2μg/（kg•min），并根据心率调整速度

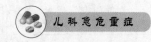

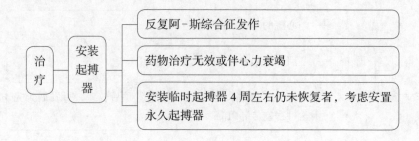

治疗 — 安装起搏器
- 反复阿－斯综合征发作
- 药物治疗无效或伴心力衰竭
- 安装临时起搏器 4 周左右仍未恢复者，考虑安置永久起搏器

4. 心房颤动

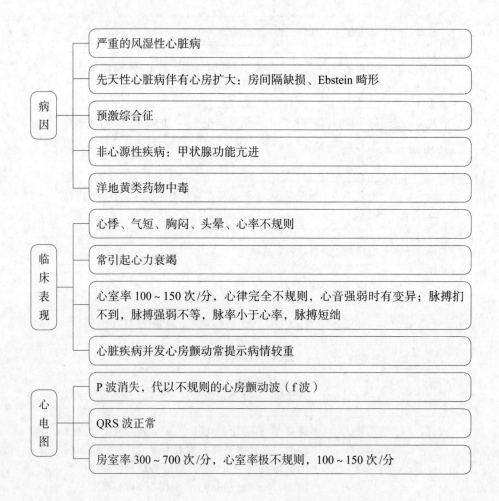

病因
- 严重的风湿性心脏病
- 先天性心脏病伴有心房扩大：房间隔缺损、Ebstein 畸形
- 预激综合征
- 非心源性疾病：甲状腺功能亢进
- 洋地黄类药物中毒

临床表现
- 心悸、气短、胸闷、头晕、心率不规则
- 常引起心力衰竭
- 心室率 100～150 次/分，心律完全不规则，心音强弱时有变异；脉搏扪不到，脉搏强弱不等，脉率小于心率，脉搏短绌
- 心脏疾病并发心房颤动常提示病情较重

心电图
- P 波消失，代以不规则的心房颤动波（f 波）
- QRS 波正常
- 房室率 300～700 次/分，心室率极不规则，100～150 次/分

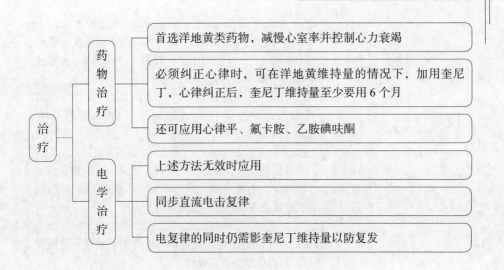

治疗
- 药物治疗
  - 首选洋地黄类药物，减慢心室率并控制心力衰竭
  - 必须纠正心律时，可在洋地黄维持量的情况下，加用奎尼丁，心律纠正后，奎尼丁维持量至少要用 6 个月
  - 还可应用心律平、氟卡胺、乙胺碘呋酮
- 电学治疗
  - 上述方法无效时应用
  - 同步直流电击复律
  - 电复律的同时仍需影奎尼丁维持量以防复发

二、临床常用的抗心律失常药物

1. 抗快速型心律失常药

抗快速型心律失常药根据 Vaughan Williams 分类分为四类。

（1）Ⅰ类抗心律失常药：为钠通道阻滞药，又分为Ⅰa、Ⅰb、Ⅰc 三类。

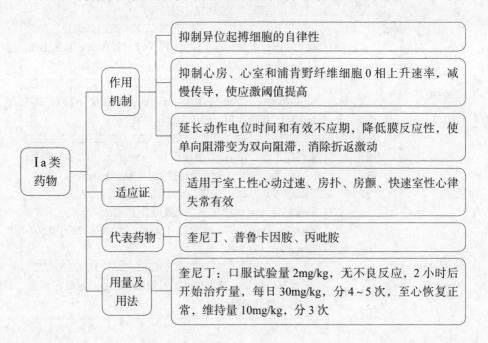

Ⅰa 类药物
- 作用机制
  - 抑制异位起搏细胞的自律性
  - 抑制心房、心室和浦肯野纤维细胞 0 相上升速率，减慢传导，使应激阈值提高
  - 延长动作电位时间和有效不应期，降低膜反应性，使单向阻滞变为双向阻滞，消除折返激动
- 适应证
  - 适用于室上性心动过速、房扑、房颤、快速室性心律失常有效
- 代表药物
  - 奎尼丁、普鲁卡因胺、丙吡胺
- 用量及用法
  - 奎尼丁：口服试验量 2mg/kg，无不良反应，2 小时后开始治疗量，每日 30mg/kg，分 4～5 次，至心恢复正常，维持量 10mg/kg，分 3 次

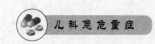

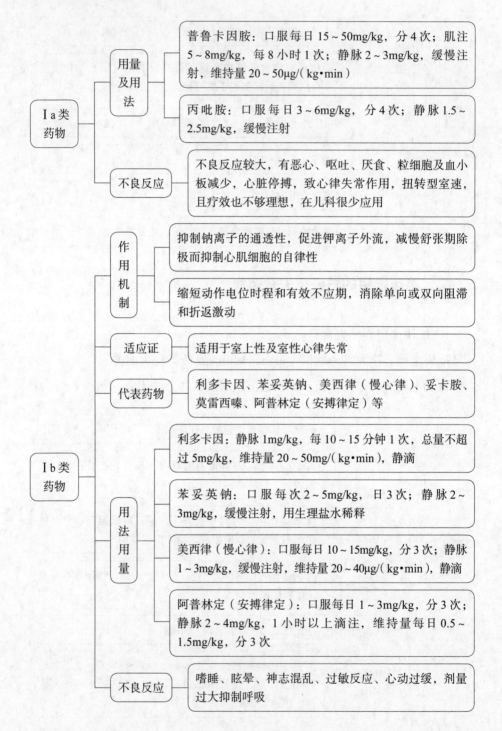

Ⅰa类药物
- 用量及用法
  - 普鲁卡因胺：口服每日 15～50mg/kg，分 4 次；肌注 5～8mg/kg，每 8 小时 1 次；静脉 2～3mg/kg，缓慢注射，维持量 20～50μg/（kg·min）
  - 丙吡胺：口服每日 3～6mg/kg，分 4 次；静脉 1.5～2.5mg/kg，缓慢注射
- 不良反应
  - 不良反应较大，有恶心、呕吐、厌食、粒细胞及血小板减少，心脏停搏，致心律失常作用，扭转型室速，且疗效也不够理想，在儿科很少应用

Ⅰb类药物
- 作用机制
  - 抑制钠离子的通透性，促进钾离子外流，减慢舒张期除极而抑制心肌细胞的自律性
  - 缩短动作电位时程和有效不应期，消除单向或双向阻滞和折返激动
- 适应证
  - 适用于室上性及室性心律失常
- 代表药物
  - 利多卡因、苯妥英钠、美西律（慢心律）、妥卡胺、莫雷西嗪、阿普林定（安搏律定）等
- 用法用量
  - 利多卡因：静脉 1mg/kg，每 10～15 分钟 1 次，总量不超过 5mg/kg，维持量 20～50mg/（kg·min），静滴
  - 苯妥英钠：口服每次 2～5mg/kg，日 3 次；静脉 2～3mg/kg，缓慢注射，用生理盐水稀释
  - 美西律（慢心律）：口服每日 10～15mg/kg，分 3 次；静脉 1～3mg/kg，缓慢注射，维持量 20～40μg/（kg·min），静滴
  - 阿普林定（安搏律定）：口服每日 1～3mg/kg，分 3 次；静脉 2～4mg/kg，1 小时以上滴注，维持量每日 0.5～1.5mg/kg，分 3 次
- 不良反应
  - 嗜睡、眩晕、神志混乱、过敏反应、心动过缓，剂量过大抑制呼吸

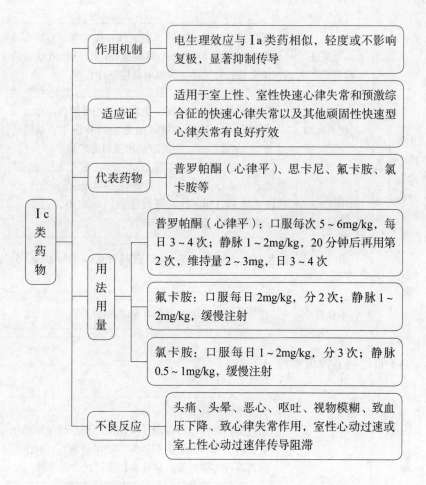

作用机制 —— 电生理效应与Ⅰa类药相似，轻度或不影响复极，显著抑制传导

适应证 —— 适用于室上性、室性快速心律失常和预激综合征的快速心律失常以及其他顽固性快速型心律失常有良好疗效

代表药物 —— 普罗帕酮（心律平）、思卡尼、氟卡胺、氯卡胺等

用法用量 —— 普罗帕酮（心律平）：口服每次5～6mg/kg，每日3～4次；静脉1～2mg/kg，20分钟后再用第2次，维持量2～3mg，日3～4次

氟卡胺：口服每日2mg/kg，分2次；静脉1～2mg/kg，缓慢注射

氯卡胺：口服每日1～2mg/kg，分3次；静脉0.5～1mg/kg，缓慢注射

不良反应 —— 头痛、头晕、恶心、呕吐、视物模糊、致血压下降、致心律失常作用，室性心动过速或室上性心动过速伴传导阻滞

（2）Ⅱ类抗心律失常药

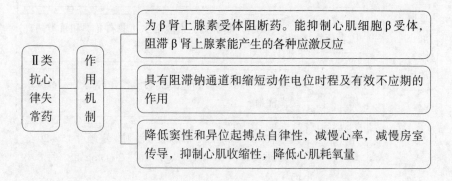

Ⅱ类抗心律失常药 —— 作用机制 —— 为β肾上腺素受体阻断药。能抑制心肌细胞β受体，阻滞β肾上腺素能产生的各种应激反应

具有阻滞钠通道和缩短动作电位时程及有效不应期的作用

降低窦性和异位起搏点自律性，减慢心率，减慢房室传导，抑制心肌收缩性，降低心肌耗氧量

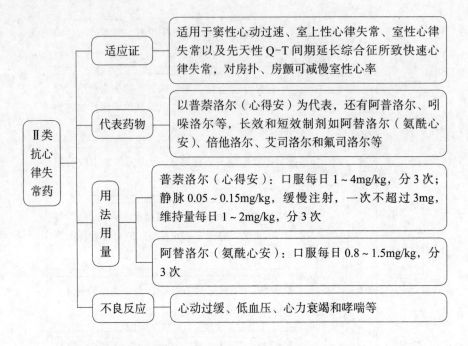

Ⅱ类抗心律失常药

- 适应证：适用于窦性心动过速、室上性心律失常、室性心律失常以及先天性 Q-T 间期延长综合征所致快速心律失常，对房扑、房颤可减慢室性心率
- 代表药物：以普萘洛尔（心得安）为代表，还有阿普洛尔、吲哚洛尔等，长效和短效制剂如阿替洛尔（氨酰心安）、倍他洛尔、艾司洛尔和氟司洛尔等
- 用法用量：
  - 普萘洛尔（心得安）：口服每日 1～4mg/kg，分 3 次；静脉 0.05～0.15mg/kg，缓慢注射，一次不超过 3mg，维持量每日 1～2mg/kg，分 3 次
  - 阿替洛尔（氨酰心安）：口服每日 0.8～1.5mg/kg，分 3 次
- 不良反应：心动过缓、低血压、心力衰竭和哮喘等

（3）Ⅲ类抗心律失常药

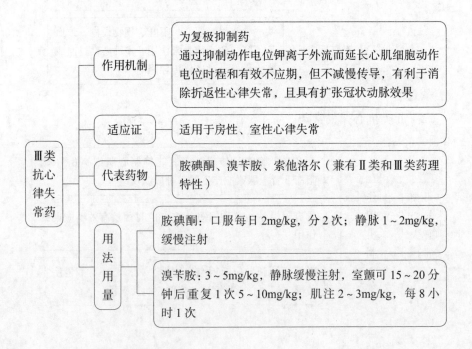

Ⅲ类抗心律失常药

- 作用机制：
  - 为复极抑制药
  - 通过抑制动作电位钾离子外流而延长心肌细胞动作电位时程和有效不应期，但不减慢传导，有利于消除折返性心律失常，且具有扩张冠状动脉效果
- 适应证：适用于房性、室性心律失常
- 代表药物：胺碘酮、溴苄胺、索他洛尔（兼有Ⅱ类和Ⅲ类药理特性）
- 用法用量：
  - 胺碘酮：口服每日 2mg/kg，分 2 次；静脉 1～2mg/kg，缓慢注射
  - 溴苄胺：3～5mg/kg，静脉缓慢注射，室颤可 15～20 分钟后重复 1 次 5～10mg/kg；肌注 2～3mg/kg，每 8 小时 1 次

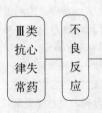

| Ⅲ类抗心律失常药 | 不良反应 | 除常见的消化道症状外，还有Q-T间期延长、传导阻滞、角膜色素沉着、甲状腺功能亢进或减退等，停药后可好转
偶可引起严重的不可逆转的肺纤维化和免疫性肺炎，故用药期间应定期行X线检查。索他洛尔不良反应较少 |

（4）Ⅳ类抗心律失常药

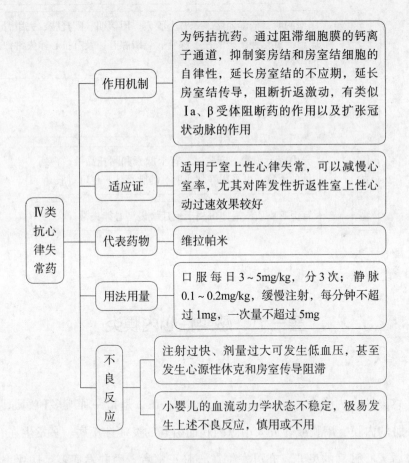

Ⅳ类抗心律失常药	作用机制	为钙拮抗药。通过阻滞细胞膜的钙离子通道，抑制窦房结和房室结细胞的自律性，延长房室结的不应期，延长房室结传导，阻断折返激动，有类似Ⅰa、β受体阻断药的作用以及扩张冠状动脉的作用
	适应证	适用于室上性心律失常，可以减慢心室率，尤其对阵发性折返性室上性心动过速效果较好
	代表药物	维拉帕米
	用法用量	口服每日3～5mg/kg，分3次；静脉0.1～0.2mg/kg，缓慢注射，每分钟不超过1mg，一次量不超过5mg
	不良反应	注射过快、剂量过大可发生低血压，甚至发生心源性休克和房室传导阻滞
		小婴儿的血流动力学状态不稳定，极易发生上述不良反应，慎用或不用

（5）其他治疗快速型心律失常的药物

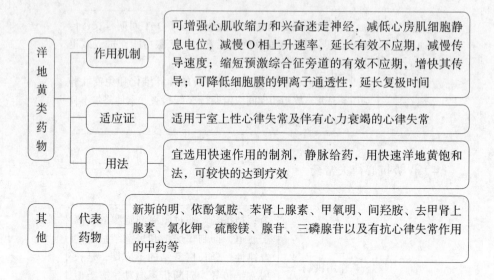

洋地黄类药物	作用机制	可增强心肌收缩力和兴奋迷走神经，减低心房肌细胞静息电位，减慢 O 相上升速率，延长有效不应期，减慢传导速度；缩短预激综合征旁道的有效不应期，增快其传导；可降低细胞膜的钾离子通透性，延长复极时间
	适应证	适用于室上性心律失常及伴有心力衰竭的心律失常
	用法	宜选用快速作用的制剂，静脉给药，用快速洋地黄饱和法，可较快的达到疗效
其他	代表药物	新斯的明、依酚氯胺、苯肾上腺素、甲氧明、间羟胺、去甲肾上腺素、氯化钾、硫酸镁、腺苷、三磷腺苷以及有抗心律失常作用的中药等

2．抗缓慢型心律失常药

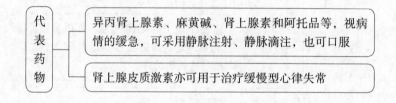

| 代表药物 | 异丙肾上腺素、麻黄碱、肾上腺素和阿托品等，视病情的缓急，可采用静脉注射、静脉滴注，也可口服 |
| | 肾上腺皮质激素亦可用于治疗缓慢型心律失常 |

第三节　感染性心内膜炎

感染性心内膜炎（infective endocarditis，IE）是指一种或多种病原菌感染心脏的内膜、瓣膜或邻近大动脉内膜而引起的炎症性疾病。多发生在有先天或后天心脏病的患儿，亦可发生在心脏正常者。因并发症多、病死率高，故应引起儿科医生广泛重视。熟练掌握本病的诊断治疗，是减少漏诊和误诊、改善其预后的重要条件。

【病因】

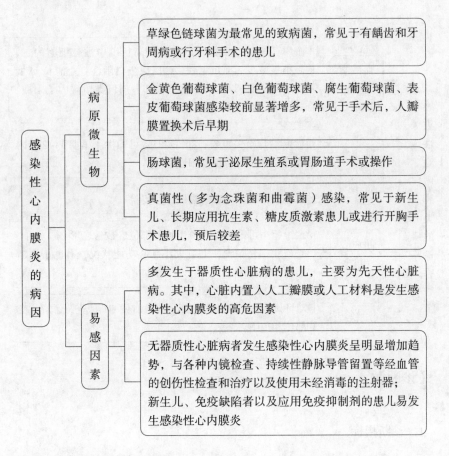

感染性心内膜炎的病因
- 病原微生物
  - 草绿色链球菌为最常见的致病菌，常见于有龋齿和牙周病或行牙科手术的患儿
  - 金黄色葡萄球菌、白色葡萄球菌、腐生葡萄球菌、表皮葡萄球菌感染较前显著增多，常见于手术后，人瓣膜置换术后早期
  - 肠球菌，常见于泌尿生殖系或胃肠道手术或操作
  - 真菌性（多为念珠菌和曲霉菌）感染，常见于新生儿、长期应用抗生素、糖皮质激素患儿或进行开胸手术患儿，预后较差
- 易感因素
  - 多发生于器质性心脏病的患儿，主要为先天性心脏病。其中，心脏内置入人工瓣膜或人工材料是发生感染性心内膜炎的高危因素
  - 无器质性心脏病者发生感染性心内膜炎呈明显增加趋势，与各种内镜检查、持续性静脉导管留置等经血管的创伤性检查和治疗以及使用未经消毒的注射器；新生儿、免疫缺陷者以及应用免疫抑制剂的患儿易发生感染性心内膜炎

【临床表现】

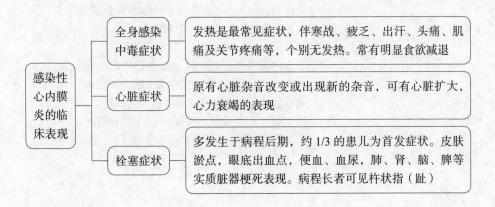

感染性心内膜炎的临床表现
- 全身感染中毒症状
  - 发热是最常见症状，伴寒战、疲乏、出汗、头痛、肌痛及关节疼痛等，个别无发热。常有明显食欲减退
- 心脏症状
  - 原有心脏杂音改变或出现新的杂音，可有心脏扩大，心力衰竭的表现
- 栓塞症状
  - 多发生于病程后期，约1/3的患儿为首发症状。皮肤淤点，眼底出血点，便血、血尿，肺、肾、脑、脾等实质脏器梗死表现。病程长者可见杵状指（趾）

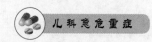

【检查】

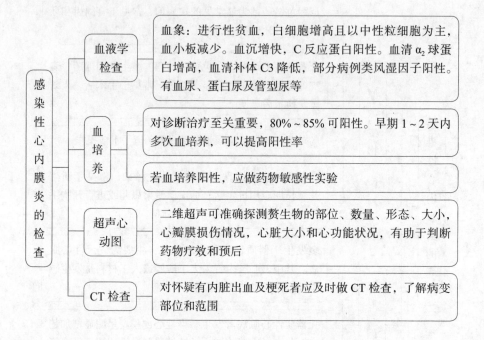

感染性心内膜炎的检查

血液学检查：血象：进行性贫血，白细胞增高且以中性粒细胞为主，血小板减少。血沉增快，C反应蛋白阳性。血清 α_2 球蛋白增高，血清补体C3降低，部分病例类风湿因子阳性。有血尿、蛋白尿及管型尿等

血培养：
- 对诊断治疗至关重要，80%~85%可阳性。早期1~2天内多次血培养，可以提高阳性率
- 若血培养阳性，应做药物敏感性实验

超声心动图：二维超声可准确探测赘生物的部位、数量、形态、大小，心瓣膜损伤情况，心脏大小和心功能状况，有助于判断药物疗效和预后

CT检查：对怀疑有内脏出血及梗死者应及时做CT检查，了解病变部位和范围

【诊断】

1. 诊断指标

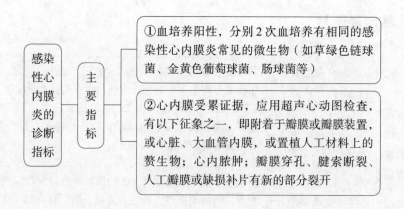

感染性心内膜炎的诊断指标 — 主要指标

①血培养阳性，分别2次血培养有相同的感染性心内膜炎常见的微生物（如草绿色链球菌、金黄色葡萄球菌、肠球菌等）

②心内膜受累证据，应用超声心动图检查，有以下征象之一，即附着于瓣膜或瓣膜装置，或心脏、大血管内膜，或置植人工材料上的赘生物；心内脓肿；瓣膜穿孔、腱索断裂、人工瓣膜或缺损补片有新的部分裂开

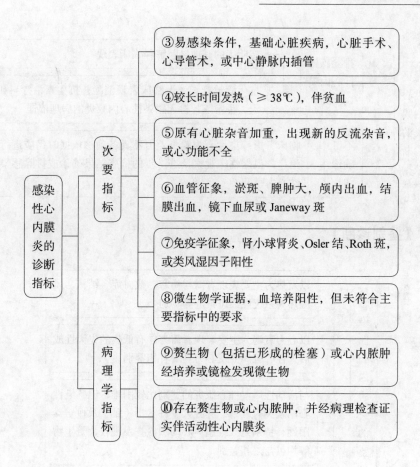

③易感染条件，基础心脏疾病，心脏手术、心导管术，或中心静脉内插管

④较长时间发热（≥38℃），伴贫血

⑤原有心脏杂音加重，出现新的反流杂音，或心功能不全

⑥血管征象，淤斑、脾肿大，颅内出血，结膜出血，镜下血尿或 Janeway 斑

⑦免疫学征象，肾小球肾炎、Osler 结、Roth 斑，或类风湿因子阳性

⑧微生物学证据，血培养阳性，但未符合主要指标中的要求

⑨赘生物（包括已形成的栓塞）或心内脓肿经培养或镜检发现微生物

⑩存在赘生物或心内脓肿，并经病理检查证实伴活动性心内膜炎

感染性心内膜炎的诊断指标 — 次要指标 / 病理学指标

2. 诊断依据

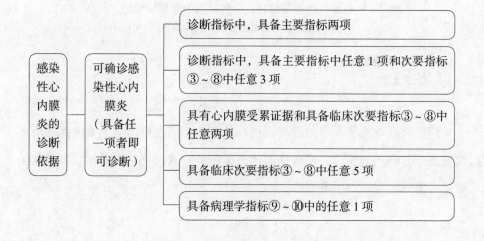

诊断指标中，具备主要指标两项

诊断指标中，具备主要指标中任意 1 项和次要指标③～⑧中任意 3 项

具有心内膜受累证据和具备临床次要指标③～⑧中任意两项

具备临床次要指标③～⑧中任意 5 项

具备病理学指标⑨～⑩中的任意 1 项

感染性心内膜炎的诊断依据 — 可确诊感染性心内膜炎（具备任一项者即可诊断）

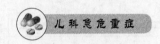
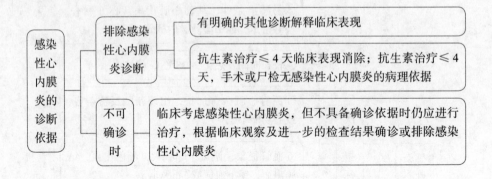

【鉴别诊断】

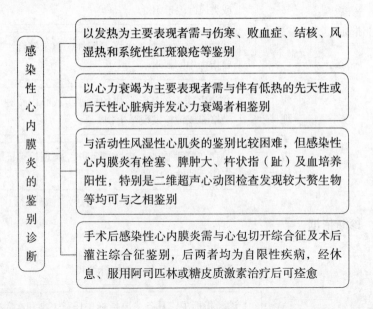

【治疗】

感染性心内膜炎及早治疗可以提高治愈率，但在应用抗生素治疗前应多次行血培养和药敏实验，明确病原体，采用最有效的抗生素是治愈本病的关键。必要时，应进行手术治疗。

1. 抗生素

（1）抗生素应用原则

感染性心内膜炎抗生素的应用原则
- 早期应用。不可等待血培养而耽误治疗
- 合理选用抗生素。选用能穿透血小板纤维素成分赘生物基质，杀灭细菌，达到根治瓣膜感染、减少复发的敏感抗生素
- 联合应用。单纯抑菌剂效果差，易于复发，联合抑菌剂和杀菌剂，可获得良好疗效，并能减少每种抗生素剂量及副作用
- 剂量足。有条件时可测定血清中抗生素的最小杀菌浓度，一般在给药后 1 小时抽血，然后按照杀菌剂的血清稀释水平至少为 1:8 时所测定的最小杀菌浓度给予抗生素
- 疗程长。疗程要足够长，一般为 4~6 周

（2）不同病原菌抗生素的应用

草绿色链球菌
- 青霉素为首选。青霉素 G 40~60U/（kg•d），每 6 小时 1 次，静脉滴注，疗程 4~6 周；加庆大霉素 4~6mg/（kg•d），每 8 小时 1 次，疗程 2 周
- 对青霉素过敏者可用头孢菌素或万古霉素。但要注意的是有青霉素严重过敏者，如过敏性休克，忌用头孢菌素类，因其与青霉素可出现交叉过敏反应

肠球菌
- 首选氨苄西林，每日 6~12g，联合万古霉素和氨基苷类抗生素，疗程 6 周
- 头孢菌素对肠球菌作用差，不能替代青霉素。对万古霉素耐药者，可选用喹诺酮类药物，如环丙沙星、舒巴坦、氨苄西林（优立新）和泰宁等药物
- 对青霉素过敏的患者可用头孢菌素或万古霉素

金黄色葡萄球菌	青霉素敏感者选用青霉素治疗，每日青霉素 G40 ~ 60U/（kg•d），与庆大霉素联合应用，用法同上
	青霉素耐药可选用第一代头孢菌素如奈夫西林或甲氧西林，或万古霉素、利福平
	对青霉素过敏者可用头孢菌素或万古霉素
	治疗过程中应仔细地检查是否有必须处理的转移病灶或脓肿，避免细菌病灶迁移再度引起心脏病变处的种植

| 表皮葡萄球菌 | 青霉素效果欠佳，宜用万古霉素，或联合庆大霉素、利福平 |

革兰阴性杆菌或大肠杆菌	氨苄西林 300mg/（kg•d），每 6 小时 1 次，静脉滴注，疗程 4 ~ 6 周；或用头孢哌酮或头孢曲松（菌必治），200mg/（kg•d），每 6 小时 1 次，静脉滴注，疗程 4 ~ 6 周，加用庆大霉素 2 周
	铜绿假单胞菌感染可加用阿莫西林 200 ~ 400mg/（kg•d），每 6 小时 1 次，静脉滴注
	对青霉素过敏者可用头孢菌素或万古霉素

真菌性心内膜炎	停用抗生素，选用两性霉素 B 为优，0.1mg/（kg•d）开始，逐步增加至 1mg/（kg•d），总剂量为 1.5 ~ 3g。
	两性霉素 B 的毒性较大，可引起发热、头痛、显著胃肠道反应、局部的血栓性静脉炎和肾功能损害，并可引起神经系统和精神方面的改变
	5 - 氟胞嘧啶（5-FC）是一种毒性较低的抗真菌药物，单独使用仅有抑菌作用，且易产生耐药性。和两性霉素 B 合并应用，可增强杀真菌作用，减少两性霉素 B 的用量及减轻 5-FC 的耐药性。用量为 50 ~ 150mg/（kg•d），分 3 ~ 4 次服用
	真菌感染的病亡率高达 80% ~ 100%，药物治愈极为罕见，应在抗真菌治疗的早期手术切除受累的瓣膜组织，尤其是真菌性的 PVE，术后继续抗真菌治疗才可有治愈的机会

| 立克次体心内膜炎 | 可选用四环素，每日 2g，静脉给药治疗 6 周 |

| 病原菌不明或手术后 | 选用奈夫西林加氨苄西林及庆大霉素，或头孢菌素类，或万古霉素 |

（3）抗生素停用指征

抗感染药物应连用4～8周，用至体温正常，栓塞现象消失，血象、血沉恢复正常，血培养阴性后逐渐停药。停药后，应随访2年，以便对复发者及时治疗。

2. 一般治疗

保证休息，给予营养丰富的饮食、铁剂等，必要时可输血，也可输注丙种球蛋白。

3. 手术治疗

手术治疗使感染性心内膜炎的病死率降低，尤其在伴有明显心力衰竭者，死亡率降低更为明显。

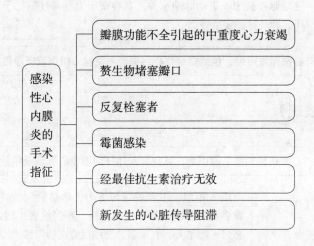

第四节　心力衰竭

心力衰竭简称心衰，是指心脏功能（心肌收缩或舒张功能）减退，心排血量绝对或相对不足，不能满足全身组织代谢需要，出现肺循环和（或）体

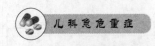

循环淤血的病理生理状态。心力衰竭是儿童时期的危重症之一，特别是急性心衰，起病急，进展快，如不早期诊治，严重威胁小儿的生命。

【病因】

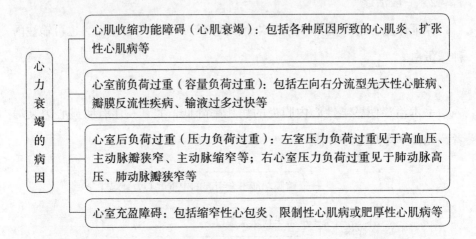

心力衰竭的病因

- 心肌收缩功能障碍（心肌衰竭）：包括各种原因所致的心肌炎、扩张性心肌病等
- 心室前负荷过重（容量负荷过重）：包括左向右分流型先天性心脏病、瓣膜反流性疾病、输液过多过快等
- 心室后负荷过重（压力负荷过重）：左室压力负荷过重见于高血压、主动脉瓣狭窄、主动脉缩窄等；右心室压力负荷过重见于肺动脉高压、肺动脉瓣狭窄等
- 心室充盈障碍：包括缩窄性心包炎、限制性心肌病或肥厚性心肌病等

【临床表现】

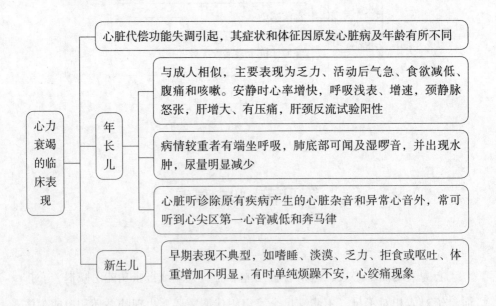

心力衰竭的临床表现

- 心脏代偿功能失调引起，其症状和体征因原发心脏病及年龄有所不同
- 年长儿
  - 与成人相似，主要表现为乏力、活动后气急、食欲减低、腹痛和咳嗽。安静时心率增快，呼吸浅表、增速，颈静脉怒张，肝增大、有压痛，肝颈反流试验阳性
  - 病情较重者有端坐呼吸，肺底部可闻及湿啰音，并出现水肿，尿量明显减少
  - 心脏听诊除原有疾病产生的心脏杂音和异常心音外，常可听到心尖区第一心音减低和奔马律
- 新生儿
  - 早期表现不典型，如嗜睡、淡漠、乏力、拒食或呕吐、体重增加不明显，有时单纯烦躁不安，心绞痛现象

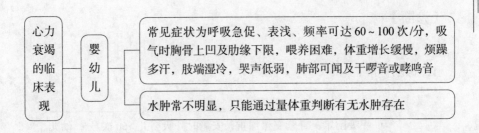

【检查】

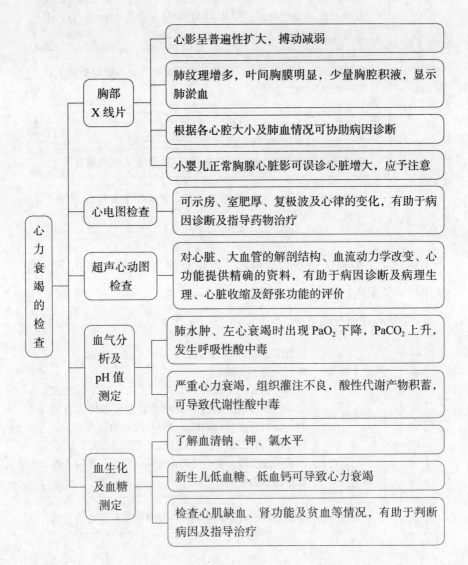

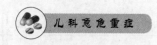

【诊断】

1. 诊断标准

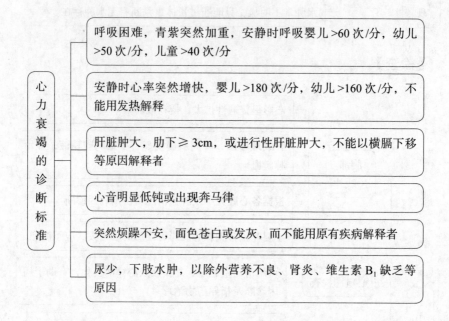

心力衰竭的诊断标准

- 呼吸困难，青紫突然加重，安静时呼吸婴儿 >60 次/分，幼儿 >50 次/分，儿童 >40 次/分
- 安静时心率突然增快，婴儿 >180 次/分，幼儿 >160 次/分，不能用发热解释
- 肝脏肿大，肋下 ≥ 3cm，或进行性肝脏肿大，不能以横膈下移等原因解释者
- 心音明显低钝或出现奔马律
- 突然烦躁不安，面色苍白或发灰，而不能用原有疾病解释者
- 尿少，下肢水肿，以除外营养不良、肾炎、维生素 B_1 缺乏等原因

上述前 4 项为临床诊断主要依据，可结合胸部 X 线片，心电图和超声心动图检查结果进行综合分析判断。

2. 儿童心功能分级诊断

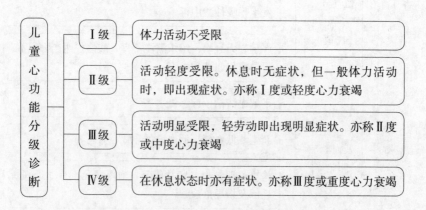

儿童心功能分级诊断

- Ⅰ级 —— 体力活动不受限
- Ⅱ级 —— 活动轻度受限。休息时无症状，但一般体力活动时，即出现症状。亦称Ⅰ度或轻度心力衰竭
- Ⅲ级 —— 活动明显受限，轻劳动即出现明显症状。亦称Ⅱ度或中度心力衰竭
- Ⅳ级 —— 在休息状态时亦有症状。亦称Ⅲ度或重度心力衰竭

上述心功能分级适用于成人及儿童，对婴儿不适用。

3．婴儿心功能分级诊断

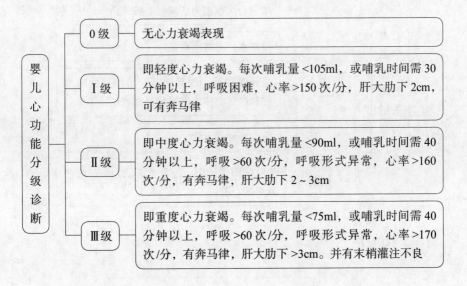

	0级	无心力衰竭表现
婴儿心功能分级诊断	Ⅰ级	即轻度心力衰竭。每次哺乳量<105ml，或哺乳时间需30分钟以上，呼吸困难，心率>150次/分，肝大肋下2cm，可有奔马律
	Ⅱ级	即中度心力衰竭。每次哺乳量<90ml，或哺乳时间需40分钟以上，呼吸>60次/分，呼吸形式异常，心率>160次/分，有奔马律，肝大肋下2～3cm
	Ⅲ级	即重度心力衰竭。每次哺乳量<75ml，或哺乳时间需40分钟以上，呼吸>60次/分，呼吸形式异常，心率>170次/分，有奔马律，肝大肋下>3cm。并有末梢灌注不良

【鉴别诊断】

心力衰竭应注意与以下疾病相鉴别：

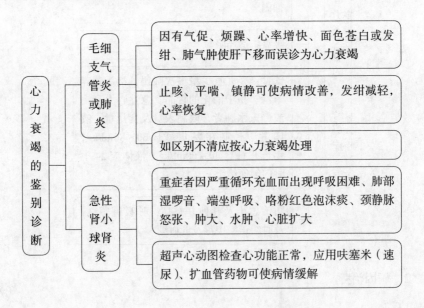

	毛细支气管炎或肺炎	因有气促、烦躁、心率增快、面色苍白或发绀、肺气肿使肝下移而误诊为心力衰竭
心力衰竭的鉴别诊断		止咳、平喘、镇静可使病情改善，发绀减轻，心率恢复
		如区别不清应按心力衰竭处理
	急性肾小球肾炎	重症者因严重循环充血而出现呼吸困难、肺部湿啰音、端坐呼吸、咯粉红色泡沫痰、颈静脉怒张、肿大、水肿、心脏扩大
		超声心动图检查心功能正常，应用呋塞米（速尿）、扩血管药物可使病情缓解

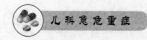

【治疗】

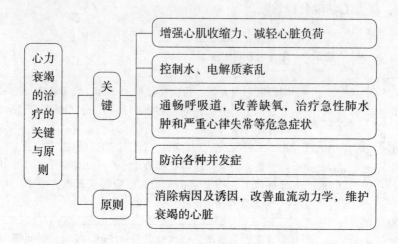

心力衰竭的治疗的关键与原则
- 关键
  - 增强心肌收缩力、减轻心脏负荷
  - 控制水、电解质紊乱
  - 通畅呼吸道，改善缺氧，治疗急性肺水肿和严重心律失常等危急症状
  - 防治各种并发症
- 原则
  - 消除病因及诱因，改善血流动力学，维护衰竭的心脏

1. 一般治疗

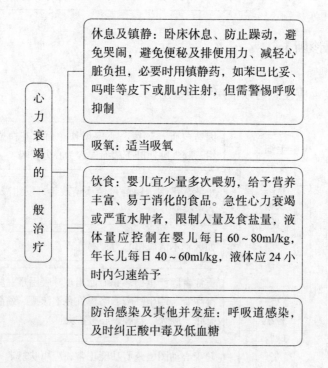

心力衰竭的一般治疗
- 休息及镇静：卧床休息、防止躁动，避免哭闹，避免便秘及排便用力、减轻心脏负担，必要时用镇静药，如苯巴比妥、吗啡等皮下或肌内注射，但需警惕呼吸抑制
- 吸氧：适当吸氧
- 饮食：婴儿宜少量多次喂奶，给予营养丰富、易于消化的食品。急性心力衰竭或严重水肿者，限制入量及食盐量，液体量应控制在婴儿每日 60～80ml/kg，年长儿每日 40～60ml/kg，液体应 24 小时内匀速给予
- 防治感染及其他并发症：呼吸道感染，及时纠正酸中毒及低血糖

2. 病因治疗

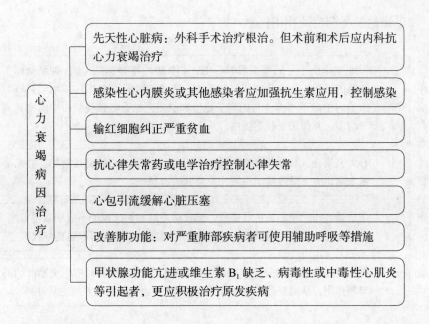

心力衰竭病因治疗

先天性心脏病：外科手术治疗根治。但术前和术后应内科抗心力衰竭治疗

感染性心内膜炎或其他感染者应加强抗生素应用，控制感染

输红细胞纠正严重贫血

抗心律失常药或电学治疗控制心律失常

心包引流缓解心脏压塞

改善肺功能：对严重肺部疾病者可使用辅助呼吸等措施

甲状腺功能亢进或维生素 B_1 缺乏、病毒性或中毒性心肌炎等引起者，更应积极治疗原发疾病

3．药物治疗

（1）洋地黄类药物

1）洋地黄制剂分类

洋地黄能有效增强心脏收缩功能，增强心输出量，降低心室舒张末期压力，改善组织的灌流及静脉淤血的周围循环障碍，临床应用广泛。

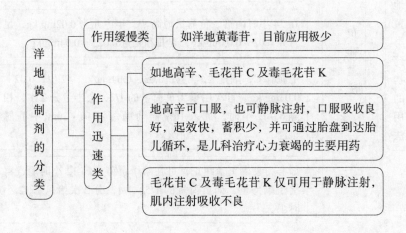

洋地黄制剂的分类

作用缓慢类　如洋地黄毒苷，目前应用极少

作用迅速类

如地高辛、毛花苷 C 及毒毛花苷 K

地高辛可口服，也可静脉注射，口服吸收良好，起效快，蓄积少，并可通过胎盘到达胎儿循环，是儿科治疗心力衰竭的主要用药

毛花苷 C 及毒毛花苷 K 仅可用于静脉注射，肌内注射吸收不良

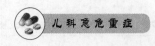

2）洋地黄类药物的作用机制

洋地黄类药物的作用机制

洋地黄作用于心肌细胞膜 Na$^+$-K$^+$-ATP 酶的特异部位（钠-钾泵受体），使酶的结构发生变化抑制酶的活性，造成钠离子、钾离子主动运转减弱、细胞内钠离子增多，与钙离子竞争和肌质网结合，致使肌质中游离钙离子增多，并作用于收缩蛋白，从而增强心肌收缩力

心力衰竭患儿应用洋地黄可使心肌收缩力增强，心排血量增加，心室舒张末期压力下降改善组织灌注及静脉淤血状态

洋地黄还作用于心脏传导系统，延长房室结和希氏束的不应期减慢室率。用于心力衰竭伴心房颤动，效果肯定；对窦性心律亦可取得良好效果

洋地黄还有神经内分泌作用，可恢复心脏压力感受器对中枢交感冲动的抑制作用，从而降低交感神经系统和肾素-血管紧张素系统的活性

3）洋地黄类药物的用法

洋地黄类药物的用法　负荷量法

该法主要适用于急性心力衰竭患儿，具体用药次数根据病情决定

常用制剂有地高辛，用于能口服的患者，不能口服者可选用毛花苷 C（西地兰）静脉推注

在 24 小时内给予负荷量地高辛，早产儿为 0.02mg/kg，足月儿 0.02～0.03mg/kg，婴儿和儿童 0.025～0.04mg/kg

毛花苷 C，剂量为 <2 岁，0.03～0.04mg/kg；>2 岁，0.02～0.03mg/kg。首次用量为负荷量的 1/2，余半量分 2 次，相隔 6～12 小时，加入 10% 葡萄糖溶液 10～20ml 中静脉推注

如心力衰竭仍未纠正，可在给予负荷量的 12 小时后，再给予维持量，即负荷量的 1/5～1/4，分 2 次给，每 12 小时 1 次

洋地黄类药物的用法 — 维持量法

- 该法主要适用于慢性心力衰竭患儿
- 常用药物为地高辛，每日口服地高辛负荷量的 1/5～1/4，分 2 次服用，每 12 小时 1 次，一般经过 6～8 周即 4～5 个半衰期后即可达到稳定的有效血药浓度
- 维持时间的长短，应视具体病情而定。心内膜弹力纤维增生症患者需用 2 年以上，并随患儿的年龄及体重增长相应增加维持量

4）洋地黄类药物的使用注意事项

洋地黄类药物的使用注意事项

- 洋地黄的正性肌力作用与用量呈线性关系，但中毒剂量与治疗量也较接近，治疗量为中毒量的 60%，故应用时要慎重
- 用药前应了解患儿在 2～3 周内洋地黄使用情况，以防药物过量引发中毒
- 在心力衰竭严重、肝肾功能障碍、电解质紊乱、心肌炎及大量利尿、低血钾后，患儿对洋地黄耐受性差，应用时应减量，按常规剂量减去 1/3 用药，且饱和时间不宜过快
- 未成熟儿和 <2 周的新生儿，肝肾功能发育尚不完善，也易引起中毒，洋地黄化剂量应按婴儿剂量减少 1/3～1/2 用药
- 钙剂对洋地黄有协同作用，故用洋地黄类药物时应避免同时应用钙剂
- 地高辛与维拉帕米（异搏定）、普萘洛尔（心得安）、奎尼丁、普罗帕酮（心律平）、胺碘酮、卡托普利合用，可使肾清除及分布容积下降，致血药浓度升高，易发生中毒
- 地高辛与红霉素合用增加地高辛吸收致血药浓度升高，可致中毒

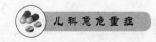
5）洋地黄毒性反应

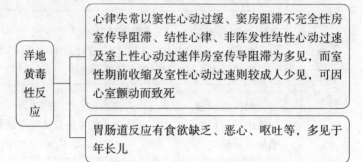

洋地黄毒性反应	心律失常以窦性心动过缓、窦房阻滞不完全性房室传导阻滞、结性心律、非阵发性结性心动过速及室上性心动过速伴房室传导阻滞为多见，而室性期前收缩及室性心动过速则较成人少见，可因心室颤动而致死
	胃肠道反应有食欲缺乏、恶心、呕吐等，多见于年长儿

6）洋地黄中毒的治疗

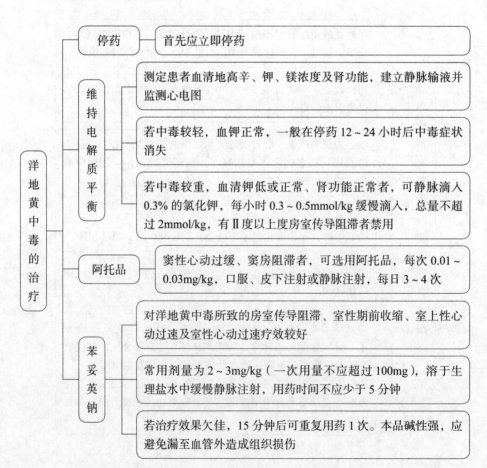

洋地黄中毒的治疗	停药	首先应立即停药
	维持电解质平衡	测定患者血清地高辛、钾、镁浓度及肾功能，建立静脉输液并监测心电图
		若中毒较轻，血钾正常，一般在停药 12～24 小时后中毒症状消失
		若中毒较重，血清钾低或正常、肾功能正常者，可静脉滴入 0.3% 的氯化钾，每小时 0.3～0.5mmol/kg 缓慢滴入，总量不超过 2mmol/kg，有Ⅱ度以上度房室传导阻滞者禁用
	阿托品	窦性心动过缓、窦房阻滞者，可选用阿托品，每次 0.01～0.03mg/kg，口服、皮下注射或静脉注射，每日 3～4 次
	苯妥英钠	对洋地黄中毒所致的房室传导阻滞、室性期前收缩、室上性心动过速及室性心动过速疗效较好
		常用剂量为 2～3mg/kg（一次用量不应超过 100mg），溶于生理盐水中缓慢静脉注射，用药时间不应少于 5 分钟
		若治疗效果欠佳，15 分钟后可重复用药 1 次。本品碱性强，应避免漏至血管外造成组织损伤

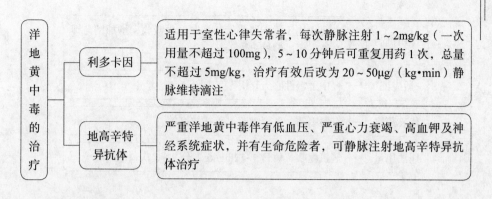

洋地黄中毒的治疗

利多卡因：适用于室性心律失常者，每次静脉注射 1 ~ 2mg/kg（一次用量不超过 100mg），5 ~ 10 分钟后可重复用药 1 次，总量不超过 5mg/kg，治疗有效后改为 20 ~ 50μg/（kg•min）静脉维持滴注

地高辛特异抗体：严重洋地黄中毒伴有低血压、严重心力衰竭、高血钾及神经系统症状，并有生命危险者，可静脉注射地高辛特异抗体治疗

（2）利尿药

1）袢利尿药

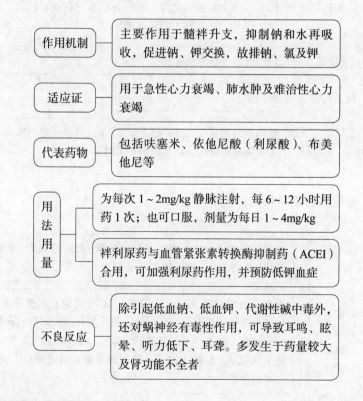

作用机制：主要作用于髓袢升支，抑制钠和水再吸收，促进钠、钾交换，故排钠、氯及钾

适应证：用于急性心力衰竭、肺水肿及难治性心力衰竭

代表药物：包括呋塞米、依他尼酸（利尿酸）、布美他尼等

用法用量：
为每次 1 ~ 2mg/kg 静脉注射，每 6 ~ 12 小时用药 1 次；也可口服，剂量为每日 1 ~ 4mg/kg

袢利尿药与血管紧张素转换酶抑制药（ACEI）合用，可加强利尿药作用，并预防低钾血症

不良反应：除引起低血钠、低血钾、代谢性碱中毒外，还对蜗神经有毒性作用，可导致耳鸣、眩晕、听力低下、耳聋。多发生于药量较大及肾功能不全者

2）噻嗪类利尿药

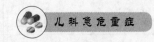

作用机制	主要作用于远端肾小管，抑制钠再吸收，增加钠与钾交换，促进钾排出
适应证	轻中度慢性心力衰竭
代表药物	有氯噻嗪、氢氯噻嗪、美托拉宗等
用法用量	氢氯噻嗪，每日 1～2mg/kg，分 2～3 次口服

3）保钾利尿药

作用机制	与醛固酮结构相似，为醛固酮的竞争性抑制剂。作用于远曲小管和集合管，阻断 Na^+-K^+ 和 Na^+-H^+ 交换，时 Na^+、Cl^- 和水的排泄增多
适应证	轻中度慢性心力衰竭
代表药物	螺内酯
用法用量	螺内酯，每次 1～2mg/kg，分 2～3 次口服，常与噻嗪类利尿剂合用，防止电解质紊乱

（3）血管紧张素转换酶抑制剂

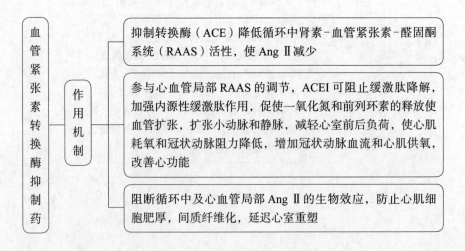

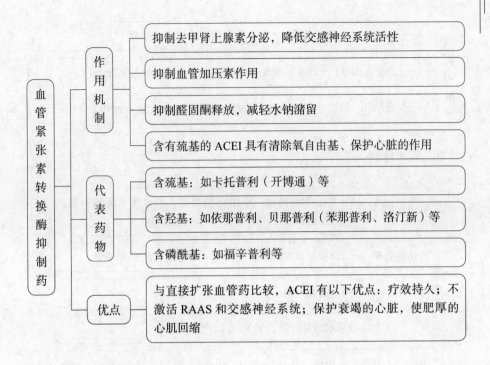

其他儿科常用药物如下：

A. 卡托普利

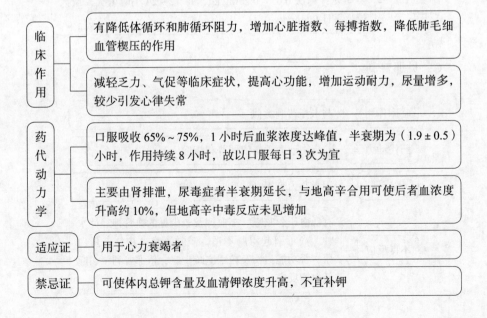

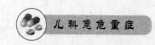

用法用量	口服宜从小剂量开始，7～10天内逐渐增加至有效量
	新生儿用量：每次 0.1～0.5mg/kg，每日 2～3 次，最大量 2mg/（kg•d）
	婴幼儿：每次 0.5～1mg/kg，每日 2～3 次，最大量 4mg/（kg•d）

B．依那普利

临床作用	与卡托普利相比，作用机制类似，但血压下降较明显，而对水钠排泄作用不明显
药代动力学	口服起效时间慢，服药后 4 小时达血药浓度峰值
适应证	用于心力衰竭患者
用法用量	口服从小剂量开始，于 1～2 周内逐渐加量
	新生儿用量：每日 0.05～0.2mg/kg，每 12～24 小时 1 次，最大量为每日 0.4mg/kg
	婴幼儿：每次 0.05～0.25mg/kg，每 12～24 小时 1 次，最大量为每日 0.5mg/kg

C．贝那普利

临床作用	与卡托普利类似
药代动力学	药物动力学与依那普利相近
适应证	用于心力衰竭者
不良反应	有低血压、咳嗽、高血钾及较少见的血管神经性水肿。尚可引起胃肠不适，嗅觉不良、皮疹、蛋白尿、肾功能损伤及粒细胞减少症，依那普利可引起低血糖反应

| 禁忌证 | 与吲哚美辛合用可影响效果。应避免与非甾体类抗炎药保钾利尿药合用，肾功能不全者慎用 |

	ACEI 应从小剂量开始，逐渐递增达目标量后长期维持
用法用量	口服用量从 0.1mg/（kg·d）开始，于 1 周内逐渐增加至 0.3mg/（kg·d），分 1～2 次服用
	婴幼儿：每次 0.5～1mg/kg，每日 2～3 次，最大量 4mg/（kg·d）

（4）血管扩张剂

A. 硝普钠

| 作用机制 | 释放一氧化氮，松弛血管平滑肌，扩张周围小动脉，减轻后负荷，提高心排血量，并可使室壁应力下降，心肌耗氧减低，改善心功能，亦有扩张静脉，使回心血量减少的作用 |

| 适应证 | 急性心力衰竭尤其左心衰竭肺水肿，伴有周围血管阻力增高者效果显著 |

| 用法用量 | 从小剂量开始，逐渐递增，静脉 0.5～8μg/（kg·min） |

	本药有降低血压效应，应密切监测血压，原有低血压者禁用硝普钠
注意事项	硝普钠代谢过程产生氰化物，在肝内迅速转化为硫氰酸盐，由肾排泄，长期大量应用或肾功能障碍者，可发生氰中毒，出现恶心、呕吐、心动过速、定向障碍，呼吸急促及意识障碍，应监测血硫氰酸盐浓度，如超过 100g/L 为中毒
	硝普钠溶液受光降解，应用及保存均应避光，现配现用
	易引起低血钾，注意监测

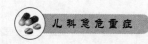

B. 硝酸甘油

作用机制	代谢过程产生一氧化氮，扩张血管，主要作用于小静脉
适应证	心脏手术后低心排综合征伴左心室充盈压升高及肺水肿者
用法用量	剂量为 5μg/（kg·min）静脉滴注
注意事项	前负荷降低时不宜应用，以免使心排血量减少，应监测血流动力学改变

C. 肼屈嗪（肼苯达嗪）

作用机制	直接松弛小动脉平滑肌，减轻后负荷，对前负荷无效应
适应证	高血压心脏病、扩张型心肌病、二尖瓣或主动脉瓣关闭不全并发心力衰竭者
用法用量	静脉每次 0.1～0.5mg/kg，每 6～8 小时 1 次，最大每次 0.1mg/kg
注意事项	不良反应包括头痛、心动过速、恶心、呕吐
	大量长期用药可发生狼疮样综合征，停药后可消退

D. 酚妥拉明

作用机制	α受体拮抗药，主要扩张小动脉，作用迅速，持续时间短，于静脉注射后 15 分钟后作用消失
适应证	适用于血管痉挛性疾病，如雷诺病、手足发绀症等，感染中毒性休克以及嗜铬细胞瘤的诊断试验，也可用于室性早搏
用法用量	静脉每次 0.1～0.3mg/kg 或 2.5～15μg/（kg·min）
注意事项	有增加去甲肾上腺素释放的作用，易导致心动过速，甚至心律失常

E. 哌唑嗪

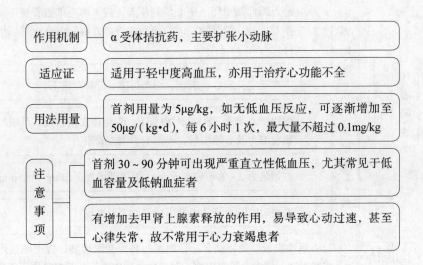

作用机制	α 受体拮抗药，主要扩张小动脉
适应证	适用于轻中度高血压，亦用于治疗心功能不全
用法用量	首剂用量为 5μg/kg，如无低血压反应，可逐渐增加至 50μg/（kg•d），每 6 小时 1 次，最大量不超过 0.1mg/kg
注意事项	首剂 30～90 分钟可出现严重直立性低血压，尤其常见于低血容量及低钠血症者
	有增加去甲肾上腺素释放的作用，易导致心动过速，甚至心律失常，故不常用于心力衰竭患者

（5）儿茶酚胺类药物

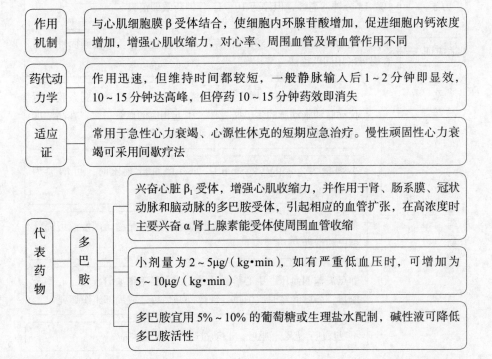

作用机制	与心肌细胞膜 β 受体结合，使细胞内环腺苷酸增加，促进细胞内钙浓度增加，增强心肌收缩力，对心率、周围血管及肾血管作用不同
药代动力学	作用迅速，但维持时间都较短，一般静脉输入后 1～2 分钟即显效，10～15 分钟达高峰，但停药 10～15 分钟药效即消失
适应证	常用于急性心力衰竭、心源性休克的短期应急治疗。慢性顽固性心力衰竭可采用间歇疗法
代表药物	多巴胺	兴奋心脏 $β_1$ 受体，增强心肌收缩力，并作用于肾、肠系膜、冠状动脉和脑动脉的多巴胺受体，引起相应的血管扩张，在高浓度时主要兴奋 α 肾上腺素能受体使周围血管收缩
		小剂量为 2～5μg/（kg•min），如有严重低血压时，可增加为 5～10μg/（kg•min）
		多巴胺宜用 5%～10% 的葡萄糖或生理盐水配制，碱性液可降低多巴胺活性

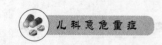

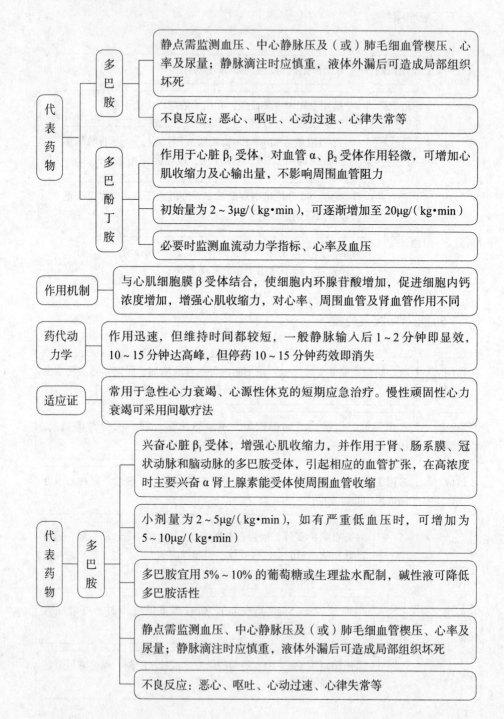

代表药物
- 多巴胺
  - 静点需监测血压、中心静脉压及（或）肺毛细血管楔压、心率及尿量；静脉滴注时应慎重，液体外漏后可造成局部组织坏死
  - 不良反应：恶心、呕吐、心动过速、心律失常等
- 多巴酚丁胺
  - 作用于心脏 β_1 受体，对血管 α、β_2 受体作用轻微，可增加心肌收缩力及心输出量，不影响周围血管阻力
  - 初始量为 2～3μg/（kg·min），可逐渐增加至 20μg/（kg·min）
  - 必要时监测血流动力学指标、心率及血压

作用机制
- 与心肌细胞膜 β 受体结合，使细胞内环腺苷酸增加，促进细胞内钙浓度增加，增强心肌收缩力，对心率、周围血管及肾血管作用不同

药代动力学
- 作用迅速，但维持时间都较短，一般静脉输入后 1～2 分钟即显效，10～15 分钟达高峰，但停药 10～15 分钟药效即消失

适应证
- 常用于急性心力衰竭、心源性休克的短期应急治疗。慢性顽固性心力衰竭可采用间歇疗法

代表药物
- 多巴胺
  - 兴奋心脏 β_1 受体，增强心肌收缩力，并作用于肾、肠系膜、冠状动脉和脑动脉的多巴胺受体，引起相应的血管扩张，在高浓度时主要兴奋 α 肾上腺素能受体使周围血管收缩
  - 小剂量为 2～5μg/（kg·min），如有严重低血压时，可增加为 5～10μg/（kg·min）
  - 多巴胺宜用 5%～10% 的葡萄糖或生理盐水配制，碱性液可降低多巴胺活性
  - 静点需监测血压、中心静脉压及（或）肺毛细血管楔压、心率及尿量；静脉滴注时应慎重，液体外漏后可造成局部组织坏死
  - 不良反应：恶心、呕吐、心动过速、心律失常等

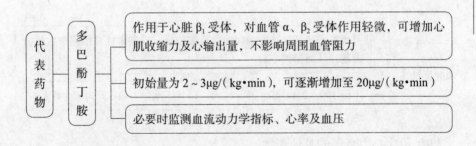

代表药物 —— 多巴酚丁胺
- 作用于心脏 β₁ 受体，对血管 α、β₂ 受体作用轻微，可增加心肌收缩力及心输出量，不影响周围血管阻力
- 初始量为 2～3μg/（kg·min），可逐渐增加至 20μg/（kg·min）
- 必要时监测血流动力学指标、心率及血压

（6）β受体阻滞药。

（7）磷酸二酯酶抑制剂

通过抑制磷酸二酯酶，减少细胞内 cAMP 降解，增加钙浓度，加强心肌收缩力。同时扩张外周血管，减轻心室前后负荷。

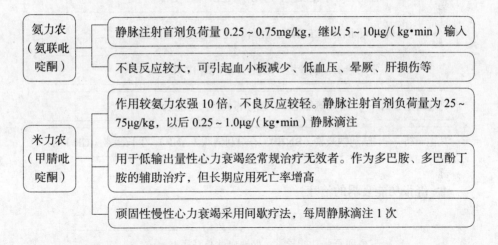

氨力农（氨联吡啶酮）
- 静脉注射首剂负荷量 0.25～0.75mg/kg，继以 5～10μg/（kg·min）输入
- 不良反应较大，可引起血小板减少、低血压、晕厥、肝损伤等

米力农（甲腈吡啶酮）
- 作用较氨力农强 10 倍，不良反应较轻。静脉注射首剂负荷量为 25～75μg/kg，以后 0.25～1.0μg/（kg·min）静脉滴注
- 用于低输出量性心力衰竭经常规治疗无效者。作为多巴胺、多巴酚丁胺的辅助治疗，但长期应用死亡率增高
- 顽固性慢性心力衰竭采用间歇疗法，每周静脉滴注 1 次

（8）改善心肌代谢药

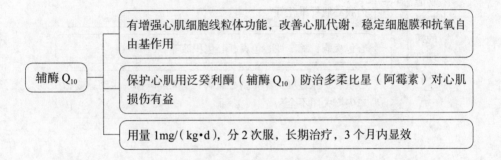

辅酶 Q₁₀
- 有增强心肌细胞线粒体功能，改善心肌代谢，稳定细胞膜和抗氧自由基作用
- 保护心肌用泛癸利酮（辅酶 Q₁₀）防治多柔比星（阿霉素）对心肌损伤有益
- 用量 1mg/（kg·d），分 2 次服，长期治疗，3 个月内显效

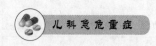

| 1,6-二磷酸果糖 | 可改善心肌线粒体能量代谢稳定细胞膜，抑制中性粒细胞产生氧自由基，从而保护心肌 |
| | 用量 100~250mg/kg 静脉输入，每日 1 次，7~10 天为 1 个疗程 |

（9）治疗心力衰竭的其他药物

血管紧张素Ⅱ受体拮抗药	Ang Ⅱ受体拮抗药：通过阻止 Ang Ⅱ与受体结合，抑制 Ang Ⅱ效应，减轻前后负荷，保护心脏改善心功能
	Ang Ⅱ受体拮抗药无内源性缓激肽作用，不引起咳嗽和血管神经性水肿等不良反应，可用于 ACEI 不耐受者
	Ang Ⅱ除 ACE 催化产生外，还可通过糜蛋白酶产生
	常用药物：氯沙坦、厄贝沙坦（依白沙坦）等

| 钙通道阻滞药 | 常用氨氯地平：治疗慢性严重心力衰竭 |

| 其他新药 | 脑利钠激素（BNH）、心房利钠肽（ANP）、生长激素（GH）等 |

4. 舒张功能衰竭的治疗

舒张功能障碍的病理机制	心肌舒张功能异常，如缺血性心脏病
	心肌及心腔僵硬，如先天性主动脉缩窄、肥厚型心肌病、心内膜心肌纤维化等
	心包疾病：缩窄性心包炎、心包积液等
	心室腔扩张过度：扩张型心肌病、室间隔缺损、主动脉瓣和二尖瓣关闭不全

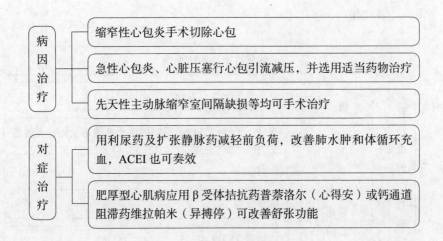

病因治疗
- 缩窄性心包炎手术切除心包
- 急性心包炎、心脏压塞行心包引流减压，并选用适当药物治疗
- 先天性主动脉缩窄室间隔缺损等均可手术治疗

对症治疗
- 用利尿药及扩张静脉药减轻前负荷，改善肺水肿和体循环充血，ACEI 也可奏效
- 肥厚型心肌病应用 β 受体拮抗药普萘洛尔（心得安）或钙通道阻滞药维拉帕米（异搏停）可改善舒张功能

5. 急性左心衰竭（肺水肿）的治疗

急性肺水肿常发生于严重慢性心力衰竭急剧加重时、急性心肌梗死、急性左心室容量负荷过重（瓣膜关闭不全或室间隔缺损）及二尖瓣狭窄。患者突然发生呼吸困难、咳粉色泡沫痰、心动过速、大汗及青紫。肺部有喘鸣及啰音，动脉血氧饱和度下降。

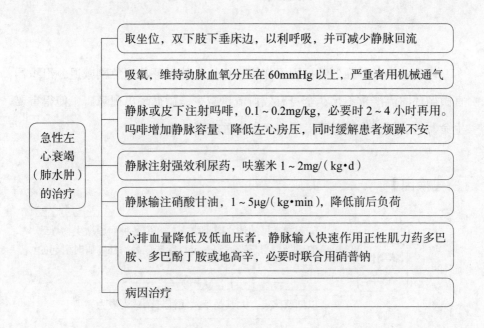

急性左心衰竭（肺水肿）的治疗
- 取坐位，双下肢下垂床边，以利呼吸，并可减少静脉回流
- 吸氧，维持动脉血氧分压在 60mmHg 以上，严重者用机械通气
- 静脉或皮下注射吗啡，0.1～0.2mg/kg，必要时 2～4 小时再用。吗啡增加静脉容量、降低左心房压，同时缓解患者烦躁不安
- 静脉注射强效利尿药，呋塞米 1～2mg/（kg·d）
- 静脉输注硝酸甘油，1～5μg/（kg·min），降低前后负荷
- 心排血量降低及低血压者，静脉输入快速作用正性肌力药多巴胺、多巴酚丁胺或地高辛，必要时联合用硝普钠
- 病因治疗

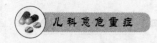

6. 心脏移植

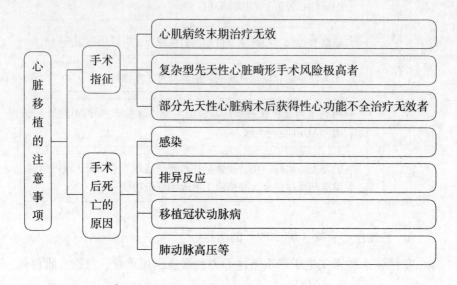

第五节 休 克

休克是指各种强烈致病因素作用于机体，使循环功能急剧减退，组织器官微循环灌流严重不足，全身有效血流量减少，微循环出现障碍，使得重要生命器官功能、代谢严重障碍的全身危重病理过程。

【病因】

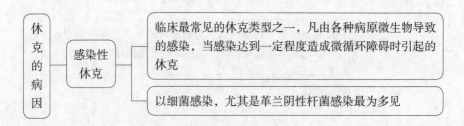

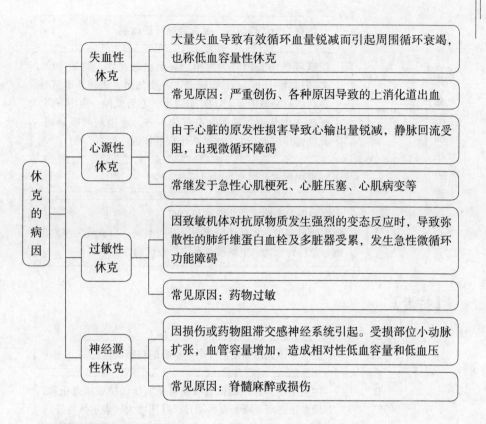

【临床表现】

休克的临床表现可分为代偿期（早期）、失代偿期（中期）和不可逆期（晚期）。

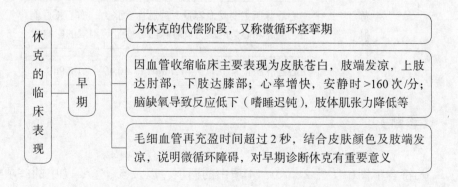

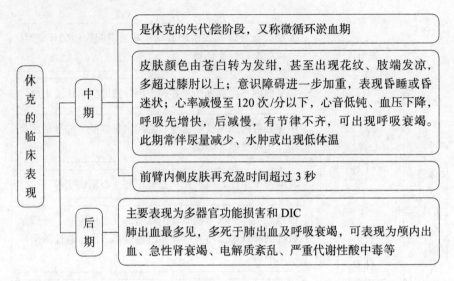

```
                  ┌─ 是休克的失代偿阶段，又称微循环淤血期

                  │
                  │   皮肤颜色由苍白转为发绀，甚至出现花纹、肢端发凉，
                  │   多超过膝肘以上；意识障碍进一步加重，表现昏睡或昏
         ┌─ 中   ─┤   迷状；心率减慢至 120 次/分以下，心音低钝、血压下降，
         │   期    │   呼吸先增快，后减慢，有节律不齐，可出现呼吸衰竭。
         │        │   此期常伴尿量减少、水肿或出现低体温
  休     │        │
  克     │        └─ 前臂内侧皮肤再充盈时间超过 3 秒
  的    ─┤
  临     │
  床     │            主要表现为多器官功能损害和 DIC
  表     │            肺出血最多见，多死于肺出血及呼吸衰竭，可表现为颅内出
  现     └─ 后   ──   血、急性肾衰竭、电解质紊乱、严重代谢性酸中毒等
             期
```

【检查】

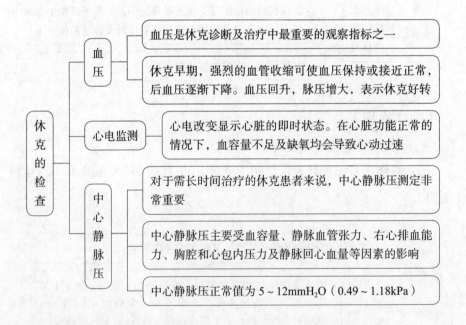

```
                  ┌─ 血      ┌─ 血压是休克诊断及治疗中最重要的观察指标之一
                  │   压    ─┤
                  │          └─ 休克早期，强烈的血管收缩可使血压保持或接近正常，
                  │             后血压逐渐下降。血压回升，脉压增大，表示休克好转
  休              │
  克              │   心电监测 ── 心电改变显示心脏的即时状态。在心脏功能正常的
  的             ─┤             情况下，血容量不足及缺氧均会导致心动过速
  检              │
  查              │          ┌─ 对于需长时间治疗的休克患者来说，中心静脉压测定非
                  │   中      │   常重要
                  │   心      │
                  └─ 静     ─┤   中心静脉压主要受血容量、静脉血管张力、右心排血能
                      脉      │   力、胸腔和心包内压力及静脉回心血量等因素的影响
                      压      │
                             └─ 中心静脉压正常值为 5～12mmH₂O（0.49～1.18kPa）
```

【诊断】

凡符合下图中①，②、③、④项中的两项，以及⑤、⑥、⑦中的一项

者，即可诊断：

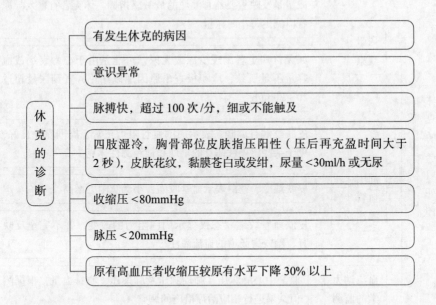

【治疗】

1. 一般处理

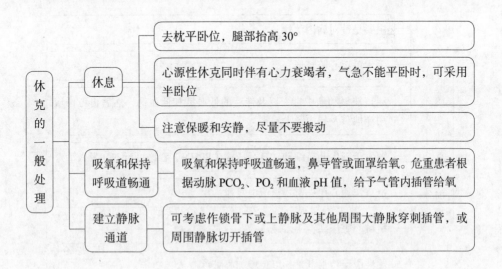

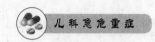

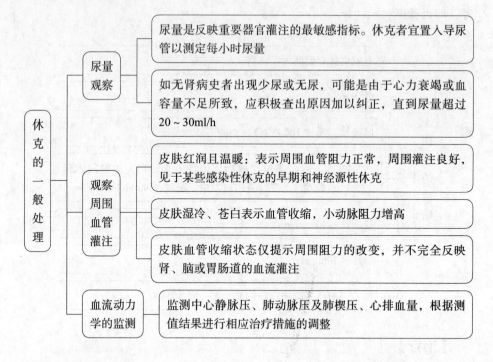

休克的一般处理

尿量观察
- 尿量是反映重要器官灌注的最敏感指标。休克者宜置入导尿管以测定每小时尿量
- 如无肾病史者出现少尿或无尿，可能是由于心力衰竭或血容量不足所致，应积极查出原因加以纠正，直到尿量超过20～30ml/h

观察周围血管灌注
- 皮肤红润且温暖：表示周围血管阻力正常，周围灌注良好，见于某些感染性休克的早期和神经源性休克
- 皮肤湿冷、苍白表示血管收缩，小动脉阻力增高
- 皮肤血管收缩状态仅提示周围阻力的改变，并不完全反映肾、脑或胃肠道的血流灌注

血流动力学的监测
- 监测中心静脉压、肺动脉压及肺楔压、心排血量，根据测值结果进行相应治疗措施的调整

2. 对症治疗

（1）心源性休克

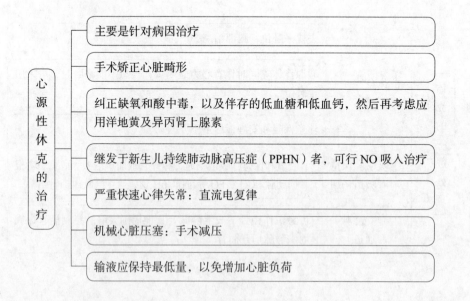

心源性休克的治疗
- 主要是针对病因治疗
- 手术矫正心脏畸形
- 纠正缺氧和酸中毒，以及伴存的低血糖和低血钙，然后再考虑应用洋地黄及异丙肾上腺素
- 继发于新生儿持续肺动脉高压症（PPHN）者，可行 NO 吸入治疗
- 严重快速心律失常：直流电复律
- 机械心脏压塞：手术减压
- 输液应保持最低量，以免增加心脏负荷

（2）低血容量性休克

低血容量性休克的治疗

- 立即扩容，输注新鲜同型血，剂量 10～20ml/kg，按每分钟 2～3ml/kg 的速度输入，密切监护其反应，一旦恢复适当的血容量，则其他部分的液体补充应在数小时内缓慢给予

- 紧急处理后根据 Hb、RBC、HCT 做进一步补充：其计算公式为所需全血量（ml）=Hb 缺失（g%）×6（ml）× 体重（kg）

- 由于水和电解质失调引起的低血容量休克，可静脉输注相应的电解质溶液

（3）感染性休克

感染性休克的治疗

- 控制感染：早期给予强有力的抗生素和必要的清创引流

- 在使用抗生素前，要做血、尿、便、胃液、脑脊液及感染部位渗出液的培养和药敏试验，并根据结果选用敏感抗生素

- 糖皮质激素：甲泼尼龙每次 10～30mg/kg，或地塞米松每次 2～6mg/kg 静脉注射，每 4～6 小时 1 次，直到病情稳定，不超过 3 天者，可以直接停药

- 适当的扩容、应用血管活性药物及其他支持疗法。扩容可选用新鲜血、血浆或右旋糖酐，剂量为 15～20ml/kg。血管活性药物：多巴胺 5～10μg/（kg•min）、阿托品每次 0.03mg/kg、胰升血糖素 0.5～1mg/（kg•h）等，必须用微泵给药，视患者的反应调整速度

- 并发 DIC 可用微剂量肝素皮下注射（20～40U/kg，每 12 小时 1 次），吸收缓慢，能较长时间的维持稳态血浓度，而且安全有效，无出血等不良反应，也不需监测凝血指标，尤其适用于 DIC 早期高凝状态或预防 DIC

- 采用换血疗法，也常能取得良好疗效

- 革兰阴性菌感染引起的应用单克隆或多克隆抗体

- 严重感染时，使用 TNF－单克隆抗体、IL-1 受体拮抗药治疗

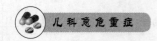

（4）窒息性休克

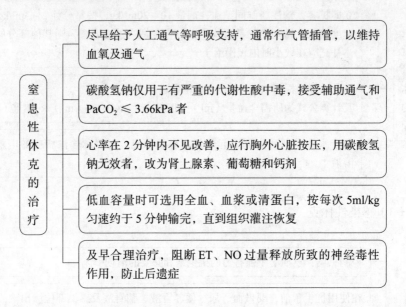

窒息性休克的治疗：

尽早给予人工通气等呼吸支持，通常行气管插管，以维持血氧及通气

碳酸氢钠仅用于有严重的代谢性酸中毒，接受辅助通气和 $PaCO_2 \leq 3.66kPa$ 者

心率在 2 分钟内不见改善，应行胸外心脏按压，用碳酸氢钠无效者，改为肾上腺素、葡萄糖和钙剂

低血容量时可选用全血、血浆或清蛋白，按每次 5ml/kg 匀速约于 5 分钟输完，直到组织灌注恢复

及早合理治疗，阻断 ET、NO 过量释放所致的神经毒性作用，防止后遗症

第六节　高血压

小儿高血压是指小儿收缩压和（或）舒张压超过其所在年龄、性别的第 95 百分位。在第 90 ~ 95 百分位者为正常血压偏高。如仅有收缩压升高，称为收缩期高血压；若仅有舒张压升高，则称舒张期高血压。在儿童期高血压急症主要表现为：高血压脑病、颅内出血、高血压合并急性左心衰竭等。

【病因】

高血压根据病因可分为原发性高血压和继发性高血压。儿童高血压多为继发性。

1. 继发性高血压

继发性高血压又称为症状性高血压，病因明确，是某种疾病的临床表现之一。

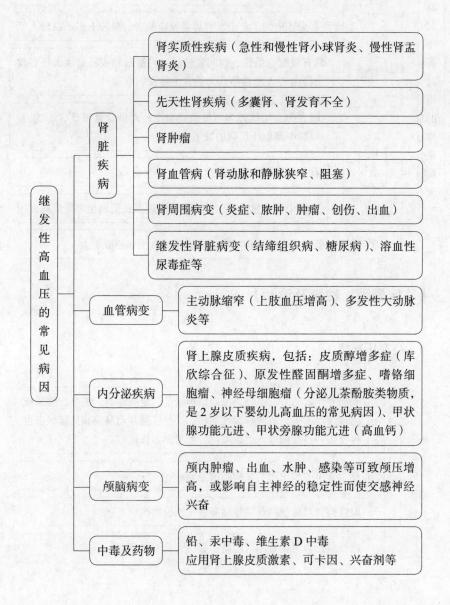

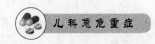
2. 原发性高血压

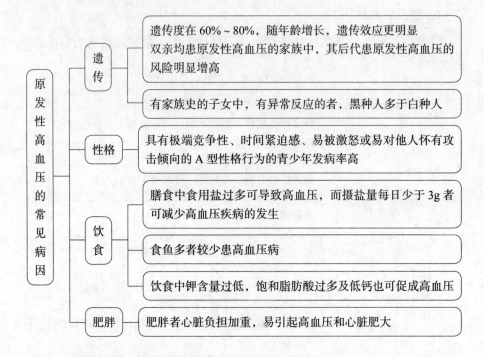

原发性高血压的常见病因

遗传
- 遗传度在 60% ~ 80%，随年龄增长，遗传效应更明显 双亲均患原发性高血压的家族中，其后代患原发性高血压的 风险明显增高
- 有家族史的子女中，有异常反应的者，黑种人多于白种人

性格
- 具有极端竞争性、时间紧迫感、易被激怒或易对他人怀有攻击倾向的 A 型性格行为的青少年发病率高

饮食
- 膳食中食用盐过多可导致高血压，而摄盐量每日少于 3g 者可减少高血压疾病的发生
- 食鱼多者较少患高血压病
- 饮食中钾含量过低，饱和脂肪酸过多及低钙也可促成高血压

肥胖
- 肥胖者心脏负担加重，易引起高血压和心脏肥大

【临床表现、检查及诊断】

1. 高血压脑病

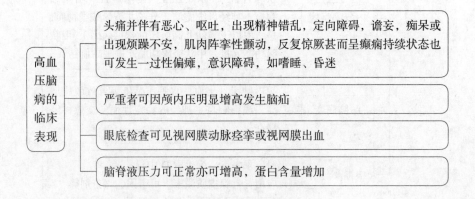

高血压脑病的临床表现
- 头痛并伴有恶心、呕吐，出现精神错乱，定向障碍，谵妄，痴呆或出现烦躁不安，肌肉阵挛性颤动，反复惊厥甚而呈癫痫持续状态也可发生一过性偏瘫，意识障碍，如嗜睡、昏迷
- 严重者可因颅内压明显增高发生脑疝
- 眼底检查可见视网膜动脉痉挛或视网膜出血
- 脑脊液压力可正常亦可增高，蛋白含量增加

2. 颅内出血

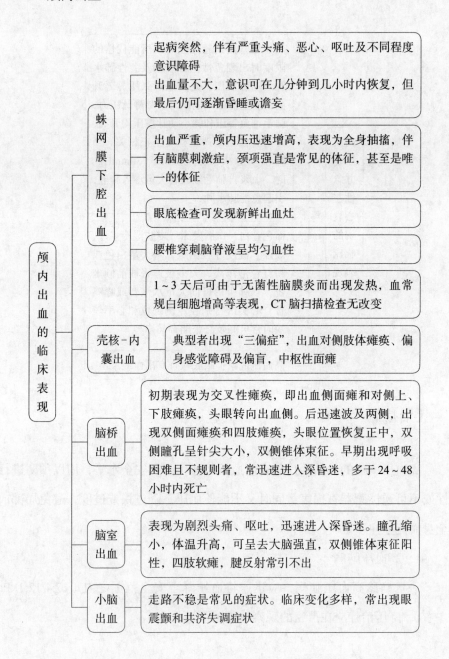

颅内出血的临床表现

蛛网膜下腔出血

起病突然，伴有严重头痛、恶心、呕吐及不同程度意识障碍

出血量不大，意识可在几分钟到几小时内恢复，但最后仍可逐渐昏睡或谵妄

出血严重，颅内压迅速增高，表现为全身抽搐，伴有脑膜刺激症，颈项强直是常见的体征，甚至是唯一的体征

眼底检查可发现新鲜出血灶

腰椎穿刺脑脊液呈均匀血性

1~3天后可由于无菌性脑膜炎而出现发热，血常规白细胞增高等表现，CT脑扫描检查无改变

壳核-内囊出血

典型者出现"三偏症"，出血对侧肢体瘫痪、偏身感觉障碍及偏盲，中枢性面瘫

脑桥出血

初期表现为交叉性瘫痪，即出血侧面瘫和对侧上、下肢瘫痪，头眼转向出血侧。后迅速波及两侧，出现双侧面瘫痪和四肢瘫痪，头眼位置恢复正中，双侧瞳孔呈针尖大小，双侧锥体束征。早期出现呼吸困难且不规则者，常迅速进入深昏迷，多于24~48小时内死亡

脑室出血

表现为剧烈头痛、呕吐，迅速进入深昏迷。瞳孔缩小，体温升高，可呈去大脑强直，双侧锥体束征阳性，四肢软瘫，腱反射常引不出

小脑出血

走路不稳是常见的症状。临床变化多样，常出现眼震颤和共济失调症状

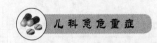

3. 高血压合并急性左心衰竭

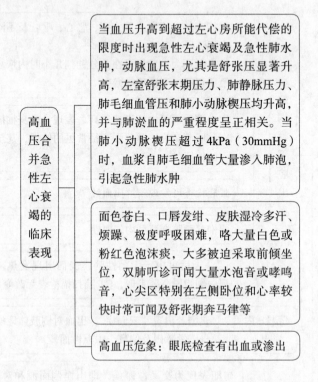

高血压合并急性左心衰竭的临床表现

当血压升高到超过左心房所能代偿的限度时出现急性左心衰竭及急性肺水肿，动脉血压，尤其是舒张压显著升高，左室舒张末期压力、肺静脉压力、肺毛细血管压和肺小动脉楔压均升高，并与肺淤血的严重程度呈正相关。当肺小动脉楔压超过 4kPa（30mmHg）时，血浆自肺毛细血管大量渗入肺泡，引起急性肺水肿

面色苍白、口唇发绀、皮肤湿冷多汗、烦躁、极度呼吸困难，咯大量白色或粉红色泡沫痰，大多被迫采取前倾坐位，双肺听诊可闻大量水泡音或哮鸣音，心尖区特别在左侧卧位和心率较快时常可闻及舒张期奔马律等

高血压危象：眼底检查有出血或渗出

【治疗】

高血压急症的最佳治疗是在使血压迅速下降到安全水平，用以预防进行性或不可逆性靶器官损害，同时又不能使血压下降过快或过度，避免局部或全身血流灌注不足。

1. 高血压脑病

一旦确诊高血压脑病，应迅速将血压降至安全范围之内（17.4/12.1kPa左右），降压治疗应在严密的观察及监测下进行。

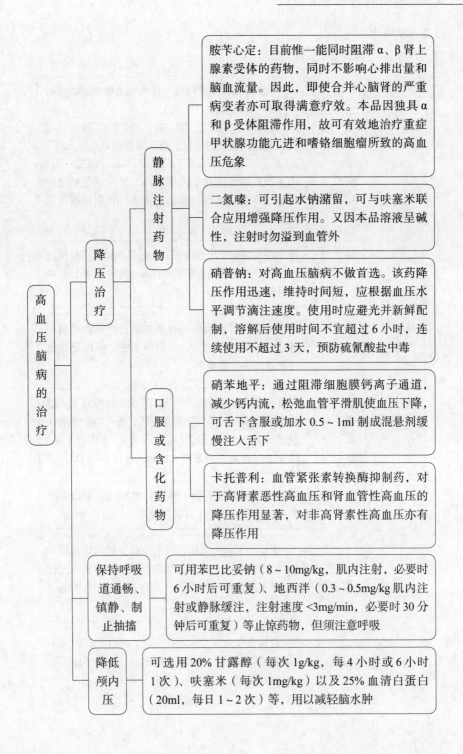

高血压脑病的治疗

降压治疗

静脉注射药物

胺苄心定：目前惟一能同时阻滞 α、β 肾上腺素受体的药物，同时不影响心排出量和脑血流量。因此，即使合并心脑肾的严重病变者亦可取得满意疗效。本品因独具 α 和 β 受体阻滞作用，故可有效地治疗重症甲状腺功能亢进和嗜铬细胞瘤所致的高血压危象

二氮嗪：可引起水钠潴留，可与呋塞米联合应用增强降压作用。又因本品溶液呈碱性，注射时勿溢到血管外

硝普钠：对高血压脑病不做首选。该药降压作用迅速，维持时间短，应根据血压水平调节滴注速度。使用时应避光并新鲜配制，溶解后使用时间不宜超过 6 小时，连续使用不超过 3 天，预防硫氰酸盐中毒

口服或含化药物

硝苯地平：通过阻滞细胞膜钙离子通道，减少钙内流，松弛血管平滑肌使血压下降，可舌下含服或加水 0.5～1ml 制成混悬剂缓慢注入舌下

卡托普利：血管紧张素转换酶抑制药，对于高肾素恶性高血压和肾血管性高血压的降压作用显著，对非高肾素性高血压亦有降压作用

保持呼吸道通畅、镇静、制止抽搐

可用苯巴比妥钠（8～10mg/kg，肌内注射，必要时 6 小时后可重复）、地西泮（0.3～0.5mg/kg 肌内注射或静脉缓注，注射速度 <3mg/min，必要时 30 分钟后可重复）等止惊药物，但须注意呼吸

降低颅内压

可选用 20% 甘露醇（每次 1g/kg，每 4 小时或 6 小时 1 次）、呋塞米（每次 1mg/kg）以及 25% 血清白蛋白（20ml，每日 1～2 次）等，用以减轻脑水肿

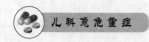
2. 颅内出血

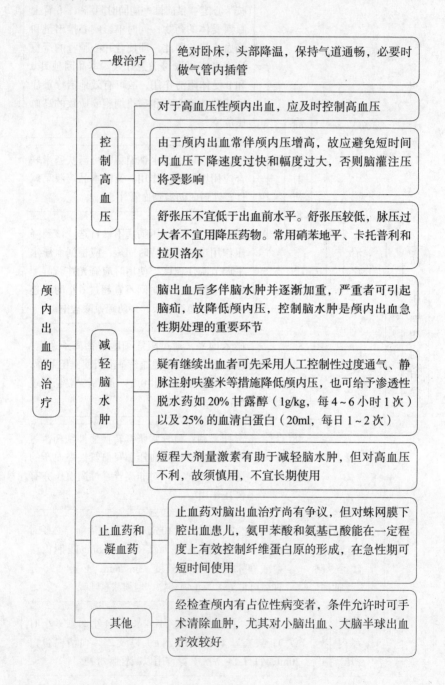

颅内出血的治疗

├ 一般治疗 — 绝对卧床，头部降温，保持气道通畅，必要时做气管内插管

├ 控制高血压
├── 对于高血压性颅内出血，应及时控制高血压
├── 由于颅内出血常伴颅内压增高，故应避免短时间内血压下降速度过快和幅度过大，否则脑灌注压将受影响
└── 舒张压不宜低于出血前水平。舒张压较低，脉压过大者不宜用降压药物。常用硝苯地平、卡托普利和拉贝洛尔

├ 减轻脑水肿
├── 脑出血后多伴脑水肿并逐渐加重，严重者可引起脑疝，故降低颅内压，控制脑水肿是颅内出血急性期处理的重要环节
├── 疑有继续出血者可先采用人工控制性过度通气、静脉注射呋塞米等措施降低颅内压，也可给予渗透性脱水药如20%甘露醇（1g/kg，每4~6小时1次）以及25%的血清白蛋白（20ml，每日1~2次）
└── 短程大剂量激素有助于减轻脑水肿，但对高血压不利，故须慎用，不宜长期使用

├ 止血药和凝血药 — 止血药对脑出血治疗尚有争议，但对蛛网膜下腔出血患儿，氨甲苯酸和氨基己酸能在一定程度上有效控制纤维蛋白原的形成，在急性期可短时间使用

└ 其他 — 经检查颅内有占位性病变者，条件允许时可手术清除血肿，尤其对小脑出血、大脑半球出血疗效较好

3. 高血压合并急性左心衰竭

（1）体位

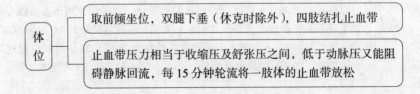

体位 ——
- 取前倾坐位，双腿下垂（休克时除外），四肢结扎止血带
- 止血带压力相当于收缩压及舒张压之间，低于动脉压又能阻碍静脉回流，每15分钟轮流将一肢体的止血带放松

（2）吗啡

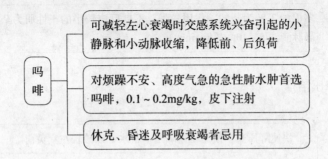

吗啡 ——
- 可减轻左心衰竭时交感系统兴奋引起的小静脉和小动脉收缩，降低前、后负荷
- 对烦躁不安、高度气急的急性肺水肿首选吗啡，0.1～0.2mg/kg，皮下注射
- 休克、昏迷及呼吸衰竭者忌用

（3）给氧

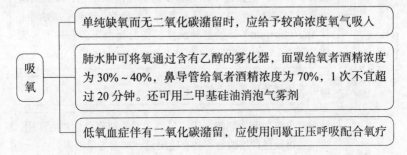

吸氧 ——
- 单纯缺氧而无二氧化碳潴留时，应给予较高浓度氧气吸入
- 肺水肿可将氧通过含有乙醇的雾化器，面罩给氧者酒精浓度为30%～40%，鼻导管给氧者酒精浓度为70%，1次不宜超过20分钟。还可用二甲基硅油消泡气雾剂
- 低氧血症伴有二氧化碳潴留，应使用间歇正压呼吸配合氧疗

（4）利尿药

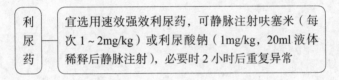

利尿药 —— 宜选用速效强效利尿药，可静脉注射呋塞米（每次1～2mg/kg）或利尿酸钠（1mg/kg，20ml液体稀释后静脉注射），必要时2小时后重复异常

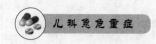

（5）洋地黄及其他正性肌力药物

洋地黄及其他正性肌力药物

对急性左心衰竭几乎都有应用洋地黄的指征。应采用作用迅速的强心药如毛花苷C（西地兰）静脉注射，1次注入洋地黄化量的1/2，余1/2分为2次，每隔4~6小时1次；如需维持疗效，可于24小时后口服地高辛维持量。如仍需继续静脉给药，每6小时注射1次1/4洋地黄化量

毒毛花苷K，1次静脉注射0.007~0.01mg/kg，如需静脉维持给药，可8~12小时重复1次，使用中注意心电监护，以防洋地黄中毒

多巴酚丁胺为新的、作用较强、不良反应较小的正性肌力药物。用法：静脉滴注5~10μg/（kg·min）

（6）降压治疗

降压治疗

快速降压药物使血压速降至正常水平以减轻左室负荷

硝普钠：高血压危象并急性左心衰竭的首选药物。强力短效血管扩张药，直接使小动脉和小静脉平滑肌松弛，降低周围血管阻力和静脉贮血，减低左室前、后负荷，改善心脏功能从1μg/（kg·min）开始静脉滴注，在监测血压的条件下，无效时每3~5分钟调整速度渐增至8μg/（kg·min）

也可选用硝苯地平或卡托普利

忌用拉贝洛尔和肼屈嗪，因拉贝洛尔对心肌有负性肌力作用，肼屈嗪可反射性增快心率和心输出量，加重心肌损害

第五章 泌尿系统急危重症

第一节 急性肾小球肾炎

急性肾小球肾炎（acute glomerulonephritis，AGN）简称急性肾炎，是以急性肾炎综合征为主要临床表现的一组疾病。临床特征为起病急，起病前多有前驱感染，主要表现以血尿为主，可有蛋白尿、水肿、高血压，并合并有急性循环充血、高血压脑病、急性肾衰竭。本病为小儿时期最常见的肾脏疾病，居我国儿童泌尿系统疾病住院患儿的首位。多见于 5 岁以上儿童，2 岁以下小儿罕见。男女比例约为 2∶1，绝大多数预后良好。

【病因】

绝大多数为 A 组 β 溶血性链球菌感染后所致，称为急性链球菌感染后肾炎（acute post streptococcal glomerulonephritis，APSGN）；较少见的病原体有肺炎链球菌、支原体和腮腺炎病毒等，称为急性非链球菌感染后肾炎。

【临床表现】

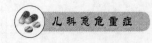
1. 典型表现

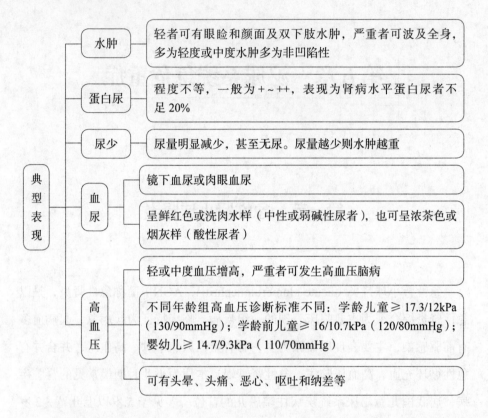

典型表现	水肿	轻者可有眼睑和颜面及双下肢水肿，严重者可波及全身，多为轻度或中度水肿多为非凹陷性
	蛋白尿	程度不等，一般为 + ~ ++，表现为肾病水平蛋白尿者不足 20%
	尿少	尿量明显减少，甚至无尿。尿量越少则水肿越重
	血尿	镜下血尿或肉眼血尿
		呈鲜红色或洗肉水样（中性或弱碱性尿者），也可呈浓茶色或烟灰样（酸性尿者）
	高血压	轻或中度血压增高，严重者可发生高血压脑病
		不同年龄组高血压诊断标准不同：学龄儿童 ≥ 17.3/12kPa（130/90mmHg）；学龄前儿童 ≥ 16/10.7kPa（120/80mmHg）；婴幼儿 ≥ 14.7/9.3kPa（110/70mmHg）
		可有头晕、头痛、恶心、呕吐和纳差等

2. 非典型表现

非典型病例需依靠链球菌前驱感染史和血清 C3 降低来确定诊断。

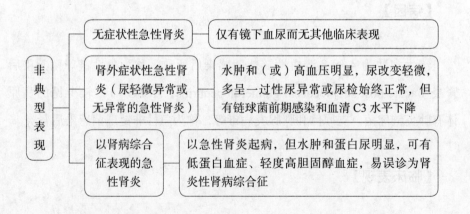

非典型表现	无症状性急性肾炎	仅有镜下血尿而无其他临床表现
	肾外症状性急性肾炎（尿轻微异常或无异常的急性肾炎）	水肿和（或）高血压明显，尿改变轻微，多呈一过性尿异常或尿检始终正常，但有链球菌前期感染和血清 C3 水平下降
	以肾病综合征表现的急性肾炎	以急性肾炎起病，但水肿和蛋白尿明显，可有低蛋白血症、轻度高胆固醇血症，易误诊为肾炎性肾病综合征

3. 严重表现

除上述一般病例的表现外，在疾病早期（2 周之内）有以下一项或多项表现：

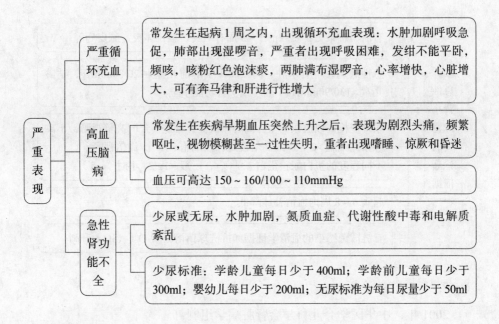

【检查】

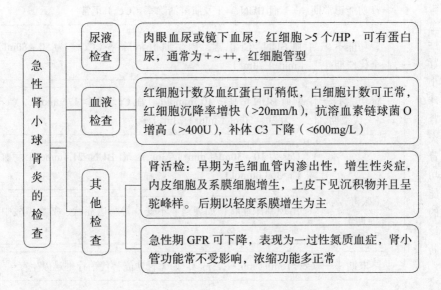

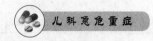

【诊断】

1. 诊断依据

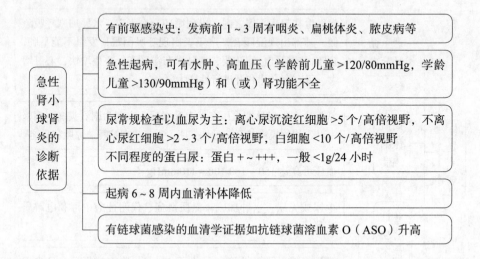

急性肾小球肾炎的诊断依据

- 有前驱感染史：发病前 1~3 周有咽炎、扁桃体炎、脓皮病等
- 急性起病，可有水肿、高血压（学龄前儿童 >120/80mmHg，学龄儿童 >130/90mmHg）和（或）肾功能不全
- 尿常规检查以血尿为主：离心尿沉淀红细胞 >5 个/高倍视野，不离心尿红细胞 >2~3 个/高倍视野，白细胞 <10 个/高倍视野 不同程度的蛋白尿：蛋白 +~+++，一般 <1g/24 小时
- 起病 6~8 周内血清补体降低
- 有链球菌感染的血清学证据如抗链球菌溶血素 O（ASO）升高

2. 肾功能的诊断

2001 年，中华医学会儿科学会肾脏病学组制订。

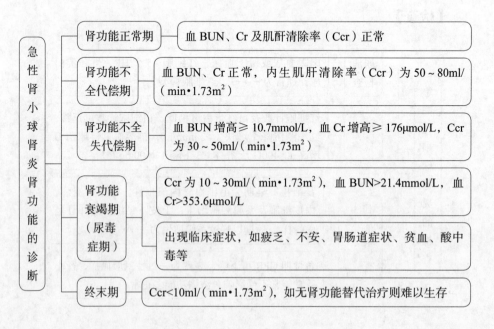

急性肾小球肾炎肾功能的诊断

- 肾功能正常期：血 BUN、Cr 及肌酐清除率（Ccr）正常
- 肾功能不全代偿期：血 BUN、Cr 正常，内生肌肝清除率（Ccr）为 50~80ml/（min·1.73m²）
- 肾功能不全失代偿期：血 BUN 增高 ≥ 10.7mmol/L，血 Cr 增高 ≥ 176μmol/L，Ccr 为 30~50ml/（min·1.73m²）
- 肾功能衰竭期（尿毒症期）：
  - Ccr 为 10~30ml/（min·1.73m²），血 BUN>21.4mmol/L，血 Cr>353.6μmol/L
  - 出现临床症状，如疲乏、不安、胃肠道症状、贫血、酸中毒等
- 终末期：Ccr<10ml/（min·1.73m²），如无肾功能替代治疗则难以生存

【鉴别诊断】

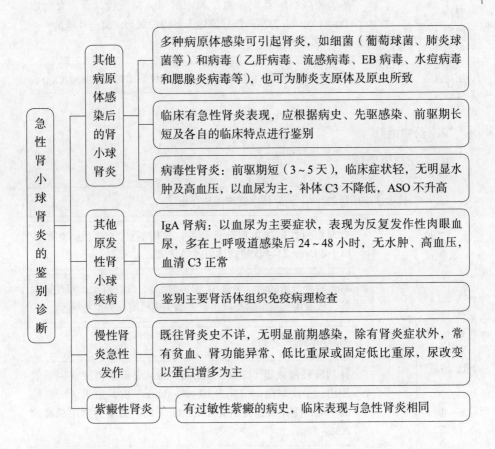

急性肾小球肾炎的鉴别诊断

其他病原体感染后的肾小球肾炎
- 多种病原体感染可引起肾炎，如细菌（葡萄球菌、肺炎球菌等）和病毒（乙肝病毒、流感病毒、EB病毒、水痘病毒和腮腺炎病毒等），也可为肺炎支原体及原虫所致
- 临床有急性肾炎表现，应根据病史、先驱感染、前驱期长短及各自的临床特点进行鉴别
- 病毒性肾炎：前驱期短（3~5天），临床症状轻，无明显水肿及高血压，以血尿为主，补体C3不降低，ASO不升高

其他原发性肾小球疾病
- IgA肾病：以血尿为主要症状，表现为反复发作性肉眼血尿，多在上呼吸道感染后24~48小时，无水肿、高血压，血清C3正常
- 鉴别主要肾活体组织免疫病理检查

慢性肾炎急性发作
- 既往肾炎史不详，无明显前期感染，除有肾炎症状外，常有贫血、肾功能异常、低比重尿或固定低比重尿，尿改变以蛋白增多为主

紫癜性肾炎
- 有过敏性紫癜的病史，临床表现与急性肾炎相同

【治疗】

1. 一般治疗

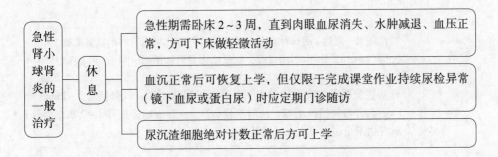

急性肾小球肾炎的一般治疗

休息
- 急性期需卧床2~3周，直到肉眼血尿消失、水肿减退、血压正常，方可下床做轻微活动
- 血沉正常后可恢复上学，但仅限于完成课堂作业持续尿检异常（镜下血尿或蛋白尿）时应定期门诊随访
- 尿沉渣细胞绝对计数正常后方可上学

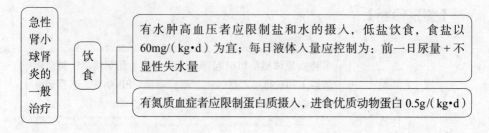

急性肾小球肾炎的一般治疗 —— 饮食
- 有水肿高血压者应限制盐和水的摄入，低盐饮食，食盐以 60mg/（kg·d）为宜；每日液体入量应控制为：前一日尿量＋不显性失水量
- 有氮质血症者应限制蛋白质摄入，进食优质动物蛋白 0.5g/（kg·d）

2. 药物治疗

（1）控制感染灶

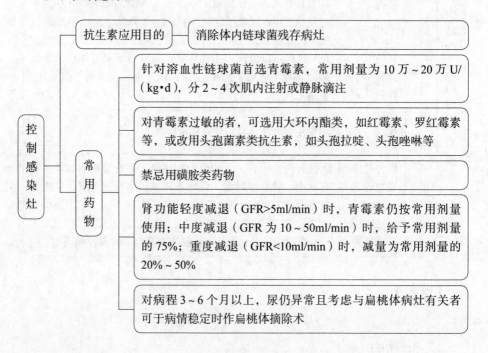

控制感染灶
- 抗生素应用目的 —— 消除体内链球菌残存病灶
- 常用药物
  - 针对溶血性链球菌首选青霉素，常用剂量为 10 万～20 万 U/（kg·d），分 2～4 次肌内注射或静脉滴注
  - 对青霉素过敏的者，可选用大环内酯类，如红霉素、罗红霉素等，或改用头孢菌素类抗生素，如头孢拉啶、头孢唑啉等
  - 禁忌用磺胺类药物
  - 肾功能轻度减退（GFR>5ml/min）时，青霉素仍按常用剂量使用；中度减退（GFR 为 10～50ml/min）时，给予常用剂量的 75%；重度减退（GFR<10ml/min）时，减量为常用剂量的 20%～50%
  - 对病程 3～6 个月以上，尿仍异常且考虑与扁桃体病灶有关者可于病情稳定时作扁桃体摘除术

（2）消除水肿

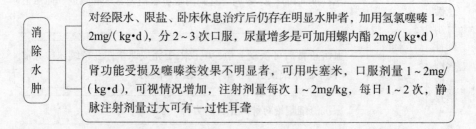

消除水肿
- 对经限水、限盐、卧床休息治疗后仍存在明显水肿者，加用氢氯噻嗪 1～2mg/（kg·d），分 2～3 次口服，尿量增多是可加用螺内酯 2mg/（kg·d）
- 肾功能受损及噻嗪类效果不明显者，可用呋塞米，口服剂量 1～2mg/（kg·d），可视情况增加，注射剂量每次 1～2mg/kg，每日 1～2 次，静脉注射剂量过大可有一过性耳聋

（3）控制血压

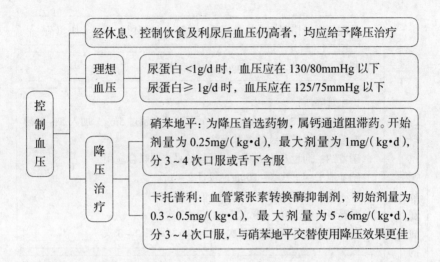

控制血压
- 经休息、控制饮食及利尿后血压仍高者，均应给予降压治疗
- 理想血压
  - 尿蛋白 <1g/d 时，血压应在 130/80mmHg 以下
  - 尿蛋白 ≥1g/d 时，血压应在 125/75mmHg 以下
- 降压治疗
  - 硝苯地平：为降压首选药物，属钙通道阻滞药。开始剂量为 0.25mg/（kg·d），最大剂量为 1mg/（kg·d），分 3~4 次口服或舌下含服
  - 卡托普利：血管紧张素转换酶抑制剂，初始剂量为 0.3~0.5mg/（kg·d），最大剂量为 5~6mg/（kg·d），分 3~4 次口服，与硝苯地平交替使用降压效果更佳

3. 重症治疗

（1）高血压脑病的治疗

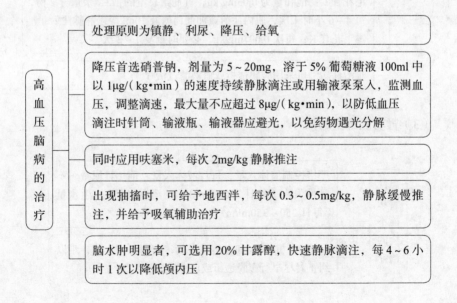

高血压脑病的治疗
- 处理原则为镇静、利尿、降压、给氧
- 降压首选硝普钠，剂量为 5~20mg，溶于 5% 葡萄糖液 100ml 中以 1μg/（kg·min）的速度持续静脉滴注或用输液泵泵入，监测血压，调整滴速，最大量不应超过 8μg/（kg·min），以防低血压滴注时针筒、输液瓶、输液器应避光，以免药物遇光分解
- 同时应用呋塞米，每次 2mg/kg 静脉推注
- 出现抽搐时，可给予地西泮，每次 0.3~0.5mg/kg，静脉缓慢推注，并给予吸氧辅助治疗
- 脑水肿明显者，可选用 20% 甘露醇，快速静脉滴注，每 4~6 小时 1 次以降低颅内压

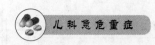

（2）严重循环充血的治疗

严重循环充血的治疗

- 处理原则严格限制水、盐摄入，矫正水钠潴留，减轻心脏负荷

- 利尿：呋塞米，每次 2mg/kg 静脉推注

- 扩血管降压：
  酚妥拉明：0.2～0.3mg/kg（每次用量不应超过 5mg）加入 5% 葡萄糖溶液中缓慢持续的静脉滴注
  硝普钠：剂量及用法同上。可与酚妥拉明联合应用
  硝苯地平：每次 5～10mg；每日 2～3 次
  肼屈嗪（肼苯哒嗪），每次 1mg，每日 3 次
  哌唑嗪，每次 0.5～1mg，每日 2～3 次
  卡托普利（开搏通），每次 0.5mg/kg，每日 2～3 次

- 一般不主张使用洋地黄类药物。如必须使用，应注意肾功能不全及电解质紊乱情况下洋地黄剂量应减少
  常用强心剂：
  毛花苷 C：饱和量为 0.03mg/kg，首剂给总量的 1/2，余量分 2 份，每 4～6 小时 1 次，肌内注射或加葡萄糖液 10ml 缓慢静脉注射
  毒毛花苷 K：每次 0.007mg/kg，必要时重复 1～2 次

- 难治性病例可采用腹膜透析或血液滤过治疗

（3）肾功能不全的治疗

急性肾功能不全的治疗

- 严格控制液体入量，每日液体入量＝前 1 日尿量＋不显性失水（每日 300ml/m²）＋吐泻丢失量－内生水量（每日 250～350ml/m²）

- 保持水、酸碱度和电解质平衡，监测血钾变化，难以纠正者尽早行腹膜透析或血液滤过治疗

4. 血液净化治疗

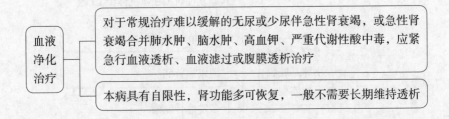

第二节　急进性肾小球肾炎

急进性肾小球肾炎（rapid progtessive golmerulonephritis，RPGN），是一组起病急骤，伴有血尿、蛋白尿、管型尿、高血压和水肿，常有持续性少尿或无尿以及进行性肾功能减退的急性肾炎综合征。其病理特征为肾小球囊内细胞增生，纤维蛋白沉着，广泛的新月体形成，故又称新月体性肾炎（Crescent glomerulonephritis，CGN）。该病进展迅速，预后严重，临床上应高度重视。

【病因】

急进性肾小球肾炎是由多种原因所致的一组疾病，包括原发性急进性肾小球肾炎；继发于全身性疾病如系统性红斑狼疮的肾小球肾炎；在原发性肾小球病（如系膜毛细血管性肾小球肾炎）的基础上形成广泛的新月体，即病理类型转化而来的新月体性肾小球肾炎。本病可分类如下：

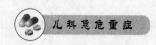

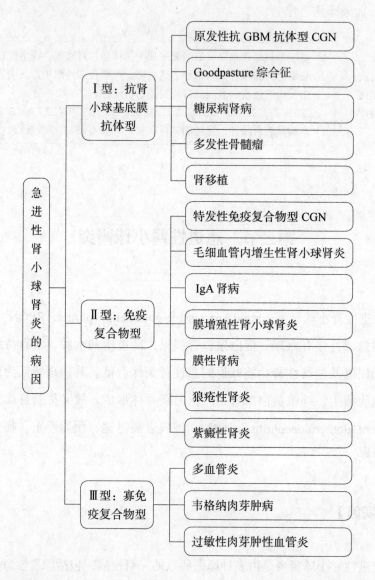

【临床表现】

青春期或年长儿多见，男孩多于女孩。1/3～1/2 患者有上呼吸道感染前驱病史，病前 2～3 周内可有疲乏、无力、发热、关节痛等症状。

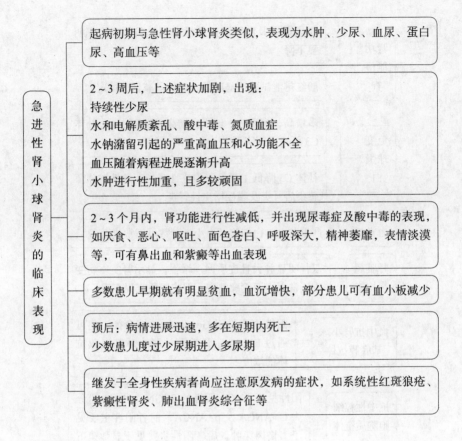

急进性肾小球肾炎的临床表现

- 起病初期与急性肾小球肾炎类似，表现为水肿、少尿、血尿、蛋白尿、高血压等

- 2～3周后，上述症状加剧，出现：
  持续性少尿
  水和电解质紊乱、酸中毒、氮质血症
  水钠潴留引起的严重高血压和心功能不全
  血压随着病程进展逐渐升高
  水肿进行性加重，且多较顽固

- 2～3个月内，肾功能进行性减低，并出现尿毒症及酸中毒的表现，如厌食、恶心、呕吐、面色苍白、呼吸深大，精神萎靡，表情淡漠等，可有鼻出血和紫癜等出血表现

- 多数患儿早期就有明显贫血，血沉增快，部分患儿可有血小板减少

- 预后：病情进展迅速，多在短期内死亡
  少数患儿度过少尿期进入多尿期

- 继发于全身性疾病者尚应注意原发病的症状，如系统性红斑狼疮、紫癜性肾炎、肺出血肾炎综合征等

【检查】

1. 一般检查

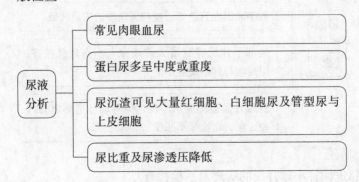

尿液分析

- 常见肉眼血尿
- 蛋白尿多呈中度或重度
- 尿沉渣可见大量红细胞、白细胞尿及管型尿与上皮细胞
- 尿比重及尿渗透压降低

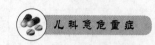

肾功能检查	血尿素氮及血肌酐进行性升高，肌酐清除率明显下降
	酚红排泄试验明显减低，尿比重减低或恒定
免疫球蛋白	多增高，表现为γ球蛋白增高，IgG增高，补体C3可正常或降低
	补体C3降低主要见于狼疮性肾炎、急性链球菌感染后肾炎及膜性增生性肾炎
血常规	严重贫血，白细胞及血小板计数可正常或增高
肾脏超声检查	双肾明显肿大且皮质回声增强，显示肾实质病变或正常大小而轮廓整齐，但皮髓质交界不清
血中抗肾小球基底膜抗体	阳性主要见于Goodpasture综合征，还可通过ELISA定量检测抗肾小球基底膜抗体的浓度
抗中性粒细胞胞质抗体（ANCA）	阳性见于ANCA阳性的RPGN，ANCA可分为C-ANCA及p-ANCA，前者阳性主要见于韦格肉芽肿，后者阳性主要见于显微镜下结节性多动脉炎即特发性RPGN
影像学检查	核素肾图显示肾脏灌注和滤过减少
	数字减影血管造影可发现无功能的皮质区域
	腹部平片见肾脏增大或正常大小而轮廓整齐，但皮质与髓质交界不清
	静脉肾盂造影显示不良，但肾动脉造影血管内径正常，血流量不减少

2. 急进性肾小球肾炎的病理及活检检查

光镜	广泛新月体形成，新月体体积大，分布广泛，常累及 50% 以上肾小球囊腔，相邻肾小球毛细血管袢坏死

免疫荧光

免疫病理是区别 3 种急进性肾炎的主要依据：
Ⅰ型 RPGN 免疫球蛋白（主要是 IgG 和 C3）沿肾小球毛细血管基底膜呈细线状沉积
Ⅱ型 IgG 和 C3 在系膜区或沿毛细血管壁呈颗粒状沉积
Ⅲ型肾小球内无或仅有微量的免疫复合物

继发于免疫复合物肾炎的急进性肾炎同时还有原发病的免疫荧光表现，如继发于 IgA 肾病者，主要表现为系膜区 IgA 弥漫性沉积

继发于感染后肾小球肾炎的急进性肾炎表现为免疫球蛋白和补体尤其 C3 在毛细血管袢呈粗大颗粒或团块状的沉积

继发于膜性肾病者可见 IgG 沿毛细血管呈细颗粒状沉积，膜性肾病可合并抗 GBM 肾炎，这时 IgG 沿毛细血管基底膜的细线状沉积在细颗粒状沉积的下面

寡免疫复合物型急进性肾炎肾脏免疫荧光染色一般呈阴性或微弱阳性，偶尔可见散在 IgM 和 C3 沉积，在新月体或血栓中可有纤维蛋白原染色阳性

与光镜和免疫病理相对应

电镜

抗 GBM 肾炎和寡免疫复合物型急进性肾炎电镜下没有电子致密物（免疫复合物）沉积，可见到毛细血管基底膜和肾小球囊基底膜断裂，伴中性粒细胞和单核细胞浸润

有多量电子致密的免疫复合物的沉积，沉积部位取决于原发性肾小球肾炎的类型，主要在系膜区和内皮下，有时也可见毛细血管和肾小球球囊基底膜断裂缺口

继发于免疫复合物肾炎的急进性肾炎电子致密物沉积部位取决于原发性肾小球肾炎的类型，可见于系膜区，上皮下或内皮下，有时也可见毛细血管和肾小球球囊基底膜断裂缺口

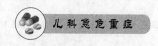

【诊断】

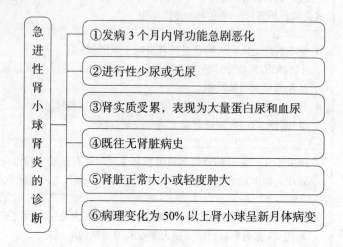

急进性肾小球肾炎的诊断
- ①发病 3 个月内肾功能急剧恶化
- ②进行性少尿或无尿
- ③肾实质受累，表现为大量蛋白尿和血尿
- ④既往无肾脏病史
- ⑤肾脏正常大小或轻度肿大
- ⑥病理变化为 50% 以上肾小球呈新月体病变

具备上述①~③项者，可考虑为急进性肾炎；如果肾组织病理提示 50% 以上的肾小球形成新月体，且新月体面积占肾小球截面积的 50% 以上则可明确诊断。

【鉴别诊断】

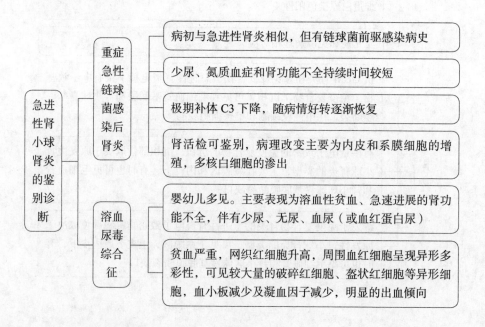

急进性肾小球肾炎的鉴别诊断

重症急性链球菌感染后肾炎
- 病初与急进性肾炎相似，但有链球菌前驱感染病史
- 少尿、氮质血症和肾功能不全持续时间较短
- 极期补体 C3 下降，随病情好转逐渐恢复
- 肾活检可鉴别，病理改变主要为内皮和系膜细胞的增殖，多核白细胞的渗出

溶血尿毒综合征
- 婴幼儿多见。主要表现为溶血性贫血、急速进展的肾功能不全，伴有少尿、无尿、血尿（或血红蛋白尿）
- 贫血严重，网织红细胞升高，周围血红细胞呈现异形多彩性，可见较大量的破碎红细胞、盔状红细胞等异形细胞，血小板减少及凝血因子减少，明显的出血倾向

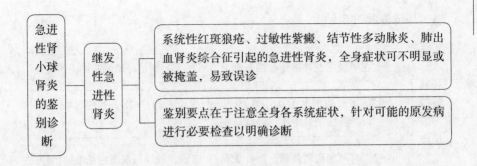

急进性肾小球肾炎的鉴别诊断 — 继发性急进性肾炎：
- 系统性红斑狼疮、过敏性紫癜、结节性多动脉炎、肺出血肾炎综合征引起的急进性肾炎，全身症状可不明显或被掩盖，易致误诊
- 鉴别要点在于注意全身各系统症状，针对可能的原发病进行必要检查以明确诊断

【治疗】

积极、规范地使用皮质激素及细胞毒药物，早期予以透析治疗。

1. 一般治疗

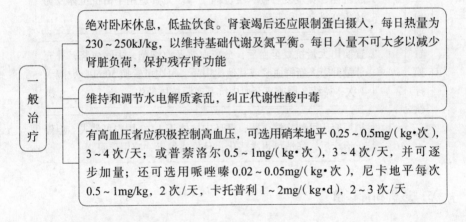

一般治疗：
- 绝对卧床休息，低盐饮食。肾衰竭后还应限制蛋白摄入，每日热量为 230～250kJ/kg，以维持基础代谢及氮平衡。每日入量不可太多以减少肾脏负荷，保护残存肾功能
- 维持和调节水电解质紊乱，纠正代谢性酸中毒
- 有高血压者应积极控制高血压，可选用硝苯地平 0.25～0.5mg/（kg•次），3～4 次/天；或普萘洛尔 0.5～1mg/（kg•次），3～4 次/天，并可逐步加量；还可选用哌唑嗪 0.02～0.05mg/（kg•次），尼卡地平每次 0.5～1mg/kg，2 次/天，卡托普利 1～2mg/（kg•d），2～3 次/天

2. 甲泼尼龙冲击疗法

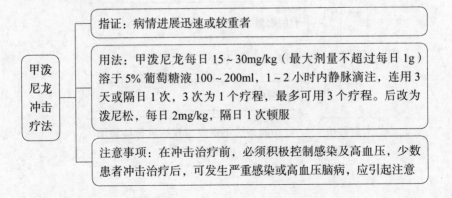

甲泼尼龙冲击疗法：
- 指证：病情进展迅速或较重者
- 用法：甲泼尼龙每日 15～30mg/kg（最大剂量不超过每日 1g）溶于 5% 葡萄糖液 100～200ml，1～2 小时内静脉滴注，连用 3 天或隔日 1 次，3 次为 1 个疗程，最多可用 3 个疗程。后改为泼尼松，每日 2mg/kg，隔日 1 次顿服
- 注意事项：在冲击治疗前，必须积极控制感染及高血压，少数患者冲击治疗后，可发生严重感染或高血压脑病，应引起注意

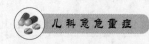

3. 环磷酰胺冲击治疗

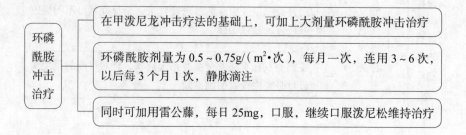

环磷酰胺冲击治疗

- 在甲泼尼龙冲击疗法的基础上，可加上大剂量环磷酰胺冲击治疗
- 环磷酰胺剂量为 $0.5 \sim 0.75g/(m^2 \cdot 次)$，每月一次，连用 $3 \sim 6$ 次，以后每 3 个月 1 次，静脉滴注
- 同时可加用雷公藤，每日 25mg，口服，继续口服泼尼松维持治疗

4. 血浆置换疗法和免疫吸附治疗

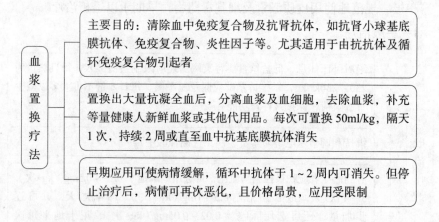

血浆置换疗法

- 主要目的：清除血中免疫复合物及抗肾抗体，如抗肾小球基底膜抗体、免疫复合物、炎性因子等。尤其适用于由抗抗体及循环免疫复合物引起者
- 置换出大量抗凝全血后，分离血浆及血细胞，去除血浆，补充等量健康人新鲜血浆或其他代用品。每次可置换 50ml/kg，隔天 1 次，持续 2 周或直至血中抗基底膜抗体消失
- 早期应用可使病情缓解，循环中抗体于 $1 \sim 2$ 周内可消失。但停止治疗后，病情可再次恶化，且价格昂贵，应用受限制

5. 透析和肾移植

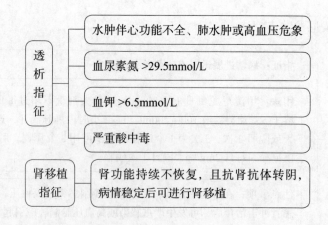

透析指征

- 水肿伴心功能不全、肺水肿或高血压危象
- 血尿素氮 >29.5mmol/L
- 血钾 >6.5mmol/L
- 严重酸中毒

肾移植指征

- 肾功能持续不恢复，且抗肾抗体转阴，病情稳定后可进行肾移植

第三节　溶血尿毒综合征

溶血尿毒综合征（hemolytic uremic syndrome，HUS）是指以微血管病性溶血性贫血、急性肾功能衰竭和血小板减少为临床特征的综合征。主要见于婴幼儿及学龄儿童，以春季及初夏多发，部分地区有流行趋势，是儿童急性少尿型肾功能衰竭的常见病因之一。

【病因】

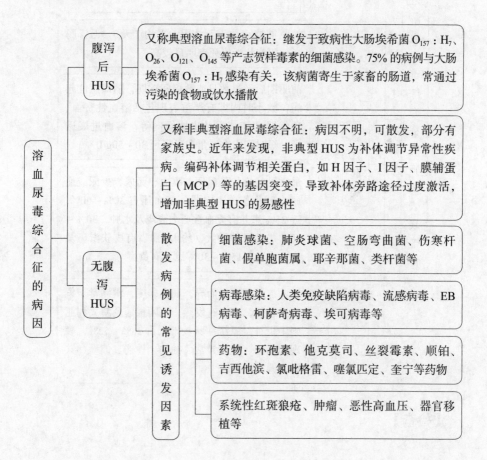

溶血尿毒综合征的病因

- 腹泻后HUS：又称典型溶血尿毒综合征：继发于致病性大肠埃希菌 O_{157} : H_7、O_{26}、O_{121}、O_{145} 等产志贺样毒素的细菌感染。75% 的病例与大肠埃希菌 O_{157} : H_7 感染有关，该病菌寄生于家畜的肠道，常通过污染的食物或饮水播散

- 无腹泻HUS：
  - 又称非典型溶血尿毒综合征：病因不明，可散发，部分有家族史。近年来发现，非典型 HUS 为补体调节异常性疾病。编码补体调节相关蛋白，如 H 因子、I 因子、膜辅蛋白（MCP）等的基因突变，导致补体旁路途径过度激活，增加非典型 HUS 的易感性
  - 散发病例的常见诱发因素：
    - 细菌感染：肺炎球菌、空肠弯曲菌、伤寒杆菌、假单胞菌属、耶辛那菌、类杆菌等
    - 病毒感染：人类免疫缺陷病毒、流感病毒、EB 病毒、柯萨奇病毒、埃可病毒等
    - 药物：环孢素、他克莫司、丝裂霉素、顺铂、吉西他滨、氯吡格雷、噻氯匹定、奎宁等药物
    - 系统性红斑狼疮、肿瘤、恶性高血压、器官移植等

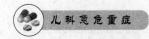

【临床表现】

主要发生于婴幼儿和儿童，男性多见。散发多见，少数地区呈暴发流行，国内以晚春及初夏为高峰。典型临床表现为：

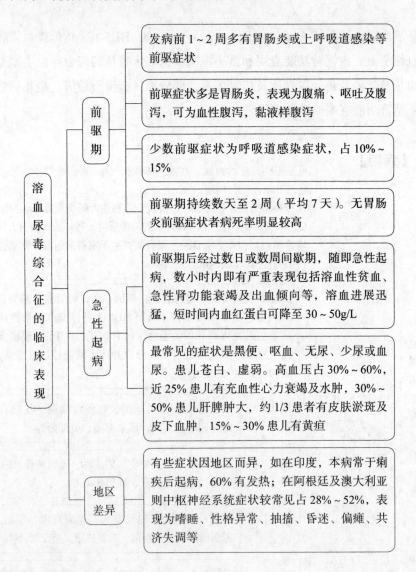

溶血尿毒综合征的临床表现

前驱期
- 发病前1~2周多有胃肠炎或上呼吸道感染等前驱症状
- 前驱症状多是胃肠炎，表现为腹痛、呕吐及腹泻，可为血性腹泻，黏液样腹泻
- 少数前驱症状为呼吸道感染症状，占10%~15%
- 前驱期持续数天至2周（平均7天）。无胃肠炎前驱症状者病死率明显较高

急性起病
- 前驱期后经过数日或数周间歇期，随即急性起病，数小时内即有严重表现包括溶血性贫血、急性肾功能衰竭及出血倾向等，溶血进展迅猛，短时间内血红蛋白可降至30~50g/L
- 最常见的症状是黑便、呕血、无尿、少尿或血尿。患儿苍白、虚弱。高血压占30%~60%，近25%患儿有充血性心力衰竭及水肿，30%~50%患儿肝脾肿大，约1/3患者有皮肤淤斑及皮下血肿，15%~30%患儿有黄疸

地区差异
- 有些症状因地区而异，如在印度，本病常于痢疾后起病，60%有发热；在阿根廷及澳大利亚则中枢神经系统症状较常见占28%~52%，表现为嗜睡、性格异常、抽搐、昏迷、偏瘫、共济失调等

【检查】

有中重度贫血

由于急性溶血，血红蛋白下降明显，可降至 30~50g/L
网织红细胞明显增高，常在 5% 以上，有时可高达 18%~22%

周围血象特征性的改变是红细胞形态异常，表现为大小不等、
嗜多染、三角形、芒刺状及红细胞碎片等

白细胞增多可见于 85% 的患者，可见中性粒细胞核左移。90% 病
例病初即有血小板减少，平均值为 $75 \times 10^9/L$，大多在 2 周内恢
复正常

正常凝血实验（PT，APTT，纤维蛋白降解产物，D-dimer）

血液检查

可见不同程度的血尿、红细胞碎片，10% 有肉眼血尿，严重溶
血者可有血红蛋白尿

存在程度不等的蛋白尿、白细胞及管型

尿常规

呈增生性骨髓象，有核红细胞明显增多，粒系也增
多，巨核细胞正常

骨髓象

肝酶升高和间接胆红素升高，LDH、CK 升高

血清 BUN、肌酐、尿酸和血钾增高

肝肾功能检查

通常为阴性，但肺炎球菌感染相关的 HUS 可为阳性。
血管内游离血红蛋白增高，提示血管内溶血

Coombs试验

是确诊依据并可估计预后，对不典型的 HUS 具有决定性的诊
断意义

急性期主要表现为肾小球内毛细血管袢内纤维素样血栓，内皮
细胞肿胀，导致管腔闭塞；系膜也可增生或出现系膜溶解；出
入球动脉甚至小叶间动脉也可发现血栓

如病情迁延不愈，则在肾组织内可能难以发现血栓，而代之以
肾小球硬化、肾小管萎缩与间质纤维化等慢性改变

肾活检

溶血尿毒综合征的检查

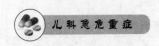

【诊断】

典型 HUS 病例诊断不难，凡有前驱症状后突然出现溶血性贫血、血小板减少及急性肾衰竭三大特征者应考虑本病的诊断。症状不典型者可做肾活检，如发现显著的小血管病变和血栓形成有助诊断。

【鉴别诊断】

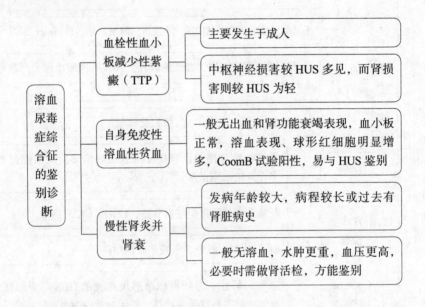

溶血尿毒症综合征的鉴别诊断

- 血栓性血小板减少性紫癜（TTP）
  - 主要发生于成人
  - 中枢神经损害较 HUS 多见，而肾损害则较 HUS 为轻
- 自身免疫性溶血性贫血
  - 一般无出血和肾功能衰竭表现，血小板正常，溶血表现、球形红细胞明显增多，CoomB 试验阳性，易与 HUS 鉴别
- 慢性肾炎并肾衰
  - 发病年龄较大，病程较长或过去有肾脏病史
  - 一般无溶血，水肿更重，血压更高，必要时需做肾活检，方能鉴别

【治疗】

综合治疗：维持水、电解质平衡，营养支持，纠正贫血，积极处理少尿、高血压，急性肾功能衰竭患儿应及早进行透析等。

1. 一般治疗

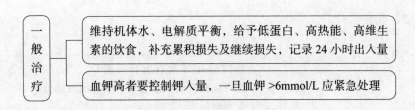

一般治疗 —— 维持机体水、电解质平衡，给予低蛋白、高热能、高维生素的饮食，补充累积损失及继续损失，记录 24 小时出入量

—— 血钾高者要控制钾入量，一旦血钾 >6mmol/L 应紧急处理

2. 对症治疗

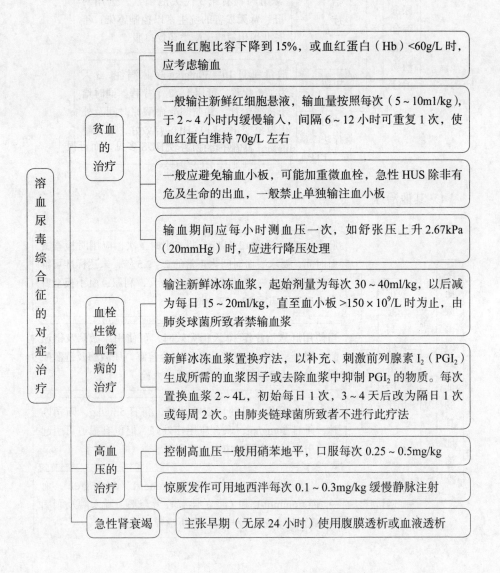

溶血尿毒综合征的对症治疗

贫血的治疗 —— 当血红胞比容下降到 15%，或血红蛋白（Hb）<60g/L 时，应考虑输血

—— 一般输注新鲜红细胞悬液，输血量按照每次（5~10ml/kg），于 2~4 小时内缓慢输入，间隔 6~12 小时可重复 1 次，使血红蛋白维持 70g/L 左右

—— 一般应避免输血小板，可能加重微血栓，急性 HUS 除非有危及生命的出血，一般禁止单独输注血小板

—— 输血期间应每小时测血压一次，如舒张压上升 2.67kPa（20mmHg）时，应进行降压处理

血栓性微血管病的治疗 —— 输注新鲜冰冻血浆，起始剂量为每次 30~40ml/kg，以后减为每日 15~20ml/kg，直至血小板 >150×10^9/L 时为止，由肺炎球菌所致者禁输血浆

—— 新鲜冰冻血浆置换疗法，以补充、刺激前列腺素 I_2（PGI$_2$）生成所需的血浆因子或去除血浆中抑制 PGI$_2$ 的物质。每次置换血浆 2~4L，初始每日 1 次，3~4 天后改为隔日 1 次或每周 2 次。由肺炎链球菌所致者不进行此疗法

高血压的治疗 —— 控制高血压一般用硝苯地平，口服每次 0.25~0.5mg/kg

—— 惊厥发作可用地西泮每次 0.1~0.3mg/kg 缓慢静脉注射

急性肾衰竭 —— 主张早期（无尿 24 小时）使用腹膜透析或血液透析

3. 药物治疗

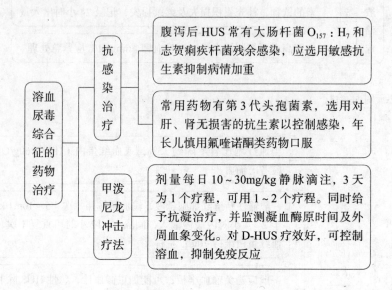

溶血尿毒综合征的药物治疗

抗感染治疗
- 腹泻后 HUS 常有大肠杆菌 O_{157}：H_7 和志贺痢疾杆菌残余感染，应选用敏感抗生素抑制病情加重
- 常用药物有第 3 代头孢菌素，选用对肝、肾无损害的抗生素以控制感染，年长儿慎用氟喹诺酮类药物口服

甲泼尼龙冲击疗法
- 剂量每日 10～30mg/kg 静脉滴注，3 天为 1 个疗程，可用 1～2 个疗程。同时给予抗凝治疗，并监测凝血酶原时间及外周血象变化。对 D-HUS 疗效好，可控制溶血，抑制免疫反应

4. 其他治疗

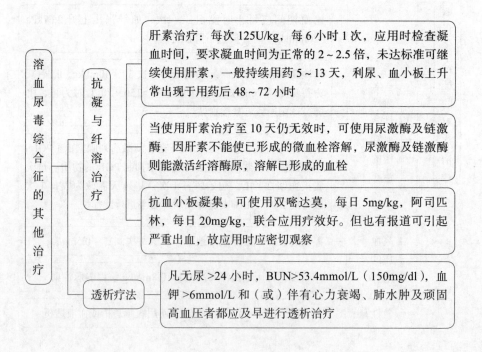

溶血尿毒综合征的其他治疗

抗凝与纤溶治疗
- 肝素治疗：每次 125U/kg，每 6 小时 1 次，应用时检查凝血时间，要求凝血时间为正常的 2～2.5 倍，未达标准可继续使用肝素，一般持续用药 5～13 天，利尿、血小板上升常出现于用药后 48～72 小时
- 当使用肝素治疗至 10 天仍无效时，可使用尿激酶及链激酶，因肝素不能使已形成的微血栓溶解，尿激酶及链激酶则能激活纤溶酶原，溶解已形成的血栓
- 抗血小板凝集，可使用双嘧达莫，每日 5mg/kg，阿司匹林，每日 20mg/kg，联合应用疗效好。但也有报道可引起严重出血，故应用时应密切观察

透析疗法
- 凡无尿 >24 小时，BUN>53.4mmol/L（150mg/dl），血钾 >6mmol/L 和（或）伴有心力衰竭、肺水肿及顽固高血压者都应及早进行透析治疗

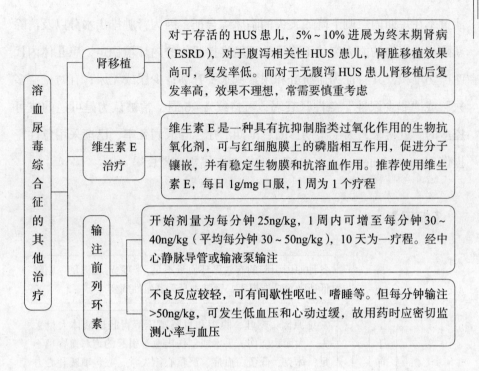

【预后】

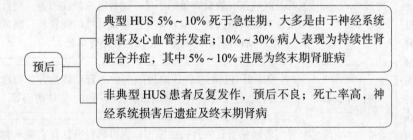

第四节 急性肾衰竭

急性肾功能衰竭（acute renal failure，ARF）是由多种原因引起的肾小球

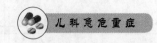

滤过率在短期内急剧下降或丧失的临床综合征，因为肾脏排出水分以及清除新陈代谢废物的能力突然下降导致不能维持肌体的内环境稳定，患儿体内代谢产物堆积，其特征为血肌酐和尿素氮水平升高；少尿或无尿；有时见"多尿"或"非少尿性"急性肾衰竭；可持续 4~6 周，常被认为是可逆的或可痊愈的。近年来，为了早期诊断、早期治疗、降低病死率，已渐采用急性肾损伤（acute kidney injury，AKI）的概念取代急性肾衰竭。

【病因】

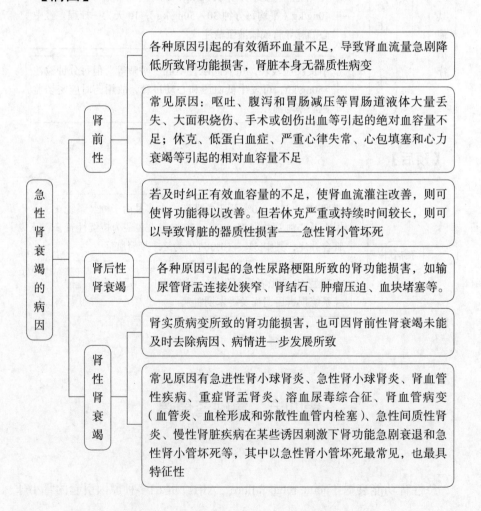

急性肾衰竭的病因

肾前性
- 各种原因引起的有效循环血量不足，导致肾血流量急剧降低所致肾功能损害，肾脏本身无器质性病变
- 常见原因：呕吐、腹泻和胃肠减压等胃肠道液体大量丢失、大面积烧伤、手术或创伤出血等引起的绝对血容量不足；休克、低蛋白血症、严重心律失常、心包填塞和心力衰竭等引起的相对血容量不足
- 若及时纠正有效血容量的不足，使肾血流灌注改善，则可使肾功能得以改善。但若休克严重或持续时间较长，则可以导致肾脏的器质性损害——急性肾小管坏死

肾后性肾衰竭
- 各种原因引起的急性尿路梗阻所致的肾功能损害，如输尿管肾盂连接处狭窄、肾结石、肿瘤压迫、血块堵塞等。

肾性肾衰竭
- 肾实质病变所致的肾功能损害，也可因肾前性肾衰竭未能及时去除病因、病情进一步发展所致
- 常见原因有急进性肾小球肾炎、急性肾小球肾炎、肾血管性疾病、重症肾盂肾炎、溶血尿毒综合征、肾血管病变（血管炎、血栓形成和弥散性血管内栓塞）、急性间质性肾炎、慢性肾脏疾病在某些诱因刺激下肾功能急剧衰退和急性肾小管坏死等，其中以急性肾小管坏死最常见，也最具特征性

【临床表现】

急性肾功能衰竭是一组综合征，可由许多不同疾病引起。引起肾功能衰竭的原发病很多，如休克、严重感染、严重创伤、溶血、烧伤、中毒、心跳骤停等。急性肾功能衰竭，其最突出的表现也就是其原发病本身的表现。少尿或无尿以及氮质血症是急性肾功能衰竭的两个主要特征。因此，在出现上述疾病后，应精确记录患儿每小时的出入量，一旦尿量突然减少而未发现其他原因时，就应考虑可能是肾功能衰竭的最早表现。当肾功能衰竭持续一段时间后，随后就会出现一系列的代谢紊乱。

1. 氮质血症

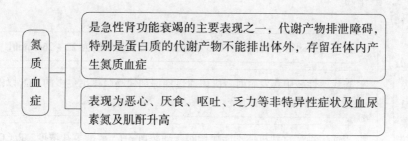

氮质血症 —— 是急性肾功能衰竭的主要表现之一，代谢产物排泄障碍，特别是蛋白质的代谢产物不能排出体外，存留在体内产生氮质血症

表现为恶心、厌食、呕吐、乏力等非特异性症状及血尿素氮及肌酐升高

2. 电解质紊乱

电解质紊乱同样也是急性肾功能衰竭的主要表现。低钠血症、高钾血症是急性肾功能衰竭最危险的临床表现，也是致死的主要原因。

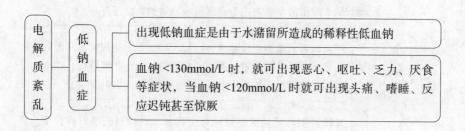

电解质紊乱 —— 低钠血症 —— 出现低钠血症是由于水潴留所造成的稀释性低血钠

血钠 <130mmol/L 时，就可出现恶心、呕吐、乏力、厌食等症状，当血钠 <120mmol/L 时就可出现头痛、嗜睡、反应迟钝甚至惊厥

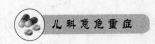
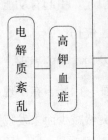

电解质紊乱 — 高钾血症:

- 肾功能衰竭时最为危险的电解质紊乱是高钾血症,正常血钾在 4.5 ~ 5.5mmol/L 范围,当血钾 >5.5mmol/L 时即为高钾血症

- 细胞外液的钾离子浓度平均为 4.4mmol/L,而细胞内钾离子浓度平均为 135mmol/L。细胞内外的钾离子浓度梯度对维持心脏的传导功能及心肌细胞的电势差的产生有着极其重要的作用

- 正常心肌细胞有 90mV 的膜电位,该电位取决于心肌细胞内外的钾离子浓度梯度,细胞外钾离子浓度升高时,心肌细胞的膜静息电位就会降低,从而影响了心肌的收缩及传导功能,显著的高血钾可致心律失常,甚至心室停搏

3. 酸中毒

酸中毒:

- 正常儿童动脉血 pH 值为 7.35 ~ 7.45,碳酸氢盐浓度为 22 ~ 26mmol/L

- 当代谢性酸中毒发生时,机体通过加深加快呼吸排出更多的 CO_2 以保持 HCO_3/H_2CO_3 比例不变

- 当酸中毒严重到机体不能代偿时,动脉血 pH、碳酸氢盐浓度、$PaCO_2$ 都下降

4. 水潴留

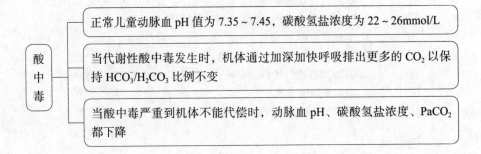

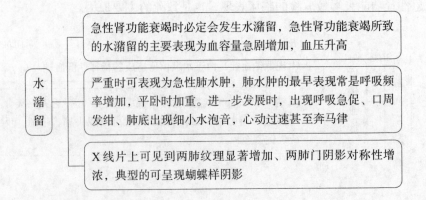

水潴留:

- 急性肾功能衰竭时必定会发生水潴留,急性肾功能衰竭所致的水潴留的主要表现为血容量急剧增加,血压升高

- 严重时可表现为急性肺水肿,肺水肿的最早表现常是呼吸频率增加,平卧时加重。进一步发展时,出现呼吸急促、口周发绀、肺底出现细小水泡音,心动过速甚至奔马律

- X 线片上可见到两肺纹理显著增加、两肺门阴影对称性增浓,典型的可呈现蝴蝶样阴影

5. 贫血及出血倾向

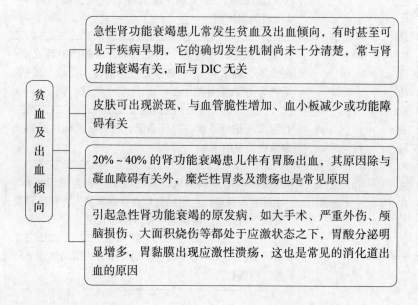

贫血及出血倾向

急性肾功能衰竭患儿常发生贫血及出血倾向，有时甚至可见于疾病早期，它的确切发生机制尚未十分清楚，常与肾功能衰竭有关，而与 DIC 无关

皮肤可出现淤斑，与血管脆性增加、血小板减少或功能障碍有关

20%～40% 的肾功能衰竭患儿伴有胃肠出血，其原因除与凝血障碍有关外，糜烂性胃炎及溃疡也是常见原因

引起急性肾功能衰竭的原发病，如大手术、严重外伤、颅脑损伤、大面积烧伤等都处于应激状态之下，胃酸分泌明显增多，胃黏膜出现应激性溃疡，这也是常见的消化道出血的原因

6. 感染

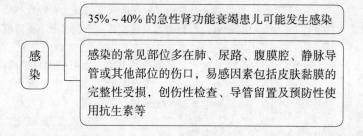

感染

35%～40% 的急性肾功能衰竭患儿可能发生感染

感染的常见部位多在肺、尿路、腹膜腔、静脉导管或其他部位的伤口，易感因素包括皮肤黏膜的完整性受损，创伤性检查、导管留置及预防性使用抗生素等

　　无合并症的急性肾功能衰竭，根据尿量减少与否还可分为少尿期、利尿期、恢复期三个阶段。其中，多尿期临床上有两种类型，一种为利尿逐渐出现，尿量逐日增加；另一种为利尿现象突然出现。多尿期尿量有时可达 1000～2000ml，甚至 3000～4000ml，临床常见少尿型急性肾衰竭。中华儿科学会肾脏学组于 1993 年拟定的 ARF 诊断标准中，对急性肾功能衰竭的临床分期做了相关阐述：

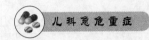

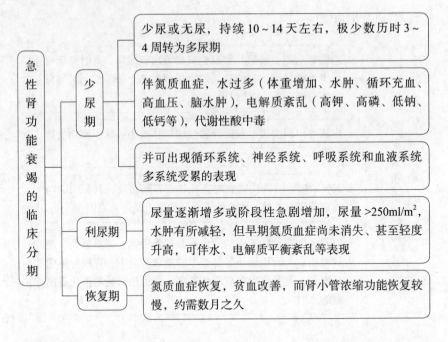

急性肾功能衰竭的临床分期

少尿期
- 少尿或无尿,持续 10~14 天左右,极少数历时 3~4 周转为多尿期
- 伴氮质血症,水过多(体重增加、水肿、循环充血、高血压、脑水肿),电解质紊乱(高钾、高磷、低钠、低钙等),代谢性酸中毒
- 并可出现循环系统、神经系统、呼吸系统和血液系统多系统受累的表现

利尿期
- 尿量逐渐增多或阶段性急剧增加,尿量 >250ml/m²,水肿有所减轻,但早期氮质血症尚未消失、甚至轻度升高,可伴水、电解质平衡紊乱等表现

恢复期
- 氮质血症恢复,贫血改善,而肾小管浓缩功能恢复较慢,约需数月之久

【检查】

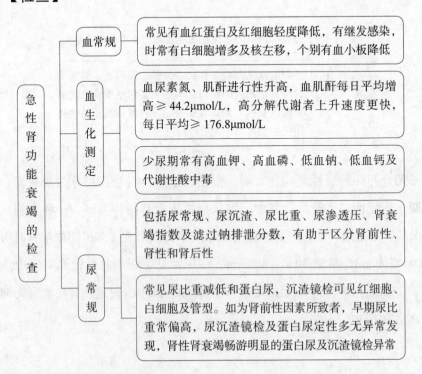

急性肾功能衰竭的检查

血常规
- 常见有血红蛋白及红细胞轻度降低,有继发感染,时常有白细胞增多及核左移,个别有血小板降低

血生化测定
- 血尿素氮、肌酐进行性升高,血肌酐每日平均增高 ≥ 44.2μmol/L,高分解代谢者上升速度更快,每日平均 ≥ 176.8μmol/L
- 少尿期常有高血钾、高血磷、低血钠、低血钙及代谢性酸中毒

尿常规
- 包括尿常规、尿沉渣、尿比重、尿渗透压、肾衰竭指数及滤过钠排泄分数,有助于区分肾前性、肾性和肾后性
- 常见尿比重减低和蛋白尿,沉渣镜检可见红细胞、白细胞及管型。如为肾前性因素所致者,早期尿比重常偏高,尿沉渣镜检及蛋白尿定性多无异常发现,肾性肾衰竭畅游明显的蛋白尿及沉渣镜检异常

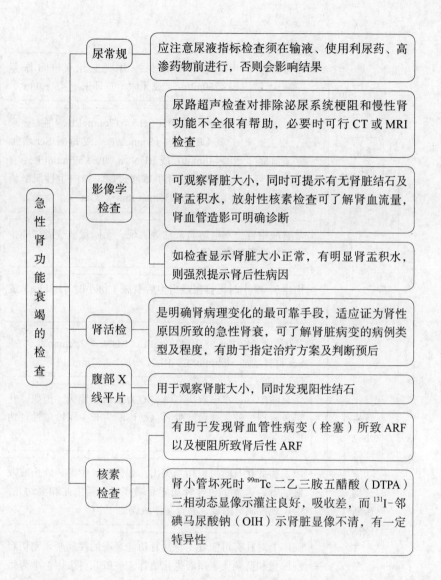

急性肾功能衰竭的检查

尿常规：应注意尿液指标检查须在输液、使用利尿药、高渗药物前进行，否则会影响结果

影像学检查：
- 尿路超声检查对排除泌尿系统梗阻和慢性肾功能不全很有帮助，必要时可行 CT 或 MRI 检查
- 可观察肾脏大小，同时可提示有无肾脏结石及肾盂积水，放射性核素检查可了解肾血流量，肾血管造影可明确诊断
- 如检查显示肾脏大小正常，有明显肾盂积水，则强烈提示肾后性病因

肾活检：是明确肾病理变化的最可靠手段，适应证为肾性原因所致的急性肾衰，可了解肾脏病变的病例类型及程度，有助于指定治疗方案及判断预后

腹部 X 线平片：用于观察肾脏大小，同时发现阳性结石

核素检查：
- 有助于发现肾血管性病变（栓塞）所致 ARF 以及梗阻所致肾后性 ARF
- 肾小管坏死时 ^{99m}Tc 二乙三胺五醋酸（DTPA）三相动态显像示灌注良好，吸收差，而 ^{131}I-邻碘马尿酸钠（OIH）示肾脏显像不清，有一定特异性

【诊断】

诊断 ARF 时首先应从临床入手，确定 ARF 是少尿型还是多尿型，然后再弄清是肾前性、肾性还是肾后性，最终明确病因。

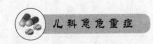

诊断标准
├─ 诊断依据
│   ├─ 尿量显著减少 ── 尿量显著减少：出现少尿（每日尿量 <250ml/m² ）或无尿（每日尿量 <50ml/m² ）
│   ├─ 氮质血症 ── 血清肌酐（Scr）>176μmol/L、血尿素氮（BUN）>15mmol//L，或每日 Scr 增加 >44μmol/L 或 BUN 增加 >3.57mmol/L，有条件时测肾小球滤过率（如内生性肌酐清除率）常 <30ml/（min·1.73m² ）
│   └─ 常有酸中毒、水电解质紊乱等表现，无尿量减少者为非少尿型急性肾功能衰竭
└─ 新生儿急性肾功能衰竭诊断依据
    ├─ 出生后 48 小时无排尿或出生后少尿（每小时 <1ml/kg）或无尿（每小时 <0.5ml/kg）
    ├─ 氮质血症，Scr 88～142μmol/L，BUN ≥ 7.5mmol/L，或 Scr 每日增加 >44μmol/L，BUN 增加 >3.57mmol/L
    ├─ 伴有酸中毒、水电解质紊乱、心力衰竭、惊厥、拒奶、吐奶等表现，若无尿量减少者，则诊断为非少尿性急性肾功能衰竭
    ├─ 原发病症状有时可以相当突出，如休克、中毒、外伤或败血症等，遮盖了急性肾功能衰竭症状，新生儿和婴幼儿，由于观察尿量困难，易致漏诊或误诊
    ├─ 临床上对凡有可能发生急性肾功能衰竭的疾病必须密切观察尿量和监测血、尿液生化指标。一般儿科少尿标准为每日尿量 <250ml/m²，无尿，<50ml/m²
    └─ 但一些紧急情况，如大出血、大手术后、短期内体液大量丢失等，在 ICU 抢救、观察过程中，尿量应以每小时计，尿量每小时 <0.5ml/kg，就要按急性肾功能衰竭处理

【鉴别诊断】

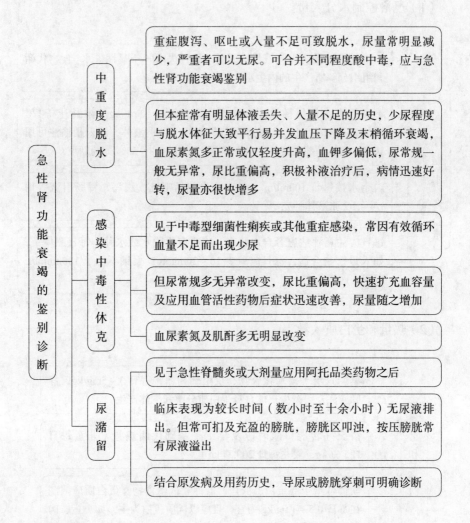

急性肾功能衰竭的鉴别诊断

中重度脱水
- 重症腹泻、呕吐或入量不足可致脱水，尿量常明显减少，严重者可以无尿。可合并不同程度酸中毒，应与急性肾功能衰竭鉴别
- 但本症常有明显体液丢失、入量不足的历史，少尿程度与脱水体征大致平行易并发血压下降及末梢循环衰竭，血尿素氮多正常或仅轻度升高，血钾多偏低，尿常规一般无异常，尿比重偏高，积极补液治疗后，病情迅速好转，尿量亦很快增多

感染中毒性休克
- 见于中毒型细菌性痢疾或其他重症感染，常因有效循环血量不足而出现少尿
- 但尿常规多无异常改变，尿比重偏高，快速扩充血容量及应用血管活性药物后症状迅速改善，尿量随之增加
- 血尿素氮及肌酐多无明显改变

尿潴留
- 见于急性脊髓炎或大剂量应用阿托品类药物之后
- 临床表现为较长时间（数小时至十余小时）无尿液排出。但常可扪及充盈的膀胱，膀胱区叩浊，按压膀胱常有尿液溢出
- 结合原发病及用药历史，导尿或膀胱穿刺可明确诊断

【治疗】

除去病因治疗，本症治疗的关键在于将少尿引起的内环境紊乱减至最小程度，争取肾脏病变的恢复。

1. 少尿期的治疗

少尿期的治疗关键在于严格控制水分入量，注意蛋白质及热量的补充，

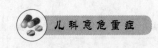

维持电解质的平衡，控制高血压、心力衰竭及肺水肿，必要时予以透析治疗。

（1）严格控制水分入量

严格控制水分入量

- 正确的补液量为：补液量：尿量 + 显性失水 + 不显性失水 - 食物代谢和组织分解所产生的内生水

- 不显性失水按每日 400ml/m² 或儿童为每日 10mL/kg。体温升高 1℃ 增加 75ml/（m²·d）。补充不显性失水用不含钠液体，经末梢输注可用 10%～20% 葡萄糖液，经中心静脉，可用 30%～50% 葡萄糖液

- 内生水按每日 100ml/m²。异常丢失包括呕吐、腹泻、胃肠引流等用 1/4～1/2 张液体补充

- 每日应注意评估患者含水状态，临床有无脱水或水肿；每日测体重，如入量控制合适，每日应减少 10～20mg/kg；血钠不低于 130mmol/L 以下，血压稳定

（2）热量和蛋白质入量

热量和蛋白质入量

- 早期只给予碳水化合物，供给葡萄糖，每日 3～5mg/kg，静脉滴注，可减少机体自身蛋白质分解和酮体产生

- 情况好转能口服时应及早给予基础代谢热量（儿童每日 125.6J/kg，婴儿每日 209.3J/kg）

- 饮食可给予低蛋白、低盐、低钾和低磷食物。蛋白质应限制在每日 0.5～1.0g/kg 为宜，且应以优质蛋白为主，如鸡蛋、肉类、奶类蛋白为佳

- 为促进蛋白质合成可用苯丙酸诺龙 25mg，肌内注射，每周 1～2 次；对有高分解状态或不能口服者可考虑用静脉高营养

（3）高钾血症的治疗

当血钾 >6.5mmol/L 时，为危险界限，应积极处理：

可纠正酸中毒，形成细胞外液轻度碱中毒，使钾由细胞外转至细胞内，同时扩大细胞外体积，稀释血钾浓度

重碳酸盐

用 5% 碳酸氢钠 2ml/kg，在 5 分钟内静脉注射。如未恢复正常，15 分钟后可重复 1 次

钠溶液作用迅速，但持续时间短，仅维持 30～90 分钟

可拮抗钾对心肌的毒性

葡萄糖酸钙

10% 葡萄糖酸钙 10ml，静脉滴注，5 分钟开始起作用，可持续 1～2 小时，每日可用 2～3 次

用洋地黄者慎用

可促进钾从细胞外向细胞内转移

高渗葡萄糖和胰岛素

葡萄糖和胰岛素混合静脉滴入可使葡萄糖转化为糖原储存于细胞内，这个过程可将一部分钾离子带入细胞内并降低血清钾

一般以每 4g 葡萄糖加入 1U 结晶胰岛素静脉滴入

高钾血症的治疗

经以上抢救心电图（EKG）趋于正常，但血钾仍为 5.5～7mmol/L 的患儿，可予阳离子交换树脂口服或灌肠

阳离子交换树脂

每次 0.3～1mg/kg，此药易引起便秘，可与 10%～20% 山梨醇混合口服或灌肠，山梨醇有渗透腹泻作用

灌肠后 30～60 分钟开始起作用，每日重复 2～4 次，也可放在胶囊内吞服

阳离子树脂每吸收 1mmol 钾同时释放出 1mmol 其他阳离子，如钠离子，应注意钠潴留

血透作用较快，能在 1～2 小时内使血钾从 7.5～8mmol/L 降至正常范围

透析

腹透亦有效，需 4～6 小时降至正常

225

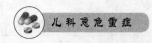

（4）低钠血症的治疗

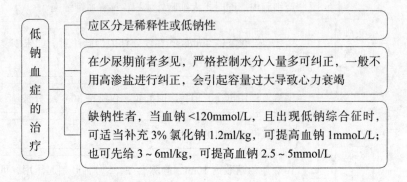

低钠血症的治疗

应区分是稀释性或低钠性

在少尿期前者多见，严格控制水分入量多可纠正，一般不用高渗盐进行纠正，会引起容量过大导致心力衰竭

缺钠性者，当血钠 <120mmol/L，且出现低钠综合征时，可适当补充 3% 氯化钠 1.2ml/kg，可提高血钠 1mmoL/L；也可先给 3~6ml/kg，可提高血钠 2.5~5mmol/L

（5）代谢性酸中毒

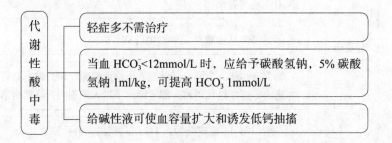

代谢性酸中毒

轻症多不需治疗

当血 HCO_3^-<12mmol/L 时，应给予碳酸氢钠，5% 碳酸氢钠 1ml/kg，可提高 HCO_3^- 1mmol/L

给碱性液可使血容量扩大和诱发低钙抽搐

（6）高血压、心力衰竭及肺水肿

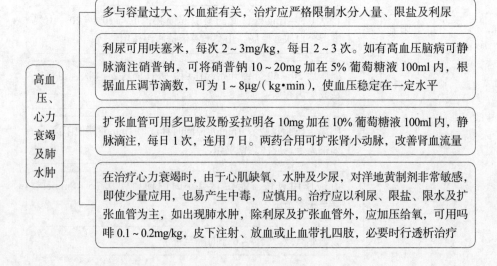

高血压、心力衰竭及肺水肿

多与容量过大、水血症有关，治疗应严格限制水分入量、限盐及利尿

利尿可用呋塞米，每次 2~3mg/kg，每日 2~3 次。如有高血压脑病可静脉滴注硝普钠，可将硝普钠 10~20mg 加在 5% 葡萄糖液 100ml 内，根据血压调节滴数，可为 1~8μg/（kg•min），使血压稳定在一定水平

扩张血管可用多巴胺及酚妥拉明各 10mg 加在 10% 葡萄糖液 100ml 内，静脉滴注，每日 1 次，连用 7 日。两药合用可扩张肾小动脉，改善肾血流量

在治疗心力衰竭时，由于心肌缺氧、水肿及少尿，对洋地黄制剂非常敏感，即使少量应用，也易产生中毒，应慎用。治疗应以利尿、限盐、限水及扩张血管为主，如出现肺水肿，除利尿及扩张血管外，应加压给氧，可用吗啡 0.1~0.2mg/kg，皮下注射、放血或止血带扎四肢，必要时行透析治疗

（7）低钙抽搐

静脉给予 10% 葡萄糖酸钙 10ml，每日 1~2 次。可适当加镇静剂，如地西泮。

2. 多尿期的治疗

多尿期的治疗关键在于，维持水电解质平衡，积极预防感染：

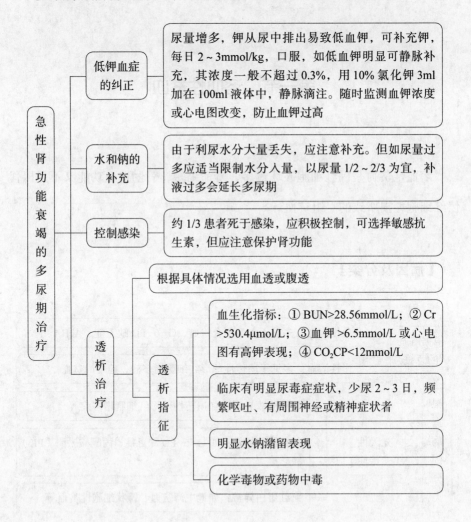

急性肾功能衰竭的多尿期治疗

- 低钾血症的纠正 —— 尿量增多，钾从尿中排出易致低血钾，可补充钾，每日 2~3mmol/kg，口服，如低血钾明显可静脉补充，其浓度一般不超过 0.3%，用 10% 氯化钾 3ml 加在 100ml 液体中，静脉滴注。随时监测血钾浓度或心电图改变，防止血钾过高

- 水和钠的补充 —— 由于利尿水分大量丢失，应注意补充。但如尿量过多应适当限制水分入量，以尿量 1/2~2/3 为宜，补液过多会延长多尿期

- 控制感染 —— 约 1/3 患者死于感染，应积极控制，可选择敏感抗生素，但应注意保护肾功能

- 透析治疗
  - 根据具体情况选用血透或腹透
  - 透析指征
    - 血生化指标：① BUN>28.56mmol/L；② Cr>530.4μmol/L；③血钾 >6.5mmol/L 或心电图有高钾表现；④ CO_2CP<12mmol/L
    - 临床有明显尿毒症症状，少尿 2~3 日，频繁呕吐、有周围神经或精神症状者
    - 明显水钠潴留表现
    - 化学毒物或药物中毒

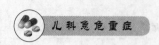

第六章　造血系统急危重症

第一节　溶血性贫血

溶血性贫血是因红细胞破坏过多，寿命缩短，骨髓造血功能又不足以代偿红细胞耗损所致的一组贫血。

【病因及分类】

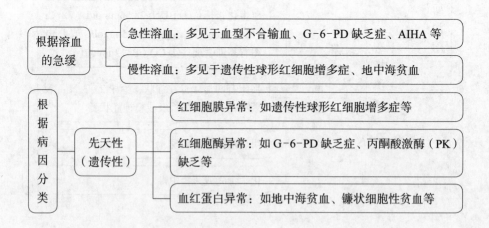

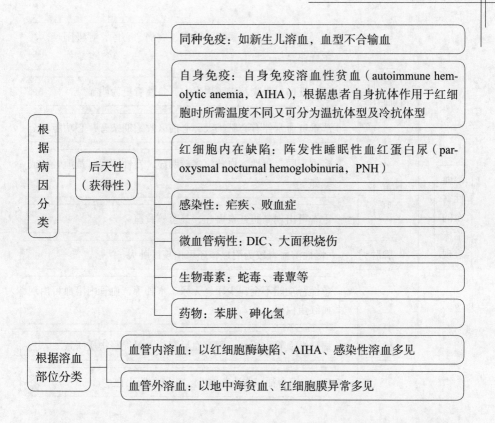

在临床上，溶血性贫血常根据红细胞破坏的原因和发病机制相结合来进行分类。其中，急性获得性溶血性贫血与慢性先天性溶血性贫血在临床症状上有所区别，但二者又相互交叉，难以截然分开。

【临床表现】

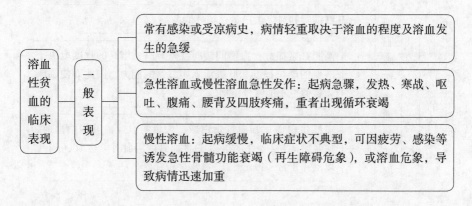

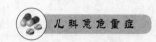

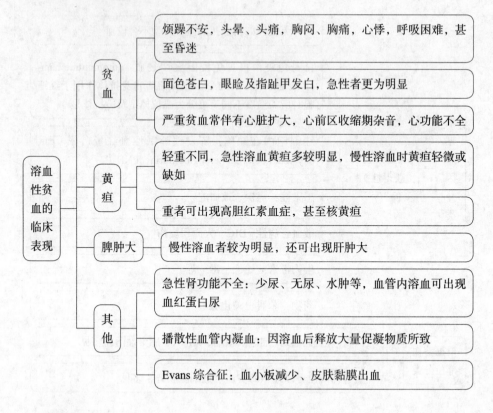

溶血性贫血的临床表现
- 贫血
  - 烦躁不安，头晕、头痛，胸闷、胸痛，心悸，呼吸困难，甚至昏迷
  - 面色苍白，眼睑及指趾甲发白，急性者更为明显
  - 严重贫血常伴有心脏扩大，心前区收缩期杂音，心功能不全
- 黄疸
  - 轻重不同，急性溶血黄疸多较明显，慢性溶血时黄疸轻微或缺如
  - 重者可出现高胆红素血症，甚至核黄疸
- 脾肿大
  - 慢性溶血者较为明显，还可出现肝肿大
- 其他
  - 急性肾功能不全：少尿、无尿、水肿等，血管内溶血可出现血红蛋白尿
  - 播散性血管内凝血：因溶血后释放大量促凝物质所致
  - Evans 综合征：血小板减少、皮肤黏膜出血

【检查】

先完善存在溶血证据的检查，再根据溶血场所和伴发症状进行溶血病因学检查。

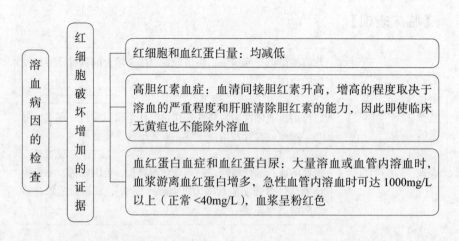

溶血病因的检查
- 红细胞破坏增加的证据
  - 红细胞和血红蛋白量：均减低
  - 高胆红素血症：血清间接胆红素升高，增高的程度取决于溶血的严重程度和肝脏清除胆红素的能力，因此即使临床无黄疸也不能除外溶血
  - 血红蛋白血症和血红蛋白尿：大量溶血或血管内溶血时，血浆游离血红蛋白增多，急性血管内溶血时可达 1000mg/L 以上（正常 <40mg/L），血浆呈粉红色

血清结合珠蛋白减少或消失：血浆中游离血红蛋白增多时，与珠蛋白结合成为复合物被单核巨噬细胞系统清除。一般在溶血停止后 3~4 天才恢复正常

血结合素：肝脏合成的一种蛋白。在严重溶血时，血浆中游离血红蛋白易于氧化成正铁血红蛋白，后者释放血红素，与血结合素相结合成复合物在肝内灭活

红细胞破坏增加的证据

血清乳酸脱氢酶：活性增高

红细胞寿命缩短：溶血最可靠的指标，正常值为 120 天左右，一般减少至正常值的 50%

含铁血黄素尿（Rous 试验）：多见于慢性血管内溶血

粪胆原、尿胆原：排泄增加

溶血病因的检查

网织红细胞增高，急性溶血者可高达 60% 以上，慢性溶血为 10% 以下，并发溶血危象时，网织红细胞可减少或消失

外周血涂片：可见有核红细胞，成熟红细胞大小不等，见多染、点彩红细胞及红细胞碎片；重症急性溶血性贫血可见粒细胞增多，可出现类白血病反应，血小板增多且体积较大

红细胞代偿增加的证据

骨髓检查：增生明显活跃，各期红细胞均增高，其中以中幼及晚幼红细胞为主，粒/红比例减少甚至倒置；急性溶血时，粒细胞系及巨核细胞系亦可明显增生

血浆铁转运率测定：反映总的红细胞生成情况。溶血性贫血时，可高于正常 2~4 倍

红细胞铁转率测定：反映有效红细胞生成情况。溶血性贫血时，可高于正常 2~4 倍

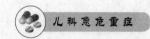

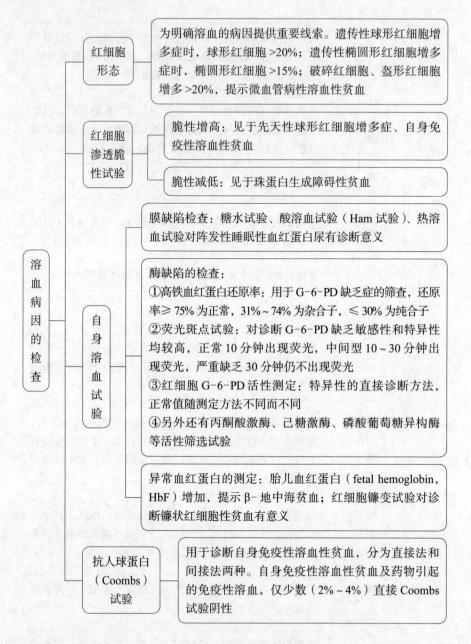

溶血病因的检查

- 红细胞形态
  - 为明确溶血的病因提供重要线索。遗传性球形红细胞增多症时，球形红细胞 >20%；遗传性椭圆形红细胞增多症时，椭圆形红细胞 >15%；破碎红细胞、盔形红细胞增多 >20%，提示微血管病性溶血性贫血

- 红细胞渗透脆性试验
  - 脆性增高：见于先天性球形红细胞增多症、自身免疫性溶血性贫血
  - 脆性减低：见于珠蛋白生成障碍性贫血

- 自身溶血试验
  - 膜缺陷检查：糖水试验、酸溶血试验（Ham 试验）、热溶血试验对阵发性睡眠性血红蛋白尿有诊断意义
  - 酶缺陷的检查：
    ①高铁血红蛋白还原率：用于 G-6-PD 缺乏症的筛查，还原率 ≥ 75% 为正常，31% ~ 74% 为杂合子，≤ 30% 为纯合子
    ②荧光斑点试验：对诊断 G-6-PD 缺乏敏感性和特异性均较高，正常 10 分钟出现荧光，中间型 10 ~ 30 分钟出现荧光，严重缺乏 30 分钟仍不出现荧光
    ③红细胞 G-6-PD 活性测定：特异性的直接诊断方法，正常值随测定方法不同而不同
    ④另外还有丙酮酸激酶、己糖激酶、磷酸葡萄糖异构酶等活性筛选试验
  - 异常血红蛋白的测定：胎儿血红蛋白（fetal hemoglobin，HbF）增加，提示 β- 地中海贫血；红细胞镰变试验对诊断镰状红细胞性贫血有意义

- 抗人球蛋白（Coombs）试验
  - 用于诊断自身免疫性溶血性贫血，分为直接法和间接法两种。自身免疫性溶血性贫血及药物引起的免疫性溶血，仅少数（2% ~ 4%）直接 Coombs 试验阴性

【诊断】

根据病前有感染、服药（如抗疟疾、镇痛退热药）等病史，或有阳性家

族史，或既往有类似病史或异型输血史，并有典型的临床症状、体征以及辅助检查，不难明确诊断。

【鉴别诊断】

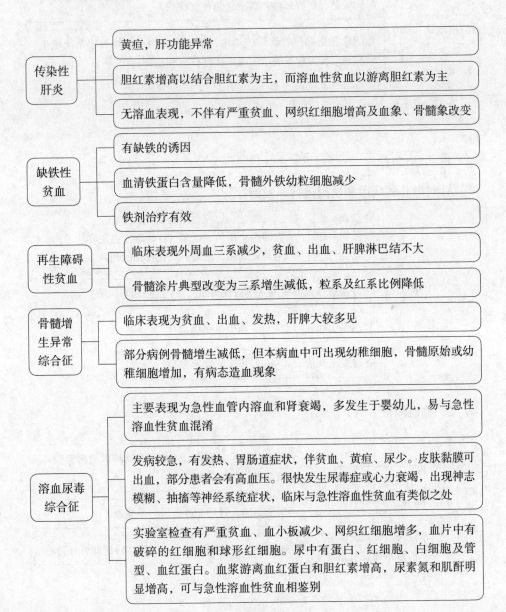

传染性肝炎
- 黄疸，肝功能异常
- 胆红素增高以结合胆红素为主，而溶血性贫血以游离胆红素为主
- 无溶血表现，不伴有严重贫血、网织红细胞增高及血象、骨髓象改变

缺铁性贫血
- 有缺铁的诱因
- 血清铁蛋白含量降低，骨髓外铁幼粒细胞减少
- 铁剂治疗有效

再生障碍性贫血
- 临床表现外周血三系减少，贫血、出血、肝脾淋巴结不大
- 骨髓涂片典型改变为三系增生减低，粒系及红系比例降低

骨髓增生异常综合征
- 临床表现为贫血、出血、发热，肝脾大较多见
- 部分病例骨髓增生减低，但本病血中可出现幼稚细胞，骨髓原始或幼稚细胞增加，有病态造血现象

溶血尿毒综合征
- 主要表现为急性血管内溶血和肾衰竭，多发生于婴幼儿，易与急性溶血性贫血混淆
- 发病较急，有发热、胃肠道症状，伴贫血、黄疸、尿少。皮肤黏膜可出血，部分患者会有高血压。很快发生尿毒症或心力衰竭，出现神志模糊、抽搐等神经系统症状，临床与急性溶血性贫血有类似之处
- 实验室检查有严重贫血、血小板减少、网织红细胞增多，血片中有破碎的红细胞和球形红细胞。尿中有蛋白、红细胞、白细胞及管型、血红蛋白。血浆游离血红蛋白和胆红素增高，尿素氮和肌酐明显增高，可与急性溶血性贫血相鉴别

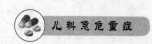

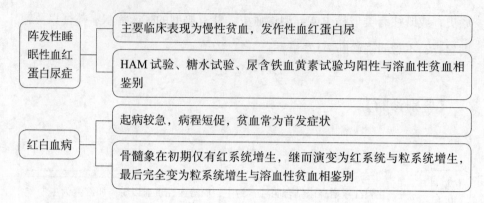

阵发性睡眠性血红蛋白尿症
- 主要临床表现为慢性贫血，发作性血红蛋白尿
- HAM 试验、糖水试验、尿含铁血黄素试验均阳性与溶血性贫血相鉴别

红白血病
- 起病较急，病程短促，贫血常为首发症状
- 骨髓象在初期仅有红系统增生，继而演变为红系统与粒系统增生，最后完全变为粒系统增生与溶血性贫血相鉴别

【治疗】

1. 一般治疗

针对患儿的病因和诱因进行一般治疗。

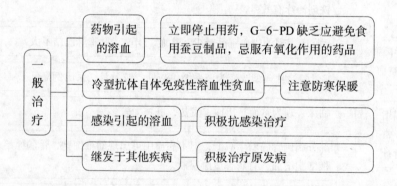

一般治疗
- 药物引起的溶血 —— 立即停止用药，G-6-PD 缺乏应避免食用蚕豆制品，忌服有氧化作用的药品
- 冷型抗体自体免疫性溶血性贫血 —— 注意防寒保暖
- 感染引起的溶血 —— 积极抗感染治疗
- 继发于其他疾病 —— 积极治疗原发病

2. 输血输液

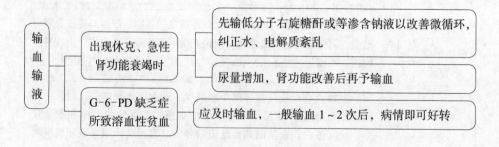

输血输液
- 出现休克、急性肾功能衰竭时
  - 先输低分子右旋糖酐或等渗含钠液以改善微循环，纠正水、电解质紊乱
  - 尿量增加，肾功能改善后再予输血
- G-6-PD 缺乏症所致溶血性贫血 —— 应及时输血，一般输血 1~2 次后，病情即可好转

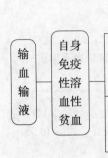

输血输液 — 自身免疫性溶血性贫血
- 输血应慎重，因患者体内抗体可凝集、破坏供血者的红细胞，同时由于输入了补体而引起溶血反应；而且本病患儿由于红细胞表面的抗原位点被自身抗体所阻断，对血型鉴定和交叉配血造成困难
- 必须输血时，宜输洗涤同型红细胞，输血速度应缓慢，并密切观察病情，如血清中游离血红蛋白增多，应立即停止输血
- 冷抗体型免疫性溶血性贫血，输血前应将供血加温 37℃，并予以保温

3. 肾上腺皮质激素的应用

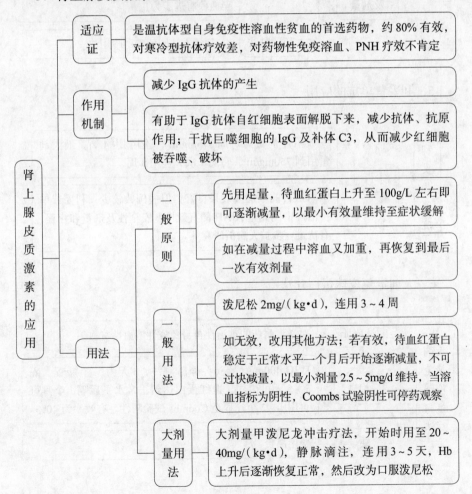

肾上腺皮质激素的应用
- 适应证：是温抗体型自身免疫性溶血性贫血的首选药物，约 80% 有效，对寒冷型抗体疗效差，对药物性免疫溶血、PNH 疗效不肯定
- 作用机制
  - 减少 IgG 抗体的产生
  - 有助于 IgG 抗体自红细胞表面解脱下来，减少抗体、抗原作用；干扰巨噬细胞的 IgG 及补体 C3，从而减少红细胞被吞噬、破坏
- 用法
  - 一般原则
    - 先用足量，待血红蛋白上升至 100g/L 左右即可逐渐减量，以最小有效量维持至症状缓解
    - 如在减量过程中溶血又加重，再恢复到最后一次有效剂量
  - 一般用法
    - 泼尼松 2mg/（kg·d），连用 3～4 周
    - 如无效，改用其他方法；若有效，待血红蛋白稳定于正常水平一月后开始逐渐减量，不可过快减量，以最小剂量 2.5～5mg/d 维持，当溶血指标为阴性，Coombs 试验阴性可停药观察
  - 大剂量用法：大剂量甲泼尼龙冲击疗法，开始时用至 20～40mg/（kg·d），静脉滴注，连用 3～5 天，Hb 上升后逐渐恢复正常，然后改为口服泼尼松

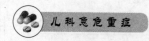

4. 免疫抑制药的应用

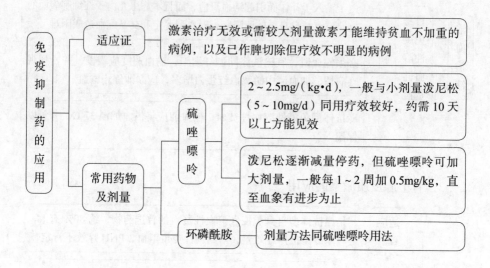

免疫抑制药的应用 — 适应证：激素治疗无效或需较大剂量激素才能维持贫血不加重的病例，以及已作脾切除但疗效不明显的病例

常用药物及剂量 — 硫唑嘌呤：
- 2～2.5mg/（kg·d），一般与小剂量泼尼松（5～10mg/d）同用疗效较好，约需 10 天以上方能见效
- 泼尼松逐渐减量停药，但硫唑嘌呤可加大剂量，一般每 1～2 周加 0.5mg/kg，直至血象有进步为止

环磷酰胺 — 剂量方法同硫唑嘌呤用法

5. 利妥昔单抗的应用

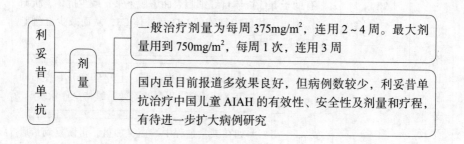

利妥昔单抗 — 剂量：
- 一般治疗剂量为每周 375mg/m²，连用 2～4 周。最大剂量用到 750mg/m²，每周 1 次，连用 3 周
- 国内虽目前报道多效果良好，但病例数较少，利妥昔单抗治疗中国儿童 AIAH 的有效性、安全性及剂量和疗程，有待进一步扩大病例研究

6. 大剂量免疫球蛋白疗法

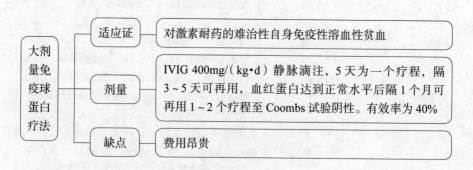

大剂量免疫球蛋白疗法
- 适应证：对激素耐药的难治性自身免疫性溶血性贫血
- 剂量：IVIG 400mg/（kg·d）静脉滴注，5 天为一个疗程，隔 3～5 天可再用，血红蛋白达到正常水平后隔 1 个月可再用 1～2 个疗程至 Coombs 试验阴性。有效率为 40%
- 缺点：费用昂贵

7. 高胆红素血症的处理

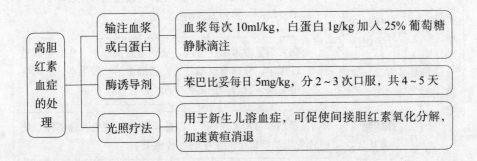

高胆红素血症的处理
- 输注血浆或白蛋白 —— 血浆每次 10ml/kg，白蛋白 1g/kg 加入 25% 葡萄糖静脉滴注
- 酶诱导剂 —— 苯巴比妥每日 5mg/kg，分 2~3 次口服，共 4~5 天
- 光照疗法 —— 用于新生儿溶血症，可促使间接胆红素氧化分解，加速黄疸消退

8. 脾切除

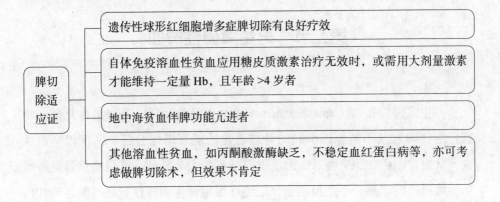

脾切除适应证
- 遗传性球形红细胞增多症脾切除有良好疗效
- 自体免疫溶血性贫血应用糖皮质激素治疗无效时，或需用大剂量激素才能维持一定量 Hb，且年龄 >4 岁者
- 地中海贫血伴脾功能亢进者
- 其他溶血性贫血，如丙酮酸激酶缺乏，不稳定血红蛋白病等，亦可考虑做脾切除术，但效果不肯定

9. 中医结合治疗

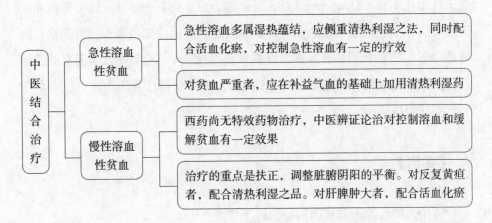

中医结合治疗
- 急性溶血性贫血
  - 急性溶血多属湿热蕴结，应侧重清热利湿之法，同时配合活血化瘀，对控制急性溶血有一定的疗效
  - 对贫血严重者，应在补益气血的基础上加用清热利湿药
- 慢性溶血性贫血
  - 西药尚无特效药物治疗，中医辨证论治对控制溶血和缓解贫血有一定效果
  - 治疗的重点是扶正，调整脏腑阴阳的平衡。对反复黄疸者，配合清热利湿之品。对肝脾肿大者，配合活血化瘀

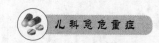

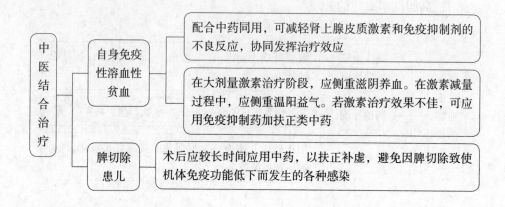

中医结合治疗	自身免疫性溶血性贫血	配合中药同用，可减轻肾上腺皮质激素和免疫抑制剂的不良反应，协同发挥治疗效应
		在大剂量激素治疗阶段，应侧重滋阴养血。在激素减量过程中，应侧重温阳益气。若激素治疗效果不佳，可应用免疫抑制药加扶正类中药
	脾切除患儿	术后应较长时间应用中药，以扶正补虚，避免因脾切除致使机体免疫功能低下而发生的各种感染

第二节　再生障碍性贫血

再生障碍性贫血（aplastic anemia，AA）简称再障，是一组由化学、物理、生物因素及不明原因引起的骨髓造血功能衰竭综合征。临床以全血减少，贫血、出血、感染而肝、脾、淋巴结不肿大为特征。部分病例骨髓造血功能障碍仅限于某一系造血细胞，如纯红细胞再生障碍性贫血（简称纯红再障）。AA 分为先天性和获得性两大类。先天性 AA 主要包括 Fanconi 贫血、先天性角化不良、Shwachman-Diamond 综合征、Diamond-Blackfan 贫血和先天性无巨核细胞性血小板减少症等。如因明确病因（如药物、放射损伤、病毒感染等）所致获得性 AA 称为继发性获得性 AA；无明确致病因素的获得性 AA 称为特发性获得性 AA。由于我国儿童以获得性再障为主，故本节主要介绍获得性再障。

【病因】

再生障碍性贫血其病因可分为以下几类：

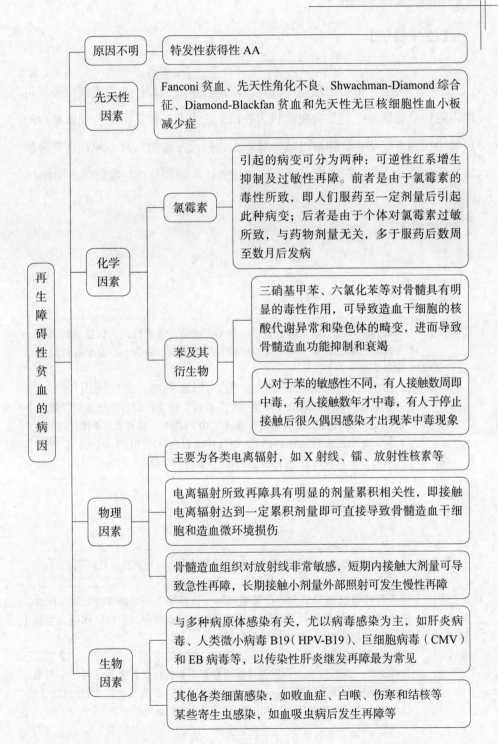

再生障碍性贫血的病因

原因不明 —— 特发性获得性 AA

先天性因素 —— Fanconi 贫血、先天性角化不良、Shwachman-Diamond 综合征、Diamond-Blackfan 贫血和先天性无巨核细胞性血小板减少症

化学因素

　氯霉素 —— 引起的病变可分为两种：可逆性红系增生抑制及过敏性再障。前者是由于氯霉素的毒性所致，即人们服药至一定剂量后引起此种病变；后者是由于个体对氯霉素过敏所致，与药物剂量无关，多于服药后数周至数月后发病

　苯及其衍生物
　　三硝基甲苯、六氯化苯等对骨髓具有明显的毒性作用，可导致造血干细胞的核酸代谢异常和染色体的畸变，进而导致骨髓造血功能抑制和衰竭
　　人对于苯的敏感性不同，有人接触数周即中毒，有人接触数年才中毒，有人于停止接触后很久偶因感染才出现苯中毒现象

物理因素
　主要为各类电离辐射，如 X 射线、镭、放射性核素等
　电离辐射所致再障具有明显的剂量累积相关性，即接触电离辐射达到一定累积剂量即可直接导致骨髓造血干细胞和造血微环境损伤
　骨髓造血组织对放射线非常敏感，短期内接触大剂量可导致急性再障，长期接触小剂量外部照射可发生慢性再障

生物因素
　与多种病原体感染有关，尤以病毒感染为主，如肝炎病毒、人类微小病毒 B19（HPV-B19）、巨细胞病毒（CMV）和 EB 病毒等，以传染性肝炎继发再障最为常见
　其他各类细菌感染，如败血症、白喉、伤寒和结核等某些寄生虫感染，如血吸虫病后发生再障等

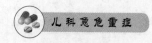

【临床表现】

起病多缓慢，常因出现皮下淤点、淤斑或鼻衄引起注意，随病情发展可能出现便血及尿血。常见贫血症状为苍白、乏力及气促。由于粒细胞减少而反复出现感染症状；肝脾淋巴结一般不大，但反复输血后可出现轻度肝脾肿大。起病急的病程短，出血与感染迅速进展；缓解期贫血与出血可不明显。

【检查】

1. 血象

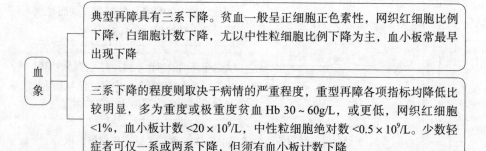

血象 —— 典型再障具有三系下降。贫血一般呈正细胞正色素性，网织红细胞比例下降，白细胞计数下降，尤以中性粒细胞比例下降为主，血小板常最早出现下降

—— 三系下降的程度则取决于病情的严重程度，重型再障各项指标均降低比较明显，多为重度或极重度贫血 Hb 30～60g/L，或更低，网织红细胞 <1%，血小板计数 <20×10^9/L，中性粒细胞绝对数 <0.5×10^9/L。少数轻症者可仅一系或两系下降，但须有血小板计数下降

2. 骨髓象

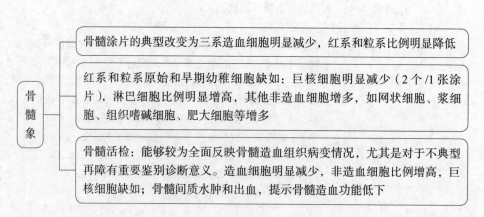

骨髓象 —— 骨髓涂片的典型改变为三系造血细胞明显减少，红系和粒系比例明显降低

—— 红系和粒系原始和早期幼稚细胞缺如；巨核细胞明显减少（2个/1张涂片），淋巴细胞比例明显增高，其他非造血细胞增多，如网状细胞、浆细胞、组织嗜碱细胞、肥大细胞等增多

—— 骨髓活检：能够较为全面反映骨髓造血组织病变情况，尤其是对于不典型再障有重要鉴别诊断意义。造血细胞明显减少，非造血细胞比例增高，巨核细胞缺如；骨髓间质水肿和出血，提示骨髓造血功能低下

3. 造血祖细胞体外培养

粒单核系祖细胞（CFU-GM）、红系祖细胞（CFU-E）、多向祖细胞（CFU-GEMM）和巨核系祖细胞（CFU-Meg）体外培养的集落产率明显减少，且多数无集落形成，提示造血干细胞增殖功能缺乏。

4. 免疫功能指标

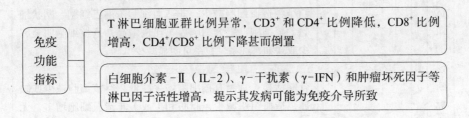

免疫功能指标 ── T淋巴细胞亚群比例异常，$CD3^+$ 和 $CD4^+$ 比例降低，$CD8^+$ 比例增高，$CD4^+/CD8^+$ 比例下降甚而倒置

白细胞介素-Ⅱ（IL-2）、γ-干扰素（γ-IFN）和肿瘤坏死因子等淋巴因子活性增高，提示其发病可能为免疫介导所致

5. 其他指标

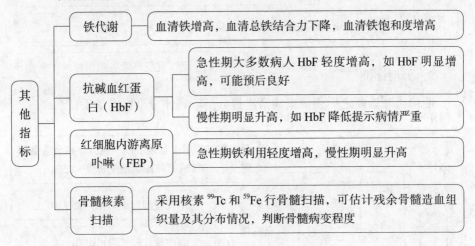

其他指标

铁代谢 ── 血清铁增高，血清总铁结合力下降，血清铁饱和度增高

抗碱血红蛋白（HbF） ── 急性期大多数病人HbF轻度增高，如HbF明显增高，可能预后良好

慢性期明显升高，如HbF降低提示病情严重

红细胞内游离原卟啉（FEP） ── 急性期铁利用轻度增高，慢性期明显升高

骨髓核素扫描 ── 采用核素 ^{99}Tc 和 ^{59}Fe 行骨髓扫描，可估计残余骨髓造血组织量及其分布情况，判断骨髓病变程度

【诊断】

中华医学会儿科学会血液学组于2014年推荐制订的《儿童获得性再障诊疗建议》。

1. 诊断标准

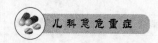
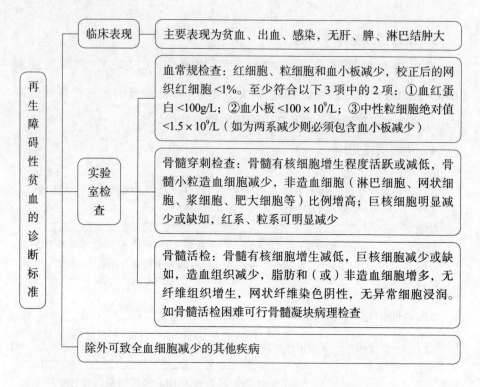

再生障碍性贫血的诊断标准

- 临床表现 —— 主要表现为贫血、出血、感染，无肝、脾、淋巴结肿大

- 实验室检查
  - 血常规检查：红细胞、粒细胞和血小板减少，校正后的网织红细胞 <1%。至少符合以下 3 项中的 2 项：①血红蛋白 <100g/L；②血小板 <100×10^9/L；③中性粒细胞绝对值 <1.5×10^9/L（如为两系减少则必须包含血小板减少）
  - 骨髓穿刺检查：骨髓有核细胞增生程度活跃或减低，骨髓小粒造血细胞减少，非造血细胞（淋巴细胞、网状细胞、浆细胞、肥大细胞等）比例增高；巨核细胞明显减少或缺如，红系、粒系可明显减少
  - 骨髓活检：骨髓有核细胞增生减低，巨核细胞减少或缺如，造血组织减少，脂肪和（或）非造血细胞增多，无纤维组织增生，网状纤维染色阴性，无异常细胞浸润。如骨髓活检困难可行骨髓凝块病理检查

- 除外可致全血细胞减少的其他疾病

2．分型标准

明确再障诊断之后须根据病情进行分型。具体分型标准如下：

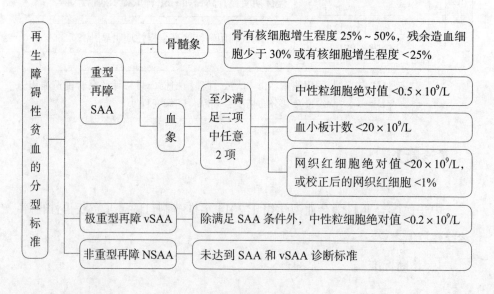

再生障碍性贫血的分型标准

- 重型再障 SAA
  - 骨髓象 —— 骨有核细胞增生程度 25%~50%，残余造血细胞少于 30% 或有核细胞增生程度 <25%
  - 血象 —— 至少满足三项中任意 2 项
    - 中性粒细胞绝对值 <0.5×10^9/L
    - 血小板计数 <20×10^9/L
    - 网织红细胞绝对值 <20×10^9/L，或校正后的网织红细胞 <1%

- 极重型再障 vSAA —— 除满足 SAA 条件外，中性粒细胞绝对值 <0.2×10^9/L

- 非重型再障 NSAA —— 未达到 SAA 和 vSAA 诊断标准

【鉴别诊断】

阵发性睡眠性血红蛋白尿症
- 主要临床表现为慢性贫血，发作性血红蛋白尿，HAM 试验、糖水试验、尿含铁血黄素试验均阳性
- 部分病例全血细胞减少，骨髓增生低下，与再障的骨髓象极为相似，但再障时 HAM 试验、糖水试验、尿含铁血黄素试验均阴性

骨髓增生异常综合
- 临床表现为贫血、出血、发热，肝脾大较多见，可与再障区别
- 部分病例骨髓增生减低，易与再障混淆。但本病血中可出现幼稚细胞，骨髓原始或幼稚细胞增加，有病态造血现象

恶性组织细胞增生症
- 起病急骤、病势凶险进展迅速，但伴有明显的肝脾肿大和淋巴结肿大，可与再障鉴别
- 常出现全血细胞下降，骨髓检查见恶性组织细胞浸润，典型者可有吞噬现象。必要时须反复多部位骨髓穿刺检查以发现典型病变

慢性血小板减少性紫癜
- 某些轻型再障或再障早期，可仅有血小板减少，而尚未出现血红蛋白和白细胞计数的明显下降，极易误诊为慢性血小板减少性紫癜
- 骨髓涂片检查提示巨核细胞增生活跃伴成熟障碍可与再障鉴别

其他
- 注意与肝性贫血、肾性贫血、黑热病、粟粒性结核及其他各种伴有全血细胞减少的疾病相鉴别

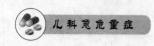

【治疗】

（一）对症支持治疗

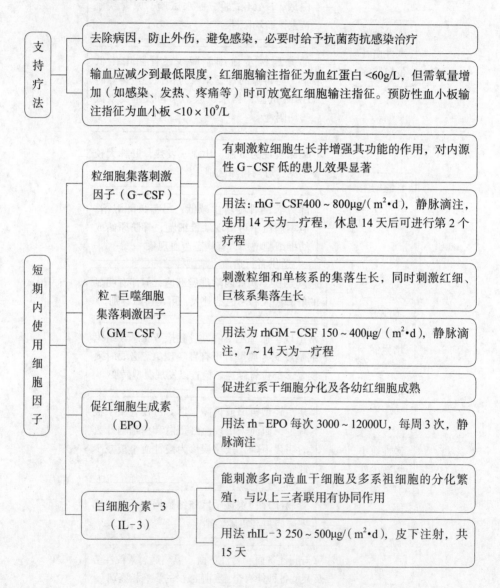

| 支持疗法 | 去除病因，防止外伤，避免感染，必要时给予抗菌药抗感染治疗 |
| | 输血应减少到最低限度，红细胞输注指征为血红蛋白 <60g/L，但需氧量增加（如感染、发热、疼痛等）时可放宽红细胞输注指征。预防性血小板输注指征为血小板 <10×10^9/L |

短期内使用细胞因子	粒细胞集落刺激因子（G-CSF）	有刺激粒细胞生长并增强其功能的作用，对内源性 G-CSF 低的患儿效果显著
		用法：rhG-CSF400～800μg/（m²·d），静脉滴注，连用 14 天为一疗程，休息 14 天后可进行第 2 个疗程
	粒-巨噬细胞集落刺激因子（GM-CSF）	刺激粒细和单核系的集落生长，同时刺激红细、巨核系集落生长
		用法为 rhGM-CSF 150～400μg/（m²·d），静脉滴注，7～14 天为一疗程
	促红细胞生成素（EPO）	促进红系干细胞分化及各幼红细胞成熟
		用法 rh-EPO 每次 3000～12000U，每周 3 次，静脉滴注
	白细胞介素-3（IL-3）	能刺激多向造血干细胞及多系祖细胞的分化繁殖，与以上三者联用有协同作用
		用法 rhIL-3 250～500μg/（m²·d），皮下注射，共 15 天

（二）急性或重型再障治疗

1. 免疫抑制治疗

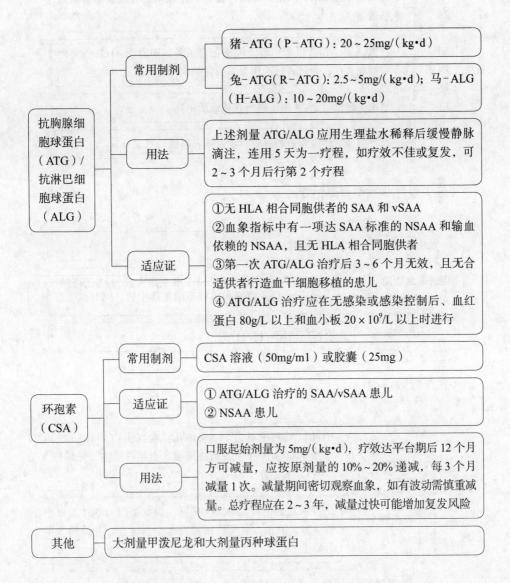

抗胸腺细胞球蛋白（ATG）/抗淋巴细胞球蛋白（ALG）

常用制剂
- 猪-ATG（P-ATG）：20～25mg/（kg·d）
- 兔-ATG（R-ATG）：2.5～5mg/（kg·d）；马-ALG（H-ALG）：10～20mg/（kg·d）

用法——上述剂量 ATG/ALG 应用生理盐水稀释后缓慢静脉滴注，连用 5 天为一疗程，如疗效不佳或复发，可 2～3 个月后行第 2 个疗程

适应证——
①无 HLA 相合同胞供者的 SAA 和 vSAA
②血象指标中有一项达 SAA 标准的 NSAA 和输血依赖的 NSAA，且无 HLA 相合同胞供者
③第一次 ATG/ALG 治疗后 3～6 个月无效，且无合适供者行造血干细胞移植的患儿
④ATG/ALG 治疗应在无感染或感染控制后、血红蛋白 80g/L 以上和血小板 20×10^9/L 以上时进行

环孢素（CSA）

常用制剂——CSA 溶液（50mg/ml）或胶囊（25mg）

适应证——
①ATG/ALG 治疗的 SAA/vSAA 患儿
②NSAA 患儿

用法——口服起始剂量为 5mg/（kg·d），疗效达平台期后 12 个月方可减量，应按原剂量的 10%～20% 递减，每 3 个月减量 1 次。减量期间密切观察血象，如有波动需慎重减量。总疗程应在 2～3 年，减量过快可能增加复发风险

其他——大剂量甲泼尼龙和大剂量丙种球蛋白

2. 造血干细胞移植

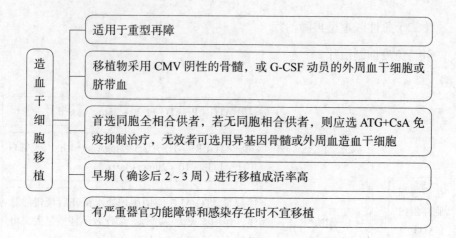

造血干细胞移植
- 适用于重型再障
- 移植物采用 CMV 阴性的骨髓，或 G-CSF 动员的外周血干细胞或脐带血
- 首选同胞全相合供者，若无同胞相合供者，则应选 ATG+CsA 免疫抑制治疗，无效者可选用异基因骨髓或外周血造血干细胞
- 早期（确诊后 2~3 周）进行移植成活率高
- 有严重器官功能障碍和感染存在时不宜移植

（三）慢性非重型再障治疗

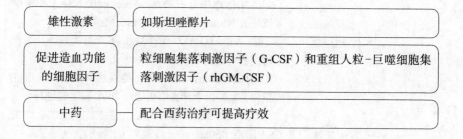

- 雄性激素 —— 如斯坦唑醇片
- 促进造血功能的细胞因子 —— 粒细胞集落刺激因子（G-CSF）和重组人粒-巨噬细胞集落刺激因子（rhGM-CSF）
- 中药 —— 配合西药治疗可提高疗效

（四）疗效标准

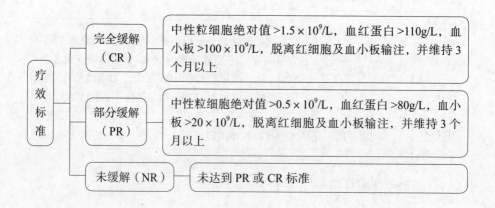

疗效标准
- 完全缓解（CR）—— 中性粒细胞绝对值 >1.5×10⁹/L，血红蛋白 >110g/L，血小板 >100×10⁹/L，脱离红细胞及血小板输注，并维持 3 个月以上
- 部分缓解（PR）—— 中性粒细胞绝对值 >0.5×10⁹/L，血红蛋白 >80g/L，血小板 >20×10⁹/L，脱离红细胞及血小板输注，并维持 3 个月以上
- 未缓解（NR）—— 未达到 PR 或 CR 标准

第三节　免疫性血小板减少症

免疫性血小板减少症（immune thrombocy topenia，ITP）既往称作特发性血小板减少性紫癜或原发性血小板减少性紫癜，是小儿时期最常见的出血性疾病。其主要临床特点是皮肤、黏膜自发性出血和束臂试验阳性，血小板减少、出血时间延长和血块收缩不良。

【病因】

免疫性血小板减少症的病因

- 病毒感染后，体内形成的抗原-抗体复合物可附着于血小板表面，使血小板的寿命缩短，易被单核-巨噬细胞系统吞噬和破坏
- 疫苗接种

【临床表现】

免疫性血小板减少症的临床表现

- 1～5岁多见，男女发病无差异，冬春季发病率较高
- 起病急，病前1～3周多有病毒感染史
- 自发性皮肤淤点、淤斑，以四肢较多；鼻、齿龈出血常见，呕血和黑便常为口鼻出血咽下所致，消化道大出血者并不多见；严重者可发生颅内出血，青春期女孩可有月经过多，出血程度与血小板减少程度相一致，出血量大者可有失血性贫血或休克
- 大多数患者于发病后1～6个月内痊愈，部分患者可有轻度脾脏大，少数可由急性转为慢性

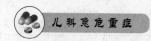
【检查】

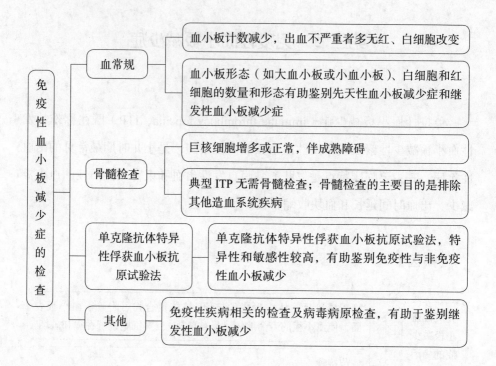

免疫性血小板减少症的检查

- **血常规**
  - 血小板计数减少，出血不严重者多无红、白细胞改变
  - 血小板形态（如大血小板或小血小板）、白细胞和红细胞的数量和形态有助鉴别先天性血小板减少症和继发性血小板减少症
- **骨髓检查**
  - 巨核细胞增多或正常，伴成熟障碍
  - 典型 ITP 无需骨髓检查；骨髓检查的主要目的是排除其他造血系统疾病
- **单克隆抗体特异性俘获血小板抗原试验法**
  - 单克隆抗体特异性俘获血小板抗原试验法，特异性和敏感性较高，有助鉴别免疫性与非免疫性血小板减少
- **其他**
  - 免疫性疾病相关的检查及病毒病原检查，有助于鉴别继发性血小板减少

【诊断】

1. 诊断依据

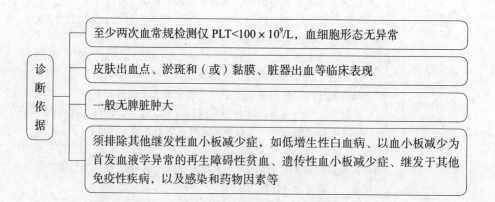

诊断依据

- 至少两次血常规检测仅 PLT<100×10^9/L，血细胞形态无异常
- 皮肤出血点、淤斑和（或）黏膜、脏器出血等临床表现
- 一般无脾脏肿大
- 须排除其他继发性血小板减少症，如低增生性白血病、以血小板减少为首发血液学异常的再生障碍性贫血、遗传性血小板减少症、继发于其他免疫性疾病，以及感染和药物因素等

2. 分型诊断

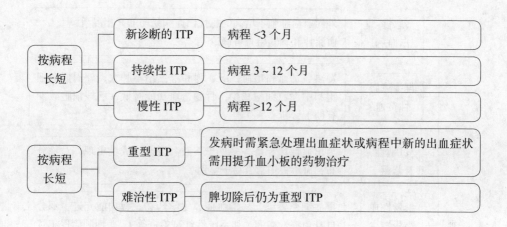

按病程长短
- 新诊断的 ITP —— 病程 <3 个月
- 持续性 ITP —— 病程 3～12 个月
- 慢性 ITP —— 病程 >12 个月

按病程长短
- 重型 ITP —— 发病时需紧急处理出血症状或病程中新的出血症状需用提升血小板的药物治疗
- 难治性 ITP —— 脾切除后仍为重型 ITP

3. 病情分度诊断

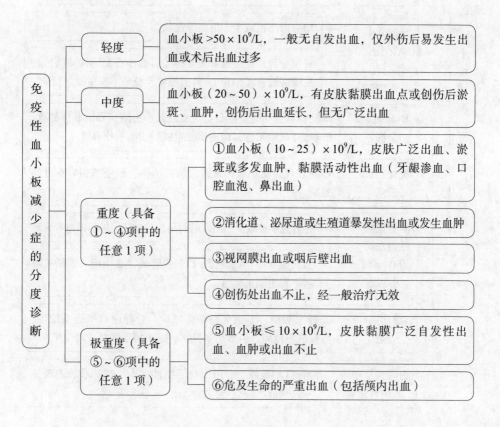

免疫性血小板减少症的分度诊断
- 轻度 —— 血小板 >50×10⁹/L，一般无自发出血，仅外伤后易发生出血或术后出血过多
- 中度 —— 血小板（20～50）×10⁹/L，有皮肤黏膜出血点或创伤后淤斑、血肿，创伤后出血延长，但无广泛出血
- 重度（具备①～④项中的任意 1 项）
  - ①血小板（10～25）×10⁹/L，皮肤广泛出血、淤斑或多发血肿，黏膜活动性出血（牙龈渗血、口腔血泡、鼻出血）
  - ②消化道、泌尿道或生殖道暴发性出血或发生血肿
  - ③视网膜出血或咽后壁出血
  - ④创伤处出血不止，经一般治疗无效
- 极重度（具备⑤～⑥项中的任意 1 项）
  - ⑤血小板 ≤10×10⁹/L，皮肤黏膜广泛自发性出血、血肿或出血不止
  - ⑥危及生命的严重出血（包括颅内出血）

【鉴别诊断】

免疫性血小板减少症的鉴别诊断	急性白血病	外周血白细胞不增高的急性白血病易与 ITP 相混淆，血涂片和骨髓检查可确诊
	再生障碍性贫血	发热、贫血和出血，肝、脾和淋巴结不肿大，外周血白细胞和中性粒细胞减少，骨髓造血功能减低，巨核细胞减少有助于诊断
	过敏性紫癜	为出血性斑丘疹，多见于下肢和臀部，成批出现，对称分布，血小板正常，易于鉴别
	继发性血小板减少性紫癜	重症细菌感染、病毒血症、化学药物、脾功能亢进、部分自身免疫性疾病（如系统性红斑狼疮等）、恶性肿瘤侵犯骨髓和某些溶血性贫血等均可导致血小板减少，注意鉴别
	wiskott-Aldrich综合征	均有血小板减少、出血等症状
		并发全身广泛湿疹和易于感染，血小板黏附性减低，对二磷酸腺苷（ADP）、肾上腺素及胶原不发生凝集反应
	Evans 综合征	本征特点为同时发生自身免疫性血小板减少和溶血性贫血，Coombs 试验阳性，糖皮质激素或脾切除治疗有效
	统性红斑狼疮	早期表现为血小板性紫癜，抗核抗体、狼疮细胞检查可助鉴别
	血管性假性血友病（ⅡB型和血小板型）	亦有血小板减少、出血时间延长、皮肤、黏膜出血等表现
		但血浆 vwF：Ag 和Ⅷ：C 储量降低，血小板对瑞斯托霉素不发生凝集反应
	脾功能亢进	脾肿大明显，多呈全血细胞减少。骨髓巨核细胞系增生，可呈成熟障碍，但形态多异常。血小板重度减少者少见
	血栓性血小板减少性紫癜	有血小板减少、出血与溶血性贫血，神经系统表现显著，有肾功能不全

【治疗】

急性血小板减少症是一种自限性过程，可严密观察，只要没有严重威胁生命的出血，暂不必治疗。当血小板计数 <（10~20）× 10^9/L 伴明显皮肤黏膜出血时，应予以治疗。

1. 一般疗法

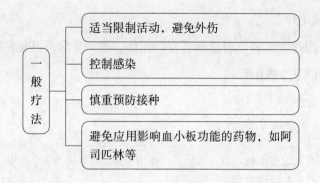

一般疗法
- 适当限制活动，避免外伤
- 控制感染
- 慎重预防接种
- 避免应用影响血小板功能的药物，如阿司匹林等

2. ITP 的一线治疗

PLT<20 × 10^9/L 和（或）伴活动性出血，应用以下治疗，一般无需血小板输注。

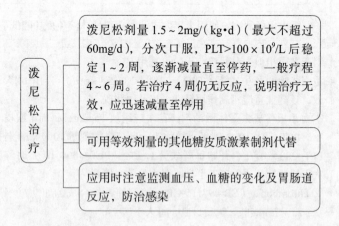

泼尼松治疗
- 泼尼松剂量 1.5~2mg/（kg•d）（最大不超过 60mg/d），分次口服，PLT>100 × 10^9/L 后稳定 1~2 周，逐渐减量直至停药，一般疗程 4~6 周。若治疗 4 周仍无反应，说明治疗无效，应迅速减量至停用
- 可用等效剂量的其他糖皮质激素制剂代替
- 应用时注意监测血压、血糖的变化及胃肠道反应，防治感染

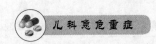

静脉输注免疫球蛋白	常用剂量 400mg/（kg·d），连用 3~5 天；或 0.8~1.0g/（kg·d），用 1 天或连用 2 天，必要时可以重复
静脉用抗-D 免疫球蛋白	用于 Rh（D）阳性的 ITP 患儿，提升 PLT 作用明显。常用剂量 50~75μg/（kg·d），连用 1~3 天

3. 二线治疗

对一线治疗无效者应对诊断进行再评估，进一步除外其他疾病，根据病情酌情应用以下二线治疗。

（1）药物治疗

大剂量地塞米松	地塞米松 0.6mg/（kg·d），连用 4 天，每 4 周为 1 个疗程，酌情使用 4~6 个疗程
利妥昔单抗	标准剂量方案 375mg/m²，静脉滴注，每周 1 次，共 4 次 小剂量方案 100mg/次，每周 1 次，共 4 次
	一般在首次注射 4~8 周内起效，使用时多数儿童耐受良好
	可出现血清病，使用半年内应注意获得性体液免疫功能低下
促血小板生成剂	对于严重出血，一线治疗无效可选用：重组人血小板生成素（TPO）：剂量 1.0μg/（kg·d），连用 14 天，观察疗效，该药儿童应用副作用轻微，患儿可耐受 ①血小板生成素受体激动剂：首次应用从 1μg/kg，每周 1 次皮下注射开始，PLT<50×10⁹/L 则每周增加 1μg/kg，最大剂量 10μg/kg。若持续 2 周 PLT>200×10⁹/L，开始每周减量 1μg/kg。PLT>400×10⁹/L 时停药。若最大剂量应用 4 周，PLT 不升，视为无效，停药 ②eltrombopag（SB-497115-GR）是一种人工合成的非肽链小分子，用法：25~75mg/kg，饭后口服，每天 1 次

（2）免疫抑制药

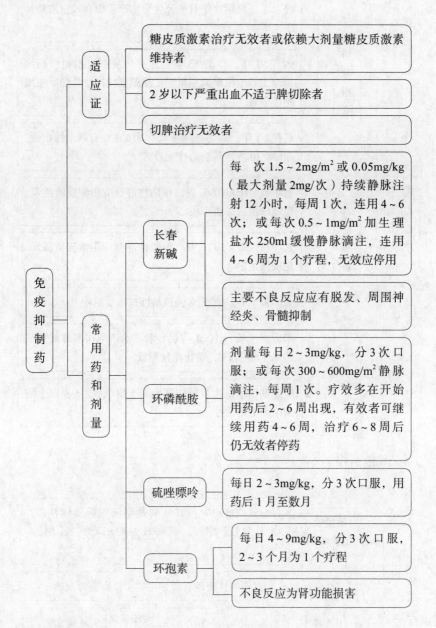

（3）脾切除

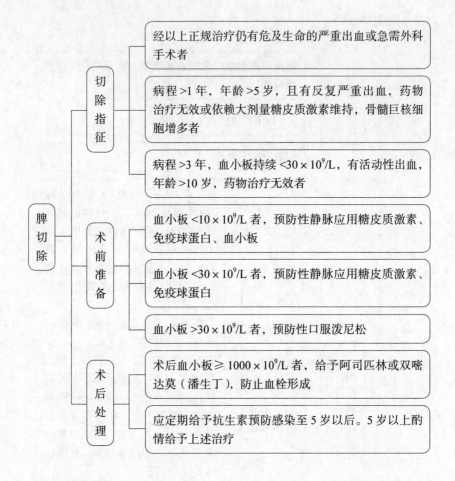

脾切除

切除指征
- 经以上正规治疗仍有危及生命的严重出血或急需外科手术者
- 病程 >1 年，年龄 >5 岁，且有反复严重出血，药物治疗无效或依赖大剂量糖皮质激素维持，骨髓巨核细胞增多者
- 病程 >3 年，血小板持续 <30×10^9/L，有活动性出血，年龄 >10 岁，药物治疗无效者

术前准备
- 血小板 <10×10^9/L 者，预防性静脉应用糖皮质激素、免疫球蛋白、血小板
- 血小板 <30×10^9/L 者，预防性静脉应用糖皮质激素、免疫球蛋白
- 血小板 >30×10^9/L 者，预防性口服泼尼松

术后处理
- 术后血小板 ≥1000×10^9/L 者，给予阿司匹林或双嘧达莫（潘生丁），防止血栓形成
- 应定期给予抗生素预防感染至 5 岁以后。5 岁以上酌情给予上述治疗

（4）其他治疗

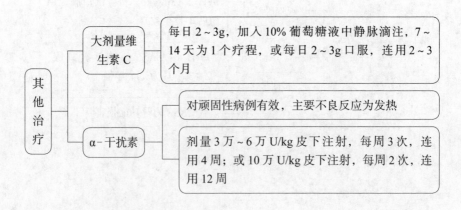

其他治疗

大剂量维生素 C
- 每日 2～3g，加入 10% 葡萄糖液中静脉滴注，7～14 天为 1 个疗程，或每日 2～3g 口服，连用 2～3 个月

α-干扰素
- 对顽固性病例有效，主要不良反应为发热
- 剂量 3 万～6 万 U/kg 皮下注射，每周 3 次，连用 4 周；或 10 万 U/kg 皮下注射，每周 2 次，连用 12 周

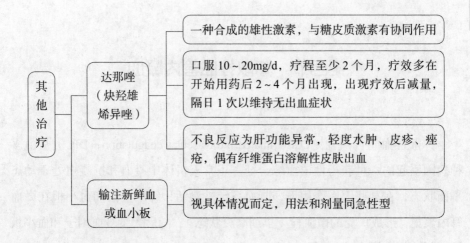

4. ITP 的紧急治疗

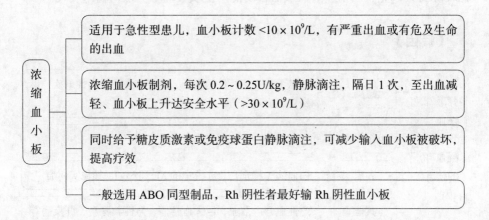

5. 治疗效果评定

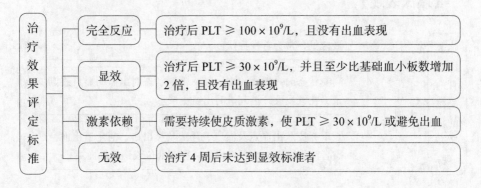

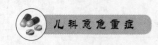

第四节　弥散性血管内凝血

弥散性血管内凝血（Disseminated intravascular coagulation，DIC）是由多种病因引起的一种获得性出血综合征。正常人机体中凝血和抗凝血处于动态平衡状态，在某些因素作用下，凝血系统被激活，纤维蛋白和血小板在微血管内聚集，形成广泛的微血栓（早期高凝状态）；随后大量凝血因子和血小板被消耗，纤维蛋白溶解系统被激活（后期低凝及纤溶亢进状态），出现出血、循环障碍或休克、栓塞、溶血及器官功能不全或衰竭等一系列临床表现。

【病因】

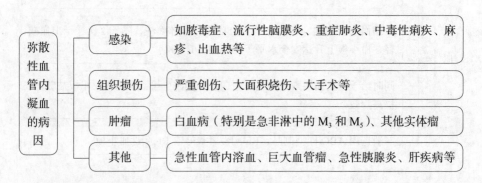

弥散性血管内凝血的病因	感染	如脓毒症、流行性脑膜炎、重症肺炎、中毒性痢疾、麻疹、出血热等
	组织损伤	严重创伤、大面积烧伤、大手术等
	肿瘤	白血病（特别是急非淋中的 M_3 和 M_5）、其他实体瘤
	其他	急性血管内溶血、巨大血管瘤、急性胰腺炎、肝疾病等

【临床表现】

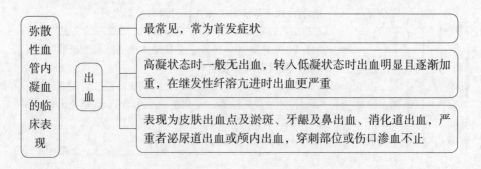

弥散性血管内凝血的临床表现	出血	最常见，常为首发症状
		高凝状态时一般无出血，转入低凝状态时出血明显且逐渐加重，在继发性纤溶亢进时出血更严重
		表现为皮肤出血点及淤斑、牙龈及鼻出血、消化道出血，严重者泌尿道出血或颅内出血，穿刺部位或伤口渗血不止

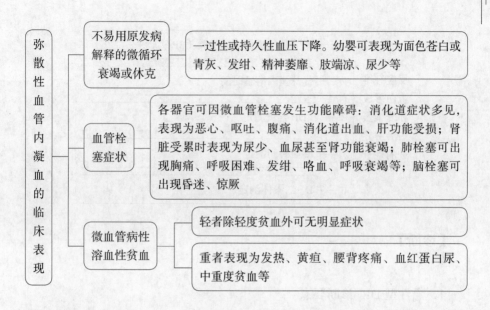

弥散性血管内凝血的临床表现

不易用原发病解释的微循环衰竭或休克 —— 一过性或持久性血压下降。幼婴可表现为面色苍白或青灰、发绀、精神萎靡、肢端凉、尿少等

血管栓塞症状 —— 各器官可因微血管栓塞发生功能障碍：消化道症状多见，表现为恶心、呕吐、腹痛、消化道出血、肝功能受损；肾脏受累时表现为尿少、血尿甚至肾功能衰竭；肺栓塞可出现胸痛、呼吸困难、发绀、咯血、呼吸衰竭等；脑栓塞可出现昏迷、惊厥

微血管病性溶血性贫血 —— 轻者除轻度贫血外可无明显症状

重者表现为发热、黄疸、腰背疼痛、血红蛋白尿、中重度贫血等

【检查】

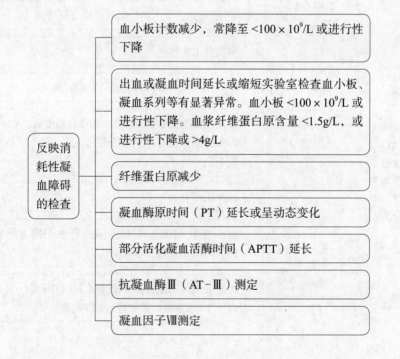

反映消耗性凝血障碍的检查

血小板计数减少，常降至 $<100 \times 10^9/L$ 或进行性下降

出血或凝血时间延长或缩短实验室检查血小板、凝血系列等有显著异常。血小板 $<100 \times 10^9/L$ 或进行性下降。血浆纤维蛋白原含量 $<1.5g/L$，或进行性下降或 $>4g/L$

纤维蛋白原减少

凝血酶原时间（PT）延长或呈动态变化

部分活化凝血活酶时间（APTT）延长

抗凝血酶Ⅲ（AT-Ⅲ）测定

凝血因子Ⅷ测定

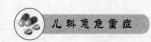

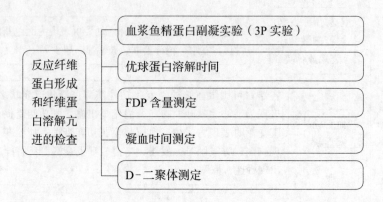

【诊断】

1. 急性型 DIC 诊断要点

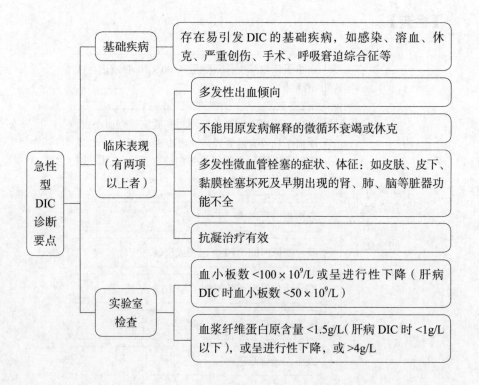

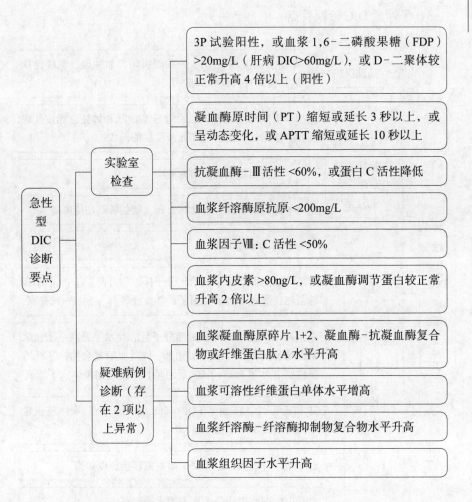

急性型 DIC 诊断要点

实验室检查
- 3P 试验阳性，或血浆 1,6-二磷酸果糖（FDP）>20mg/L（肝病 DIC>60mg/L），或 D-二聚体较正常升高 4 倍以上（阳性）
- 凝血酶原时间（PT）缩短或延长 3 秒以上，或呈动态变化，或 APTT 缩短或延长 10 秒以上
- 抗凝血酶-Ⅲ活性 <60%，或蛋白 C 活性降低
- 血浆纤溶酶原抗原 <200mg/L
- 血浆因子Ⅷ：C 活性 <50%
- 血浆内皮素 >80ng/L，或凝血酶调节蛋白较正常升高 2 倍以上

疑难病例诊断（存在 2 项以上异常）
- 血浆凝血酶原碎片 1+2、凝血酶-抗凝血酶复合物或纤维蛋白肽 A 水平升高
- 血浆可溶性纤维蛋白单体水平增高
- 血浆纤溶酶-纤溶酶抑制物复合物水平升高
- 血浆组织因子水平升高

2. 新生期 DIC 诊断的特点

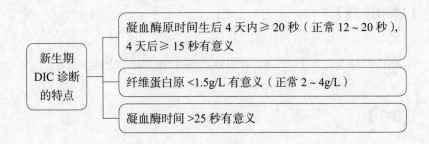

新生期 DIC 诊断的特点
- 凝血酶原时间生后 4 天内 ≥ 20 秒（正常 12～20 秒），4 天后 ≥ 15 秒有意义
- 纤维蛋白原 <1.5g/L 有意义（正常 2～4g/L）
- 凝血酶时间 >25 秒有意义

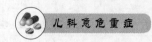

3. 慢性型 DIC 诊断要点

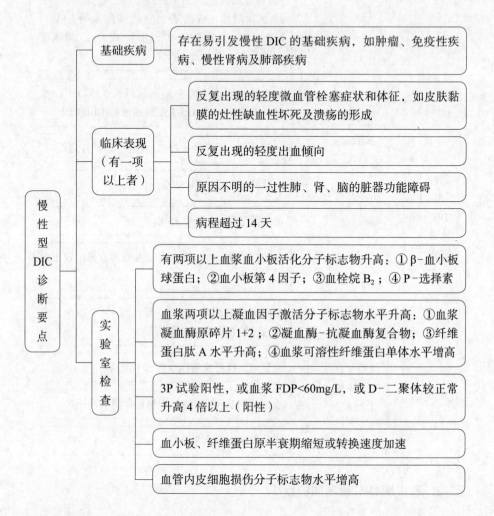

【鉴别诊断】

本病诊断应与原发性纤溶、肝脏疾病等引起的出血相鉴别。

【治疗】

早诊断、早治疗，弥散性血管内凝血的治疗关键在于尽快控制原发病进展，采取改善微循环、抗凝血、抗纤溶、补充凝血因子等综合治疗。

1. 去除病因、治疗原发病

去除 DIC 的原发病因是治疗过程的根本措施。如控制感染、纠正休克、抗癌、抗过敏治疗等。解除病因后 DIC 可停止发展，甚至可自愈。

2. 改善微循环

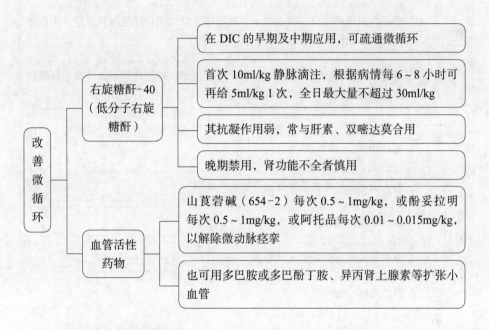

3. 抑制血小板凝集药物

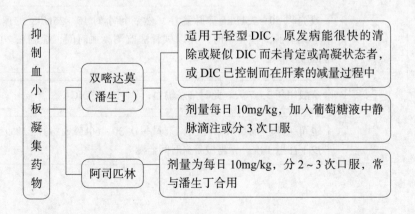

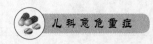

4. 肝素抗凝血治疗

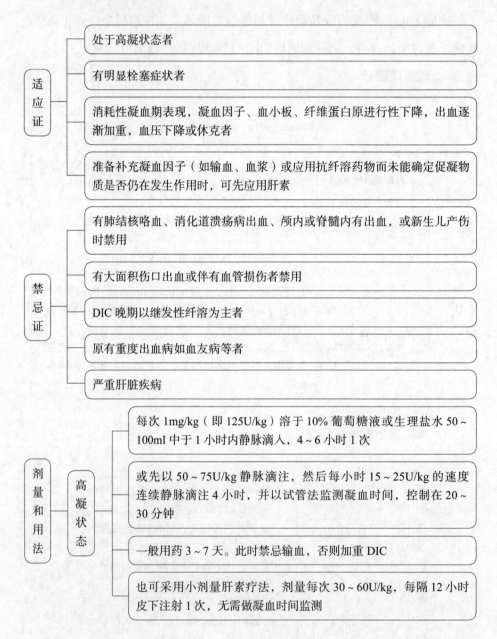

适应证
- 处于高凝状态者
- 有明显栓塞症状者
- 消耗性凝血期表现，凝血因子、血小板、纤维蛋白原进行性下降，出血逐渐加重，血压下降或休克者
- 准备补充凝血因子（如输血、血浆）或应用抗纤溶药物而未能确定促凝物质是否仍在发生作用时，可先应用肝素

禁忌证
- 有肺结核咯血、消化道溃疡病出血、颅内或脊髓内有出血，或新生儿产伤时禁用
- 有大面积伤口出血或伴有血管损伤者禁用
- DIC 晚期以继发性纤溶为主者
- 原有重度出血病如血友病等者
- 严重肝脏疾病

剂量和用法

高凝状态
- 每次 1mg/kg（即 125U/kg）溶于 10% 葡萄糖液或生理盐水 50~100ml 中于 1 小时内静脉滴入，4~6 小时 1 次
- 或先以 50~75U/kg 静脉滴注，然后每小时 15~25U/kg 的速度连续静脉滴注 4 小时，并以试管法监测凝血时间，控制在 20~30 分钟
- 一般用药 3~7 天。此时禁忌输血，否则加重 DIC
- 也可采用小剂量肝素疗法，剂量每次 30~60U/kg，每隔 12 小时皮下注射 1 次，无需做凝血时间监测

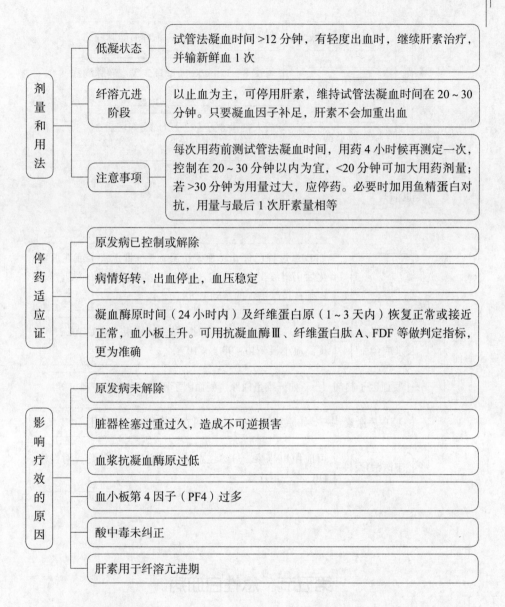

剂量和用法

低凝状态 —— 试管法凝血时间 >12 分钟，有轻度出血时，继续肝素治疗，并输新鲜血 1 次

纤溶亢进阶段 —— 以止血为主，可停用肝素，维持试管法凝血时间在 20～30 分钟。只要凝血因子补足，肝素不会加重出血

注意事项 —— 每次用药前测试管法凝血时间，用药 4 小时候再测定一次，控制在 20～30 分钟以内为宜，<20 分钟可加大用药剂量；若 >30 分钟为用量过大，应停药。必要时加用鱼精蛋白对抗，用量与最后 1 次肝素量相等

停药适应证

原发病已控制或解除

病情好转，出血停止，血压稳定

凝血酶原时间（24 小时内）及纤维蛋白原（1～3 天内）恢复正常或接近正常，血小板上升。可用抗凝血酶Ⅲ、纤维蛋白肽 A、FDF 等做判定指标，更为准确

影响疗效的原因

原发病未解除

脏器栓塞过重过久，造成不可逆损害

血浆抗凝血酶原过低

血小板第 4 因子（PF4）过多

酸中毒未纠正

肝素用于纤溶亢进期

5. 纤溶抑制药

仅用于 DIC 晚期以纤溶亢进为主而出血者，应与肝素合用。常用药物如下：

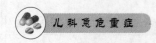
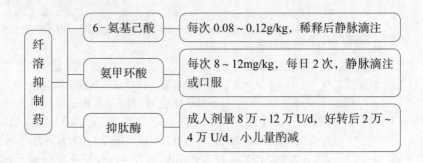

6. 其他治疗

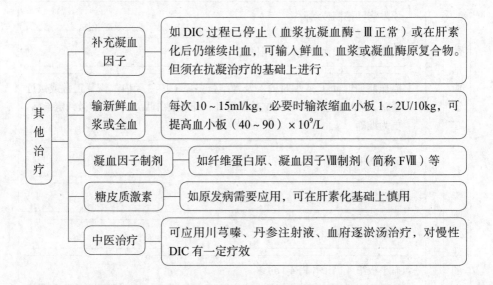

第五节　急性白血病

　　急性白血病是儿童时期最常见的恶性肿瘤，以急性淋巴细胞白血病（ALL）多见，占75%，急性非淋巴细胞白血病（ANLL）占25%。包括新生儿在内的任何年龄均可发病，以学龄前期和学龄期发病数最多，男性发病率高于女性。

【病因】

病因不明，可能的相关因素包括以下几种。

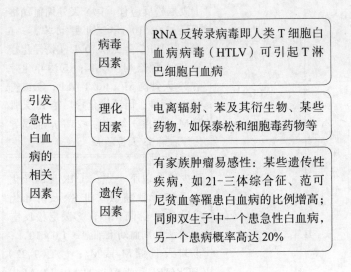

【分型】

（一）急性淋巴细胞白血病（ALL）

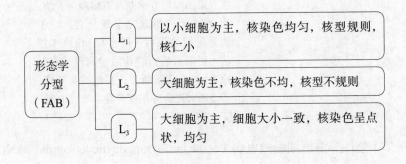

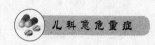

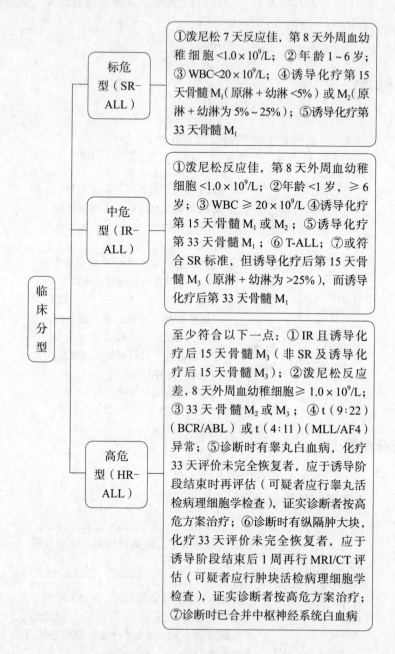

标危型（SR-ALL）
①泼尼松7天反应佳，第8天外周血幼稚细胞 $<1.0 \times 10^9/L$；②年龄1~6岁；③WBC$<20 \times 10^9/L$；④诱导化疗第15天骨髓 M_1（原淋+幼淋$<5\%$）或 M_2（原淋+幼淋为$5\%~25\%$）；⑤诱导化疗第33天骨髓 M_1

中危型（IR-ALL）
①泼尼松反应佳，第8天外周血幼稚细胞 $<1.0 \times 10^9/L$；②年龄<1岁，$\geqslant 6$岁；③WBC$\geqslant 20 \times 10^9/L$ ④诱导化疗第15天骨髓 M_1 或 M_2；⑤诱导化疗第33天骨髓 M_1；⑥T-ALL；⑦或符合SR标准，但诱导化疗后第15天骨髓 M_3（原淋+幼淋为$>25\%$），而诱导化疗后第33天骨髓 M_1

高危型（HR-ALL）
至少符合以下一点：①IR且诱导化疗后15天骨髓 M_3（非SR及诱导化疗后15天骨髓 M_3）；②泼尼松反应差，8天外周血幼稚细胞$\geqslant 1.0 \times 10^9/L$；③33天骨髓 M_2 或 M_3；④t（9:22）（BCR/ABL）或t（4:11）（MLL/AF4）异常；⑤诊断时有睾丸白血病，化疗33天评价未完全恢复者，应于诱导阶段结束时再评估（可疑者应行睾丸活检病理细胞学检查），证实诊断者按高危方案治疗；⑥诊断时有纵隔肿大块，化疗33天评价未完全恢复者，应于诱导阶段结束后1周再行MRI/CT评估（可疑者应行肿块活检病理细胞学检查），证实诊断者按高危方案治疗；⑦诊断时已合并中枢神经系统白血病

临床分型

（二）急性非淋巴细胞白血病（acute non-lymphocytic leukemia，ANLL）

形态学分型（FAB）

- 原粒细胞微分化型（M_0）——骨髓中原粒细胞 =90%，无 Auer 小体

- 原粒细胞白血病未分化型（M_1）——骨髓中原粒细胞 =90%，早幼粒细胞很少，中幼粒细胞以下各阶段细胞极少见，可见 Auer 小体

- 原粒细胞白血病部分分化型（M_2）——骨髓中原粒细胞 + 早幼粒细胞 >50%，可见多少不等的中幼粒、晚幼粒、成熟粒细胞，可见 Auer 小体；M_2b 型骨髓中有明显的核质发育不平衡的中幼粒细胞

- 颗粒增多的早幼粒细胞白血病（M_3）——骨髓中以颗粒增多的异常早幼粒细胞 >30%，其胞质大小不一，胞质中有大小不等的颗粒。可分两个亚型：粗颗粒型（M_3a）、细颗粒型（M_3b）

- 粒 - 单核细胞白血病（M_4）——骨髓中幼稚粒细胞和单核细胞同时增生，原始和幼稚粒细胞 >20%；原始、幼稚单核细胞和单核细胞 =20%；或原始、幼稚和成熟单核细胞 >30%，原始和早幼粒细胞 >10%；除以上特点外，骨髓异常嗜酸性粒细胞增多

- 单核细胞白血病（M_5）——骨髓中原始和幼稚单核细胞增生为主，分两个亚型：未分化型（M_5a）：骨髓中原始单核细胞为 >80%；部分分化型（M_5b）：骨髓中原始和幼稚单核细胞 >30%，原始单核细胞 <80%

- 红白血病（M_6）——骨髓中有核红细胞 >50%，以原始及单幼红细胞为主，且常有巨幼样变；原粒及早幼粒细胞 >30%，外周血可见幼红及幼粒细胞，粒细胞中可见 Auer 小体

- 急性巨核细胞白血病（M_7）——外周血有原始巨核细胞；骨髓中原巨核细胞 >30%

临床分型

- 标危型——FAB 分型的 M_3、M_4Eo，带 Auer 小体的 M_1 或 M_2，同时以标准化疗方案诱导第 15 天骨髓原始细胞 ≤ 5%（M_3 除外）

- 高危型——FAB 分型中除上述类型以外的其他类型

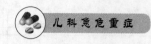

【临床表现】

急性白血病的临床表现

各年龄均可发病，以 3~7 岁的发病率最高，占小儿时期白血病的 50% 左右

大多起病急，以发热，贫血，出血，肝、脾、淋巴结肿大为主要表现。部分患儿以局部肿物或神经系统改变为初发症状；少数患儿以骨、关节痛为首发症状，如骨和关节疼痛、胸骨压痛

发热：多于病程中出现，为不规则热，一般不伴有寒战

贫血：出现较早，随病情发展而加重

出血：以皮肤、黏膜多见，表现为鼻出血、牙龈出血、皮肤淤斑、消化道出血和血尿，偶见颅内出血，为引起死亡的重要原因之一

肝脾肿大及全身浅表淋巴结肿大：程度不等

中枢神经系统症状：是导致急性把血病复发的主要原因。在整个病程的任何时间均可发生，以化疗后缓解期多见，临床以颅内压增高的症状为主，也可出现脑神经受累的症状。也可有惊厥、昏迷等

可出现呼吸、消化、泌尿系统等症状

睾丸浸润：表现为局部肿大、触痛，阴囊皮肤呈黑红色。为复发的重要原因

绿色瘤：急性粒细胞白血病的一种特殊类型，白血病细胞浸润眶骨，颅骨，胸骨及肝肾等，在局部隆起形成绿色瘤，切面为绿色，暴露于空气中迅速消退

【检查】

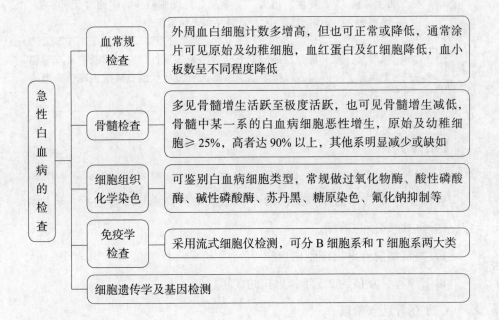

急性白血病的检查

- 血常规检查：外周血白细胞计数多增高，但也可正常或降低，通常涂片可见原始及幼稚细胞，血红蛋白及红细胞降低，血小板数呈不同程度降低
- 骨髓检查：多见骨髓增生活跃至极度活跃，也可见骨髓增生减低，骨髓中某一系的白血病细胞恶性增生，原始及幼稚细胞≥25%，高者达90%以上，其他系明显减少或缺如
- 细胞组织化学染色：可鉴别白血病细胞类型，常规做过氧化物酶、酸性磷酸酶、碱性磷酸酶、苏丹黑、糖原染色、氟化钠抑制等
- 免疫学检查：采用流式细胞仪检测，可分B细胞系和T细胞系两大类
- 细胞遗传学及基因检测

【诊断】

典型病例根据临床表现，血象和骨髓象的改变可做出诊断。

【鉴别诊断】

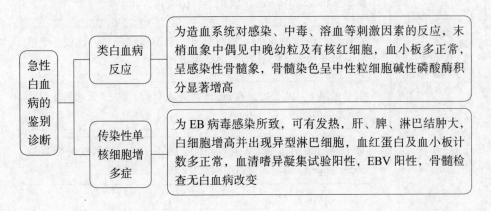

急性白血病的鉴别诊断

- 类白血病反应：为造血系统对感染、中毒、溶血等刺激因素的反应，末梢血象中偶见中晚幼粒及有核红细胞，血小板多正常，呈感染性骨髓象，骨髓染色呈中性粒细胞碱性磷酸酶积分显著增高
- 传染性单核细胞增多症：为EB病毒感染所致，可有发热，肝、脾、淋巴结肿大，白细胞增高并出现异型淋巴细胞，血红蛋白及血小板计数多正常，血清嗜异凝集试验阳性，EBV阳性，骨髓检查无白血病改变

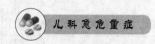

	再生障碍性贫血	贫血、出血、发热及全血细胞减少，但通常无肝、脾、淋巴结肿大，骨髓穿刺无幼稚细胞
急性白血病的鉴别诊断		
	风湿及类风湿关节炎	常有发热，关节痛为游走多发性，应在诊断前常规骨髓检查以排除以关节痛为首发症状而血液学表现不典型的白血病

【治疗】

应根据分型选择治疗方案，治疗程序依次为：诱导缓解治疗、巩固治疗、髓外白血病预防治疗。

1. 高危型急性淋巴细胞白血病

以下疗程，女孩约 2.5 年，男孩约 3 年。

（1）诱导缓解阶段

1）VDLP 治疗方案

	长春新碱 $1.5mg/m^2$ 静脉注射（最大量不超过 $2mg/m^2$），于第 8、15、22、29 天用
诱导缓解阶段的 VDLP 治疗方案	柔红霉素每日 $30mg/m^2$，用 5% 葡萄糖液 100ml 稀释后，快速静脉滴注（30~40 分钟），于第 8、9、10 天用，共 3 次
	左旋门冬酰胺酶 6000~10000U/m^2，静脉滴注或肌内注射，于第 11~29 天内隔日或隔 2 天 1 次，共 8 次
	泼尼松第 1~28 天每天 $60mg/m^2$，分次口服，第 29 天起每 2 天减半，1 周内减停
	对于高白细胞血症（WBC $\geq 100 \times 10^9/L$）者，应用羟羟脲 20~30mg/（kg·d）口服，至白细胞 <$50 \times 10^9/L$ 开始化疗

诱导缓解阶段的VDLP治疗方案	对有肺部低氧和/或脑部症状者，有条件的应做血浆置换去除高白细胞，预防细胞溶解综合征，并服用别嘌醇 200~300mg/（$m^2 \cdot d$），预防高尿酸血症，充分水化和碱化尿液；柔红霉素（DNR）推迟到白细胞 50×10^9/L 时开始，连用 3 天；于诱导缓解化疗的第 19 天必须复查骨髓涂片
	有肺部低氧和/（或）脑部症状者在复查骨髓涂片时可能出现 3 种不同的结果：M_1，骨髓明显抑制，原始淋巴细胞（原淋）+幼稚淋巴细胞（幼淋）<5%，提示疗效和预后良好；M_2，骨髓呈不同程度抑制，原淋+幼淋 5%~25%，提示疗效较差，应尽早进行巩固治疗中的 CAM 方案；M_3 或不缓解者，骨髓抑制或不抑制，原淋+幼淋>25%，提示无效，属难治性白血病，需及时改换下述 DAEL 方案

2）DAEL 方案

DAEL方案	地塞米松（Dex），剂量为 20mg/（$m^2 \cdot d$），分次口服或静脉注射，第 1~6 天用
	阿糖胞苷（Ara-C），剂量为 $2g/m^2$，每 12 小时 1 次，连用 5 次，静脉滴射 3 小时，于第 1~3 天用
	依托泊苷（VP16）$100mg/m^2$，每 12 小时 1 次，连用 5 次，静脉滴注 3 小时，第 3~5 天用
	L-ASP $25000U/m^2$，静脉滴注 4 小时，第 6 天用
	第 3 天时，VP16 与 Ara-C 用药应间隔 12 小时

（2）巩固治疗

在诱导缓解治疗达完全缓解（CR）时，尽早再诱导缓解治疗 36 天，重者在延长 7 天后开始应用 CAM 方案。

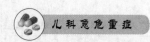

	环磷酰胺（CTX）：1000mg/m²，置于 0.9% 氯化钠 100ml，快速静脉滴注，第 1 天用
巩固治疗	Ara-C：1g/（m²·次），每 12 小时 1 次，于第 2~4 天用，连用 6 次，或 2g/（m²·次），每 12 小时 1 次，于第 2~3 天用，共 4 次，静脉滴注
	6-巯嘌呤（6-MP）：50mg/（m²·d），晚间一次口服，于第 1~7 天用

（3）髓外白血病的预防性治疗

	于诱导治疗的第 3 天起仅用甲氨蝶呤（MTX）+Dex
三联鞘注（IT）	此后第 8、15、22、29 天用三联鞘注，诱导期间共 5 次，早期强化治疗末期用 1 次
	大剂量甲氨蝶呤＋甲酰四氢叶酸钙后三联鞘注每 8 周 1 次，共 22 次。初次鞘注时应避免损伤

	于巩固治疗休息 1~3 周后，视血象恢复情况，待中性粒细胞（ANC）>1.5×10⁹/L，WBC ≥ 3×10⁹/L，肝、肾功能无异常时尽早开始，每 10 天为 1 个疗程，共 3 个疗程
	每个疗程 MTX5.0g/m²，以 1/6 量（不超过 500mg/次）作为突击量在 30 分钟内快速静脉滴入，余量于 24 小时内均匀滴入
大剂量甲氨蝶呤（HD-MTX）+四氢叶酸钙（CF）	突击量 MTX 滴入后 0.5~2 小时内，行三联鞘注 1 次。开始滴注 MTX 36 小时后，用 CF 解救，剂量为 15mg/m²，每 6 小时 1 次，首剂静脉注射，以后每 6 小时 1 次，口服或肌内注射，共 6~8 次
	HD-MTX 治疗前、后 3 天需口服碳酸氢钠 1.0g，每天 3 次，并在治疗当天给 5% 碳酸氢钠 5ml/kg 静脉滴注，保持尿 pH ≥ 7
	用 HD-MTX 当日及后 3 天需水化治疗 4000ml/（m²·d）。在用 HD-MTX 同时，每晚顿服 6-MP 50mg/m²，连用 7 天，HD-MTX+CF 连续 3 个疗程后，每 12 周重复 1 个疗程，共 6 个疗程
	如无条件监测血浆 MTX 浓度，则建议用 3.0g/m² 的 HD-MTX+CF。但应尽量监测血浆 MTX 浓度，争取 5.0g/m² 的 HD-MTX+CF，以提高远期疗效

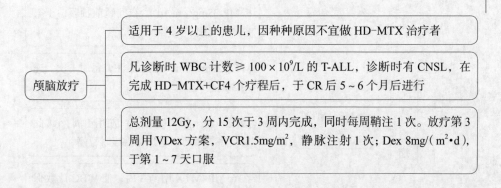

颅脑放疗
- 适用于 4 岁以上的患儿，因种种原因不宜做 HD-MTX 治疗者
- 凡诊断时 WBC 计数≥ 100×10^9/L 的 T-ALL，诊断时有 CNSL，在完成 HD-MTX+CF4 个疗程后，于 CR 后 5～6 个月后进行
- 总剂量 12Gy，分 15 次于 3 周内完成，同时每周鞘注 1 次。放疗第 3 周用 VDex 方案，VCR1.5mg/m^2，静脉注射 1 次；Dex 8mg/（$m^2 \cdot d$），于第 1～7 天口服

（4）早期强化治疗

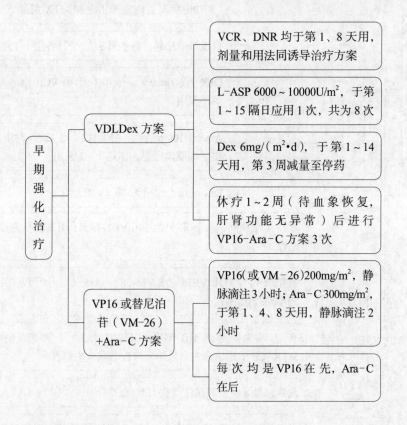

早期强化治疗
- VDLDex 方案
  - VCR、DNR 均于第 1、8 天用，剂量和用法同诱导治疗方案
  - L-ASP 6000～10000U/m^2，于第 1～15 隔日应用 1 次，共为 8 次
  - Dex 6mg/（$m^2 \cdot d$），于第 1～14 天用，第 3 周减量至停药
  - 休疗 1～2 周（待血象恢复，肝肾功能无异常）后进行 VP16-Ara-C 方案 3 次
- VP16 或替尼泊苷（VM-26）+Ara-C 方案
  - VP16(或 VM-26)200mg/m^2，静脉滴注 3 小时；Ara-C 300mg/m^2，于第 1、4、8 天用，静脉滴注 2 小时
  - 每次均是 VP16 在先，Ara-C 在后

（5）维持及加强治疗

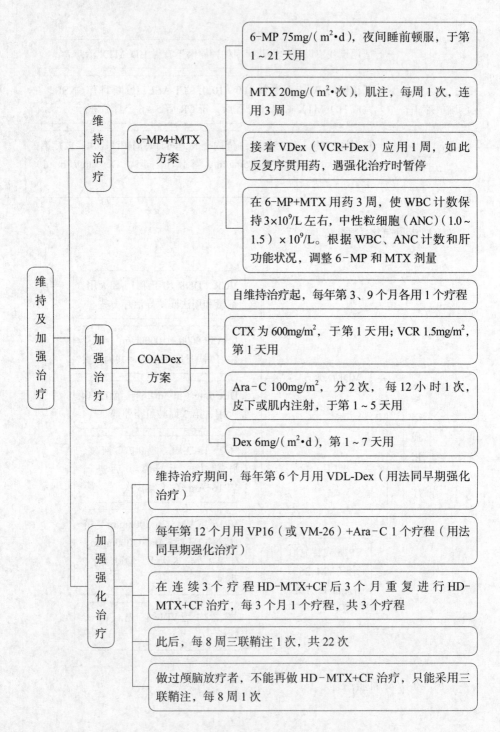

维持及加强治疗

维持治疗 ─ 6-MP4+MTX方案
- 6-MP 75mg/（m²·d），夜间睡前顿服，于第1～21天用
- MTX 20mg/（m²·次），肌注，每周1次，连用3周
- 接着 VDex（VCR+Dex）应用1周，如此反复序贯用药，遇强化治疗时暂停
- 在 6-MP+MTX 用药3周，使 WBC 计数保持3×10⁹/L 左右，中性粒细胞（ANC）（1.0～1.5）×10⁹/L。根据 WBC、ANC 计数和肝功能状况，调整 6-MP 和 MTX 剂量

加强治疗 ─ COADex方案
- 自维持治疗起，每年第3、9个月各用1个疗程
- CTX 为 600mg/m²，于第1天用；VCR 1.5mg/m²，第1天用
- Ara-C 100mg/m²，分2次，每12小时1次，皮下或肌内注射，于第1～5天用
- Dex 6mg/（m²·d），第1～7天用

加强强化治疗
- 维持治疗期间，每年第6个月用 VDL-Dex（用法同早期强化治疗）
- 每年第12个月用 VP16（或 VM-26）+Ara-C 1个疗程（用法同早期强化治疗）
- 在连续3个疗程 HD-MTX+CF 后3个月重复进行 HD-MTX+CF 治疗，每3个月1个疗程，共3个疗程
- 此后，每8周三联鞘注1次，共22次
- 做过颅脑放疗者，不能再做 HD-MTX+CF 治疗，只能采用三联鞘注，每8周1次

（6）干细胞移植

有 t（9；22）/BCR-ABL 融合基因；t（4；11）/MLL-AF4 融合基因者，完全缓解后在有条件的情况下做异基因造血干细胞移植。

2. 中危型急性淋巴细胞白血病（MR-ALL）的化疗

总疗程女孩约 2.5 年，男孩约 3 年。

（1）诱导缓解治疗

同高危型急性淋巴细胞白血病的 VDLP 方案，但 L-ASP 减为 8 次。

（2）巩固治疗

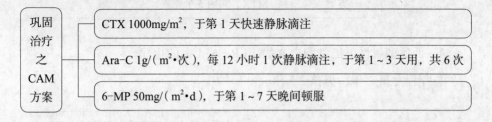

巩固治疗之 CAM 方案

- CTX 1000mg/m²，于第 1 天快速静脉滴注
- Ara-C 1g/（m²·次），每 12 小时 1 次静脉滴注，于第 1～3 天用，共 6 次
- 6-MP 50mg/（m²·d），于第 1～7 天晚间顿服

（3）髓外白血病的预防

三联鞘注及 HD-MTX+CF 方案同高危型急性淋巴细胞白血病。HD-MTX+CF 每 3 个月 1 个疗程，共 2 个疗程，完成 HD-MTX+CF 治疗共 5 个疗程后三联鞘注每 8 周 1 次，共 20 次。

（4）早期强化治疗

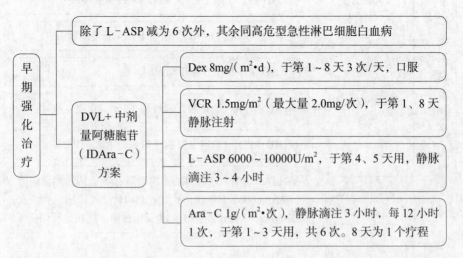

早期强化治疗

- 除了 L-ASP 减为 6 次外，其余同高危型急性淋巴细胞白血病
- DVL+ 中剂量阿糖胞苷（IDAra-C）方案
  - Dex 8mg/（m²·d），于第 1～8 天 3 次/天，口服
  - VCR 1.5mg/m²（最大量 2.0mg/次），于第 1、8 天静脉注射
  - L-ASP 6000～10000U/m²，于第 4、5 天用，静脉滴注 3～4 小时
  - Ara-C 1g/（m²·次），静脉滴注 3 小时，每 12 小时 1 次，于第 1～3 天用，共 6 次。8 天为 1 个疗程

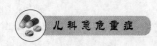

（5）维持治疗及加强治疗

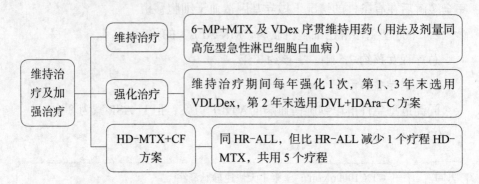

维持治疗及加强治疗
- 维持治疗 —— 6-MP+MTX 及 VDex 序贯维持用药（用法及剂量同高危型急性淋巴细胞白血病）
- 强化治疗 —— 维持治疗期间每年强化 1 次，第 1、3 年末选用 VDLDex，第 2 年末选用 DVL+IDAra-C 方案
- HD-MTX+CF 方案 —— 同 HR-ALL，但比 HR-ALL 减少 1 个疗程 HD-MTX，共用 5 个疗程

3. 低危型急性淋巴细胞白血病（LR-ALL）的化疗

总疗程女孩 2 年，男孩 2.5 年。

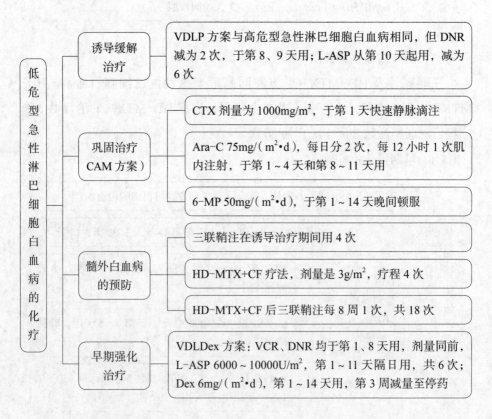

低危型急性淋巴细胞白血病的化疗
- 诱导缓解治疗 —— VDLP 方案与高危型急性淋巴细胞白血病相同，但 DNR 减为 2 次，于第 8、9 天用；L-ASP 从第 10 天起用，减为 6 次
- 巩固治疗 CAM 方案）
  - CTX 剂量为 1000mg/m^2，于第 1 天快速静脉滴注
  - Ara-C 75mg/（m^2·d），每日分 2 次，每 12 小时 1 次肌内注射，于第 1～4 天和第 8～11 天用
  - 6-MP 50mg/（m^2·d），于第 1～14 天晚间顿服
- 髓外白血病的预防
  - 三联鞘注在诱导治疗期间用 4 次
  - HD-MTX+CF 疗法，剂量是 3g/m^2，疗程 4 次
  - HD-MTX+CF 后三联鞘注每 8 周 1 次，共 18 次
- 早期强化治疗 —— VDLDex 方案：VCR、DNR 均于第 1、8 天用，剂量同前，L-ASP 6000～10000U/m^2，第 1～11 天隔日用，共 6 次；Dex 6mg/（m^2·d），第 1～14 天用，第 3 周减量至停药

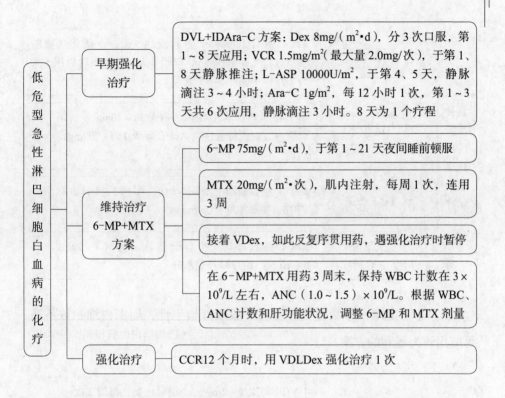

低危型急性淋巴细胞白血病的化疗

早期强化治疗
DVL+IDAra-C 方案：Dex 8mg/（m²·d），分 3 次口服，第 1～8 天应用；VCR 1.5mg/m²（最大量 2.0mg/次），于第 1、8 天静脉推注；L-ASP 10000U/m²，于第 4、5 天，静脉滴注 3～4 小时；Ara-C 1g/m²，每 12 小时 1 次，第 1～3 天共 6 次应用，静脉滴注 3 小时。8 天为 1 个疗程

维持治疗 6-MP+MTX 方案
6-MP 75mg/（m²·d），于第 1～21 天夜间睡前顿服

MTX 20mg/（m²·次），肌内注射，每周 1 次，连用 3 周

接着 VDex，如此反复序贯用药，遇强化治疗时暂停

在 6-MP+MTX 用药 3 周末，保持 WBC 计数在 3×10⁹/L 左右，ANC（1.0～1.5）×10⁹/L。根据 WBC、ANC 计数和肝功能状况，调整 6-MP 和 MTX 剂量

强化治疗
CCR12 个月时，用 VDLDex 强化治疗 1 次

4. 急性非淋巴细胞性白血病化疗

此型根据骨髓增生的状态分为增生型和非增生型。两型治疗应区别对待：

（1）诱导缓解阶段

1）增生型：骨髓极度增生或显著增生，白细胞数增高明显，化疗方案应选用较为强烈的：

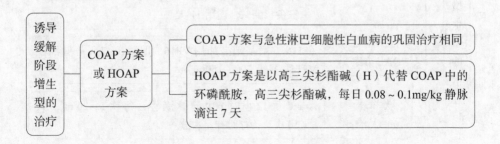

诱导缓解阶段增生型的治疗

COAP 方案或 HOAP 方案
COAP 方案与急性淋巴细胞性白血病的巩固治疗相同

HOAP 方案是以高三尖杉酯碱（H）代替 COAP 中的环磷酰胺，高三尖杉酯碱，每日 0.08～0.1mg/kg 静脉滴注 7 天

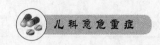

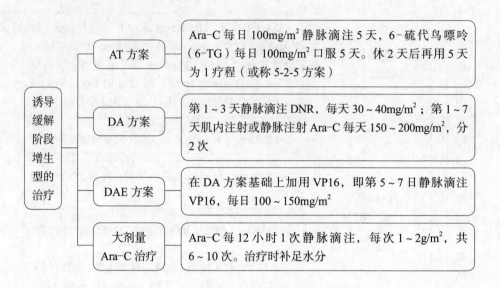

诱导缓解阶段增生型的治疗

AT 方案：Ara-C 每日 100mg/m² 静脉滴注 5 天，6-硫代鸟嘌呤（6-TG）每日 100mg/m² 口服 5 天。休 2 天后再用 5 天为 1 疗程（或称 5-2-5 方案）

DA 方案：第 1~3 天静脉滴注 DNR，每天 30~40mg/m²；第 1~7 天肌内注射或静脉注射 Ara-C 每天 150~200mg/m²，分 2 次

DAE 方案：在 DA 方案基础上加用 VP16，即第 5~7 日静脉滴注 VP16，每日 100~150mg/m²

大剂量 Ara-C 治疗：Ara-C 每 12 小时 1 次静脉滴注，每次 1~2g/m²，共 6~10 次。治疗时补足水分

2）非增生型：骨髓增生程度属一般或低增生性，周围白细胞数不高，可应用较为缓和的方案：

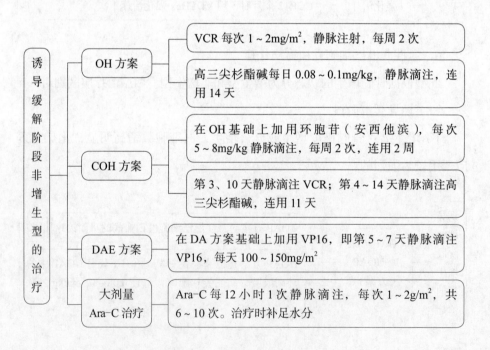

诱导缓解阶段非增生型的治疗

OH 方案：VCR 每次 1~2mg/m²，静脉注射，每周 2 次

高三尖杉酯碱每日 0.08~0.1mg/kg，静脉滴注，连用 14 天

COH 方案：在 OH 基础上加用环胞苷（安西他滨），每次 5~8mg/kg 静脉滴注，每周 2 次，连用 2 周

第 3、10 天静脉滴注 VCR；第 4~14 天静脉滴注高三尖杉酯碱，连用 11 天

DAE 方案：在 DA 方案基础上加用 VP16，即第 5~7 天静脉滴注 VP16，每天 100~150mg/m²

大剂量 Ara-C 治疗：Ara-C 每 12 小时 1 次静脉滴注，每次 1~2g/m²，共 6~10 次。治疗时补足水分

（2）巩固治疗

继续重复患儿诱导缓解阶段的有效治疗方案 2~3 个疗程，再配用巩固治疗方案交替应用，持续 4 个疗程左右。

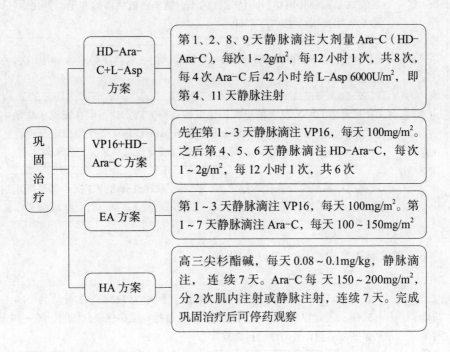

巩固治疗

- HD-Ara-C+L-Asp 方案：第 1、2、8、9 天静脉滴注大剂量 Ara-C（HD-Ara-C），每次 1~2g/m²，每 12 小时 1 次，共 8 次，每 4 次 Ara-C 后 42 小时给 L-Asp 6000U/m²，即第 4、11 天静脉注射
- VP16+HD-Ara-C 方案：先在第 1~3 天静脉滴注 VP16，每天 100mg/m²。之后第 4、5、6 天静脉滴注 HD-Ara-C，每次 1~2g/m²，每 12 小时 1 次，共 6 次
- EA 方案：第 1~3 天静脉滴注 VP16，每天 100mg/m²。第 1~7 天静脉滴注 Ara-C，每天 100~150mg/m²
- HA 方案：高三尖杉酯碱，每天 0.08~0.1mg/kg，静脉滴注，连续 7 天。Ara-C 每天 150~200mg/m²，分 2 次肌内注射或静脉注射，连续 7 天。完成巩固治疗后可停药观察

（3）维持治疗

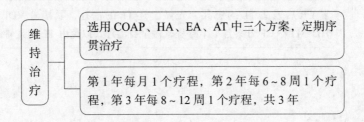

维持治疗

- 选用 COAP、HA、EA、AT 中三个方案，定期序贯治疗
- 第 1 年每月 1 个疗程，第 2 年每 6~8 周 1 个疗程，第 3 年每 8~12 周 1 个疗程，共 3 年

5. 初诊时中枢神经系统白血病（CNSL）的治疗

初诊时中枢神经系统白血病的治疗

在进行诱导化疗的同时，三联鞘注第 1 周 3 次，第 2、3 周各 2 次，第 4 周 1 次，共 8 次

一般在鞘注化疗 2～3 次后脑脊液（CSF）常转阴

在完成早期强化治疗后（诱导、巩固、髓外白血病防治和早期强化后，第 6 个月），做颅脑放疗 18Gy

做完放疗后不能再做 HD-MTX+CF 治疗，但三联鞘注必须每 8 周 1 次，直至终止治疗

CR 后发生 CNSL 复发的患儿，也可按这一方法治疗，但在完成三联鞘注第 5 次后，必须用 VDL-Dex 和 VM26+Ara-C 各 1 个疗程作全身强化治疗，以免由 CNSL 引发骨髓复发，并继续完成总共 8 次的三联鞘注

颅脑放疗紧接全身强化治疗之后。此后三联鞘注每 8 周 1 次，直至终止治疗

6. 初诊时睾丸白血病（TL）的化疗

初诊时睾丸白血病的化疗

在确诊 TL 后，若是双侧 TL，则做双侧睾丸放疗，总剂量为 24～30Gy；若是单侧 TL，也可做双侧睾丸放疗，或病侧睾丸切除，另一侧做睾丸活检，若阳性则再做放疗

在做 TL 治疗的同时，继续进行巩固、髓外白血病防治和早期强化治疗

若 CR 后发生 TL 的患儿，先做上述 TL 的治疗，紧接着 VDLDex 和 HD-MTX+CF 方案各 1 个疗程，做全身治疗，以免由 TL 引发骨髓复发

第七章　神经系统急危重症

第一节　癫痫持续状态

　　癫痫持续状态是指：一次癫痫发作（包括各种类型癫痫发作）持续时间大大超过了该型癫痫发作大多数患者发作的时间，或反复发作，在发作间期患者的意识状态不能恢复到基线状态。小儿癫痫持续状态多见于急性病的并发症或高热惊厥综合征，发作不能自行缓解，是小儿常见的急危重症，及时准确的诊断和治疗，对减少病死率及神经系统后遗症至关重要。这里要注意的是，高热惊厥不是癫痫，但是可能是癫痫持续状态的诱因。

【病因】

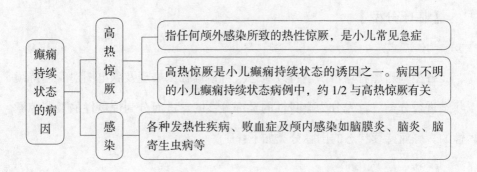

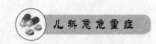

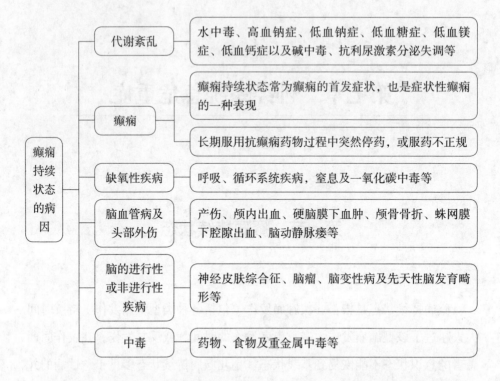

癫痫持续状态的病因

- 代谢紊乱 —— 水中毒、高血钠症、低血钠症、低血糖症、低血镁症、低血钙症以及碱中毒、抗利尿激素分泌失调等
- 癫痫
  - 癫痫持续状态常为癫痫的首发症状，也是症状性癫痫的一种表现
  - 长期服用抗癫痫药物过程中突然停药，或服药不正规
- 缺氧性疾病 —— 呼吸、循环系统疾病，窒息及一氧化碳中毒等
- 脑血管病及头部外伤 —— 产伤、颅内出血、硬脑膜下血肿、颅骨骨折、蛛网膜下腔隙出血、脑动静脉瘘等
- 脑的进行性或非进行性疾病 —— 神经皮肤综合征、脑瘤、脑变性病及先天性脑发育畸形等
- 中毒 —— 药物、食物及重金属中毒等

　　小于1岁的患儿出现癫痫持续状态多为中枢神经系统感染及代谢性疾病；3岁以下者多见伴有发热而原因不明的癫痫持续状态；3岁以上则以癫痫及慢性脑病多见，如神经皮肤综合征、先天性脑发育异常等；在较大儿童癫痫持续状态的病因中，慢性发作性疾病占优势，而急性全身性疾病则少见。

【临床分型】

　　各型癫痫患者均可出现持续状态。可根据临床表现及脑电图对癫痫持续状态进行分类，首先分为全身性的及部分性的，进而分为惊厥性的及非惊厥性的。癫痫持续状态的国际分类如下：

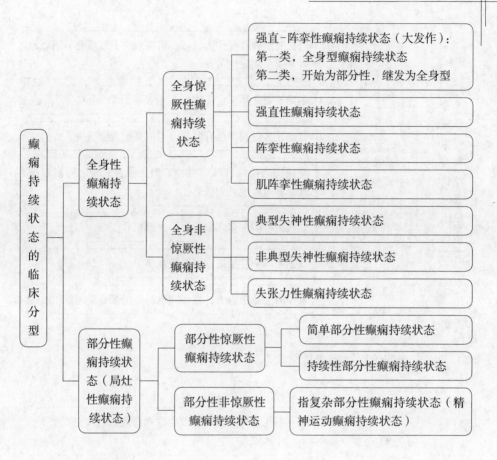

【临床表现】

1. 全身惊厥性癫痫持续状态

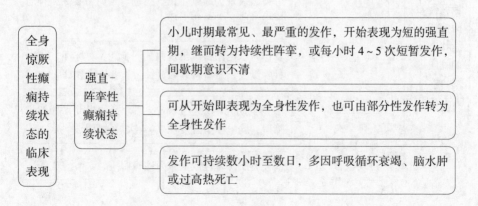

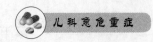

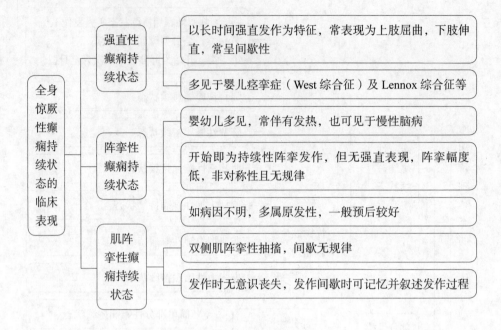

2. 全身非惊厥性癫痫持续状态

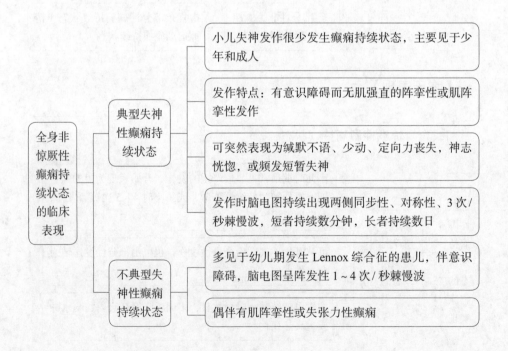

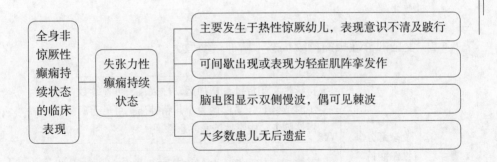

全身非惊厥性癫痫持续状态的临床表现 —— 失张力性癫痫持续状态
- 主要发生于热性惊厥幼儿，表现意识不清及跛行
- 可间歇出现或表现为轻症肌阵挛发作
- 脑电图显示双侧慢波，偶可见棘波
- 大多数患儿无后遗症

3．局灶性癫痫持续状态

（1）简单部分性癫痫持续状态

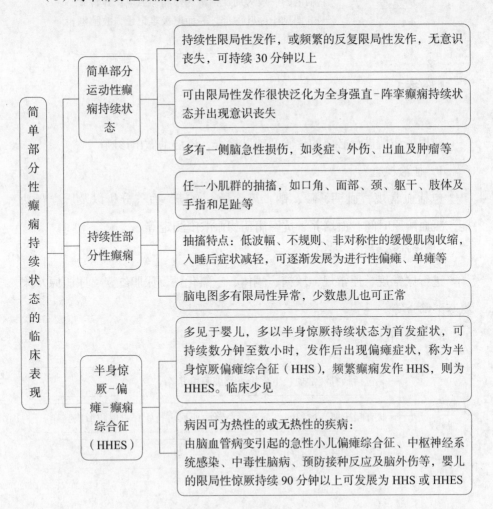

简单部分性癫痫持续状态的临床表现

- 简单部分运动性癫痫持续状态
  - 持续性限局性发作，或频繁的反复限局性发作，无意识丧失，可持续30分钟以上
  - 可由限局性发作很快泛化为全身强直-阵挛癫痫持续状态并出现意识丧失
  - 多有一侧脑急性损伤，如炎症、外伤、出血及肿瘤等

- 持续性部分性癫痫
  - 任一小肌群的抽搐，如口角、面部、颈、躯干、肢体及手指和足趾等
  - 抽搐特点：低波幅、不规则、非对称性的缓慢肌肉收缩，入睡后症状减轻，可逐渐发展为进行性偏瘫、单瘫等
  - 脑电图多有限局性异常，少数患儿也可正常

- 半身惊厥-偏瘫-癫痫综合征（HHES）
  - 多见于婴儿，多以半身惊厥持续状态为首发症状，可持续数分钟至数小时，发作后出现偏瘫症状，称为半身惊厥偏瘫综合征（HHS），频繁癫痫发作HHS，则为HHES。临床少见
  - 病因可为热性的或无热性的疾病：由脑血管病变引起的急性小儿偏瘫综合征、中枢神经系统感染、中毒性脑病、预防接种反应及脑外伤等，婴儿的限局性惊厥持续90分钟以上可发展为HHS或HHES

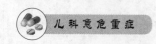

（2）复杂部分性癫痫持续状态（精神运动型）

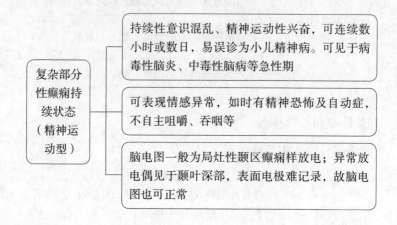

复杂部分性癫痫持续状态（精神运动型）

- 持续性意识混乱、精神运动性兴奋，可连续数小时或数日，易误诊为小儿精神病。可见于病毒性脑炎、中毒性脑病等急性期
- 可表现情感异常，如时有精神恐怖及自动症，不自主咀嚼、吞咽等
- 脑电图一般为局灶性颞区癫痫样放电；异常放电偶见于颞叶深部，表面电极难记录，故脑电图也可正常

【检查】

应根据病情进行必要的化验及辅助检查，以协助做出诊断。

1. 血液检查

包括血常规，血钙、磷、钠、氯含量，血糖，血气分析以及肝、肾功能，凝血酶原时间、血培养、抗癫痫药物血浓度测定等。

2. 尿便检查

进行尿常规、便常规，尿糖、酮体、三氯化铁、尿胆红素、尿胆原及尿氨基酸筛查等。

3. 脑脊液检查

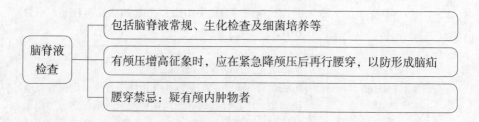

脑脊液检查

- 包括脑脊液常规、生化检查及细菌培养等
- 有颅压增高征象时，应在紧急降颅压后再行腰穿，以防形成脑疝
- 腰穿禁忌：疑有颅内肿物者

4. 头颅X线检查

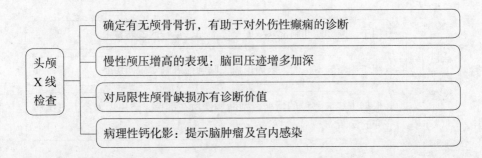

头颅X线检查
- 确定有无颅骨骨折，有助于对外伤性癫痫的诊断
- 慢性颅压增高的表现：脑回压迹增多加深
- 对局限性颅骨缺损亦有诊断价值
- 病理性钙化影：提示脑肿瘤及宫内感染

5. 硬膜下穿刺

前囟未闭的小儿，当疑有硬膜下积液、积脓或血肿时，经颅骨透光检查证实后，可进行硬膜下穿刺明确诊断。

6. 脑电图检查

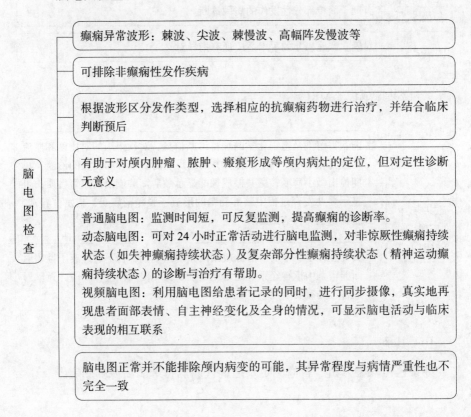

脑电图检查
- 癫痫异常波形：棘波、尖波、棘慢波、高幅阵发慢波等
- 可排除非癫痫性发作疾病
- 根据波形区分发作类型，选择相应的抗癫痫药物进行治疗，并结合临床判断预后
- 有助于对颅内肿瘤、脓肿、瘢痕形成等颅内病灶的定位，但对定性诊断无意义
- 普通脑电图：监测时间短，可反复监测，提高癫痫的诊断率。动态脑电图：可对24小时正常活动进行脑电监测，对非惊厥性癫痫持续状态（如失神癫痫持续状态）及复杂部分性癫痫持续状态（精神运动癫痫持续状态）的诊断与治疗有帮助。视频脑电图：利用脑电图给患者记录的同时，进行同步摄像，真实地再现患者面部表情、自主神经变化及全身的情况，可显示脑电活动与临床表现的相互联系
- 脑电图正常并不能排除颅内病变的可能，其异常程度与病情严重性也不完全一致

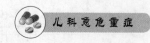

7. 脑超声波检查

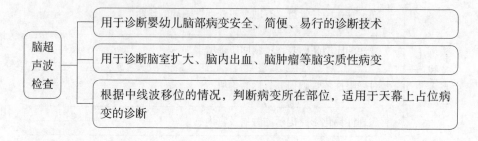

脑超声波检查

- 用于诊断婴幼儿脑部病变安全、简便、易行的诊断技术
- 用于诊断脑室扩大、脑内出血、脑肿瘤等脑实质性病变
- 根据中线波移位的情况，判断病变所在部位，适用于天幕上占位病变的诊断

8. CT 扫描

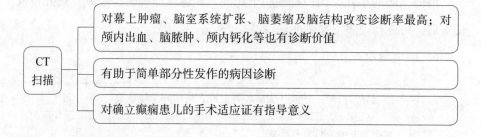

CT 扫描

- 对幕上肿瘤、脑室系统扩张、脑萎缩及脑结构改变诊断率最高；对颅内出血、脑脓肿、颅内钙化等也有诊断价值
- 有助于简单部分性发作的病因诊断
- 对确立癫痫患儿的手术适应证有指导意义

9. 磁共振成像（MRI）

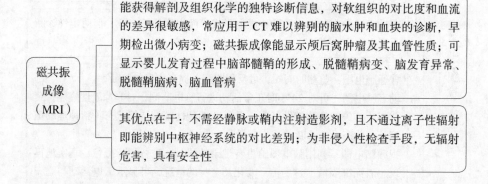

磁共振成像（MRI）

- 能获得解剖及组织化学的独特诊断信息，对软组织的对比度和血流的差异很敏感，常应用于 CT 难以辨别的脑水肿和血块的诊断，早期检出微小病变；磁共振成像能显示颅后窝肿瘤及其血管性质；可显示婴儿发育过程中脑部髓鞘的形成、脱髓鞘病变、脑发育异常、脱髓鞘脑病、脑血管病
- 其优点在于：不需经静脉或鞘内注射造影剂，且不通过离子性辐射即能辨别中枢神经系统的对比差别；为非侵入性检查手段，无辐射危害，具有安全性

10. 其他

如染色体核型分析、智商测定及遗传代谢病特殊酶活性的测定等。

【诊断】

以下是有助于诊断的一些重要因素：

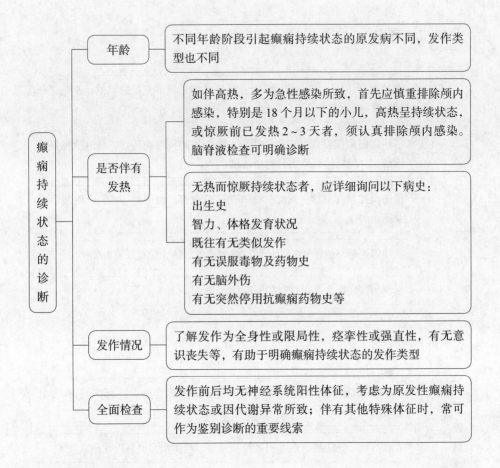

【鉴别诊断】

小儿癫痫是一种发作性临床事件，包括癫痫性事件与非癫痫性事件两类。还有许多儿科发作性事件，如眩晕、血管迷走性晕厥、低血糖、屏气发作、抽动症、夜惊等均非癫痫，并各有各的特点。小儿科医师应根据典型的发作特征做出初步诊断，再结合脑电图记录的癫痫样放电，尤其是发作期脑

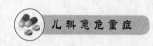

电图异常，做出癫痫的诊断。

【治疗】

1. 治疗原则

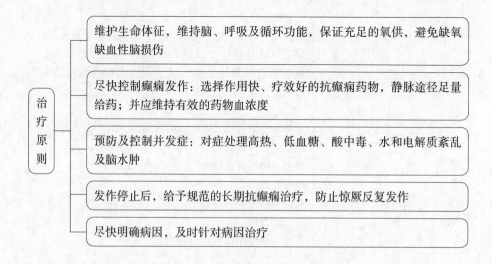

治疗原则

维护生命体征，维持脑、呼吸及循环功能，保证充足的氧供，避免缺氧缺血性脑损伤

尽快控制癫痫发作：选择作用快、疗效好的抗癫痫药物，静脉途径足量给药；并应维持有效的药物血浓度

预防及控制并发症：对症处理高热、低血糖、酸中毒、水和电解质紊乱及脑水肿

发作停止后，给予规范的长期抗癫痫治疗，防止惊厥反复发作

尽快明确病因，及时针对病因治疗

2. 一般治疗

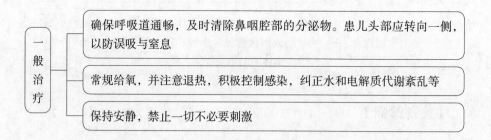

一般治疗

确保呼吸道通畅，及时清除鼻咽腔部的分泌物。患儿头部应转向一侧，以防误吸与窒息

常规给氧，并注意退热，积极控制感染，纠正水和电解质代谢紊乱等

保持安静，禁止一切不必要刺激

3. 抗癫痫药物的应用

合理应用抗癫痫药物是治疗癫痫持续状态的主要手段。

（1）地西泮

地西泮
- 是治疗各型癫痫持续状态的首选药物，有效率可达85%，静脉注射后可迅速分布于脑组织，3～5分钟内抽搐即可停止，但维持时间短暂，必要时于用药15～30分钟后应重复给药一次；或加用苯巴比妥钠，可在注射地西泮后即刻给苯巴比妥钠5～8mg/kg肌内注射，此药作用较慢，但作用时间较长，二药互补，以巩固疗效
- 一次剂量为0.5～0.6mg/kg（最大量10mg），缓慢注入，每分钟1mg，24小时内可重复2～4次
- 不良反应：呼吸抑制，血压下降，血栓性静脉炎等；与苯巴比妥钠合用更易抑制呼吸，故苯巴比妥钠剂量宜偏小；水溶性较差，静脉注射时可能有沉淀，甚至发生血栓性静脉炎，故在注药后应用少量0.9%盐水冲洗静脉
- 注意事项：
  密切观察呼吸、心率、血压；曾用过苯巴比妥或水合氯醛等药物时，更要注意呼吸抑制的发生
  肌内注射吸收比口服还慢，故在癫痫持续状态时，不宜采用肌内注射

（2）劳拉西泮

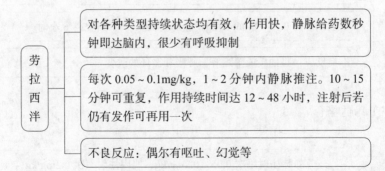

劳拉西泮
- 对各种类型持续状态均有效，作用快，静脉给药数秒钟即达脑内，很少有呼吸抑制
- 每次0.05～0.1mg/kg，1～2分钟内静脉推注。10～15分钟可重复，作用持续时间达12～48小时，注射后若仍有发作可再用一次
- 不良反应：偶尔有呕吐、幻觉等

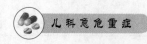

（3）苯妥英钠

<table>
<tr><td rowspan="5">苯
妥
英
钠</td><td>脂溶性较强，静脉给药后 15 分钟即可在脑内达高峰浓度，治疗癫痫持续状态有效率达 60%～70%，发挥作用较地西泮慢，常作为用地西泮后的第 2 次或第 3 次用药</td></tr>
<tr><td>一次苯妥英钠负荷量为 15～20mg/kg，溶于 0.9% 氯化钠溶液中静脉滴注，注入速度 1mg/（kg•min），不超过 50mg/min，12 小时后给维持量，按每日 5mg/kg 计算，每 24 小时给维持量 1 次</td></tr>
<tr><td>注意事项：
苯妥英钠 70%～95% 与蛋白结合，只有 10% 具有抗惊厥作用，故需用较大剂量
静脉给药时，尽可能用心电图监测
应用负荷量时，注射速度不宜过快
苯妥英钠与葡萄糖液相混时，可能形成沉淀，故应使用 0.9% 氯化钠溶液稀释药物</td></tr>
<tr><td>不良反应：血压下降、呼吸减慢、心率变慢，甚至心跳停止</td></tr>
</table>

（4）氯硝西泮

<table>
<tr><td rowspan="3">氯
硝
西
泮</td><td>本药是较好的广谱治疗癫痫持续状态药物，注射后可使脑电图的癫痫放电立即停止，对于非惊厥性癫痫持续状态也有较好的效果</td></tr>
<tr><td>一般剂量为 0.03～0.06mg/kg，静推或肌注，可维持 2～6 小时</td></tr>
<tr><td>不良反应：肌弛缓或嗜睡等，呼吸和循环的改变</td></tr>
</table>

（5）咪哒唑仑

<table>
<tr><td rowspan="2">咪哒唑仑
（咪唑安定）</td><td>静脉注射每次 0.05～0.2mg/kg，肌内注射每次 0.2mg/kg</td></tr>
<tr><td>为水溶性安定类药物。不良反应少，作用迅速</td></tr>
</table>

（6）苯巴比妥

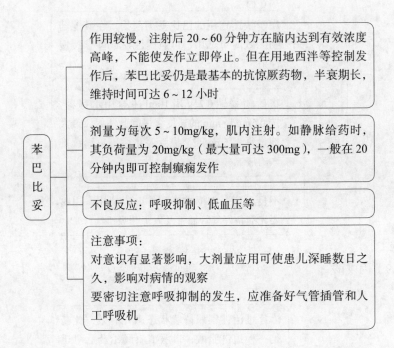

苯巴比妥

作用较慢，注射后 20~60 分钟方在脑内达到有效浓度高峰，不能使发作立即停止。但在用地西泮等控制发作后，苯巴比妥仍是最基本的抗惊厥药物，半衰期长，维持时间可达 6~12 小时

剂量为每次 5~10mg/kg，肌内注射。如静脉给药时，其负荷量为 20mg/kg（最大量可达 300mg），一般在 20 分钟内即可控制癫痫发作

不良反应：呼吸抑制、低血压等

注意事项：
对意识有显著影响，大剂量应用可使患儿深睡数日之久，影响对病情的观察
要密切注意呼吸抑制的发生，应准备好气管插管和人工呼吸机

（7）副醛

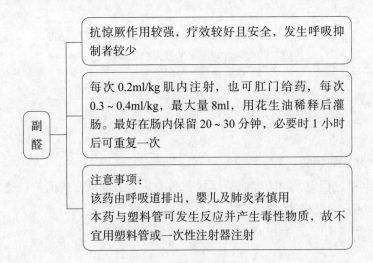

副醛

抗惊厥作用较强，疗效较好且安全，发生呼吸抑制者较少

每次 0.2ml/kg 肌内注射，也可肛门给药，每次 0.3~0.4ml/kg，最大量 8ml，用花生油稀释后灌肠。最好在肠内保留 20~30 分钟，必要时 1 小时后可重复一次

注意事项：
该药由呼吸道排出，婴儿及肺炎者慎用
本药与塑料管可发生反应并产生毒性物质，故不宜用塑料管或一次性注射器注射

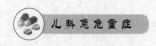

（8）硫喷妥钠

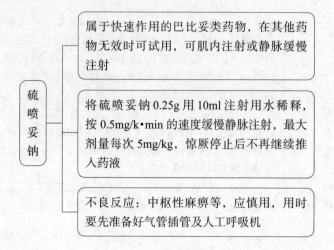

硫喷妥钠 —
- 属于快速作用的巴比妥类药物，在其他药物无效时可试用，可肌内注射或静脉缓慢注射
- 将硫喷妥钠 0.25g 用 10ml 注射用水稀释，按 0.5mg/k·min 的速度缓慢静脉注射，最大剂量每次 5mg/kg，惊厥停止后不再继续推入药液
- 不良反应：中枢性麻痹等，应慎用，用时要先准备好气管插管及人工呼吸机

（9）丙戊酸

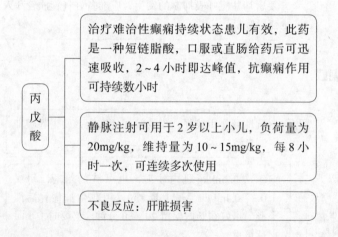

丙戊酸 —
- 治疗难治性癫痫持续状态患儿有效，此药是一种短链脂酸，口服或直肠给药后可迅速吸收，2～4 小时即达峰值，抗癫痫作用可持续数小时
- 静脉注射可用于 2 岁以上小儿，负荷量为 20mg/kg，维持量为 10～15mg/kg，每 8 小时一次，可连续多次使用
- 不良反应：肝脏损害

4．并发症预防

在治疗过程中，对于癫痫持续状态的小儿要采取严密的监护措施，维持其生命功能，积极预防并发症。

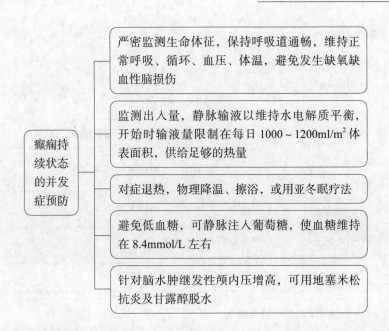

严密监测生命体征，保持呼吸道通畅，维持正常呼吸、循环、血压、体温，避免发生缺氧缺血性脑损伤

监测出入量，静脉输液以维持水电解质平衡，开始时输液量限制在每日 1000～1200ml/m² 体表面积，供给足够的热量

对症退热，物理降温、擦浴，或用亚冬眠疗法

避免低血糖，可静脉注入葡萄糖，使血糖维持在 8.4mmol/L 左右

针对脑水肿继发性颅内压增高，可用地塞米松抗炎及甘露醇脱水

（癫痫持续状态的并发症预防）

5. 抗癫痫治疗

所有发生癫痫持续状态的患者，不论既往有无癫痫史，本次发作控制后，都应使用抗癫痫药；在原发病（如感染、高热）尚未完全控制之前，用量宜稍大，数日后改用维持量，以避免近期内癫痫复发。

第二节　昏　迷

昏迷是最严重的意识障碍，是指意识完全丧失，无自发睁眼，缺乏觉醒－睡眠周期，任何感觉刺激均不能唤醒的状态。按其程度可分为浅昏迷、中度昏迷和深昏迷。大脑皮质、丘脑弥散投射系统和脑干上行激活系统是维持意识状态的主要神经结构，任何一部分受到损害时均可产生昏迷，是多种疾病的严重而危急的状态，必须及早明确诊断积极处置。

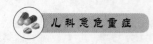

【病因】

1. 颅内疾病

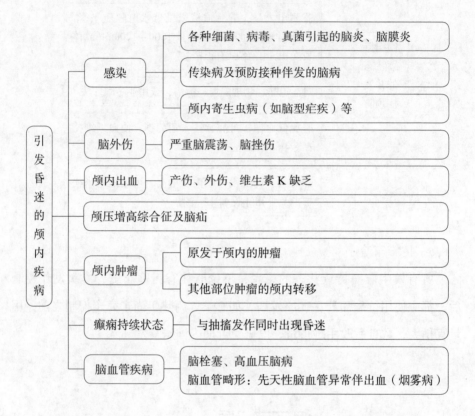

引发昏迷的颅内疾病

- 感染
  - 各种细菌、病毒、真菌引起的脑炎、脑膜炎
  - 传染病及预防接种伴发的脑病
  - 颅内寄生虫病（如脑型疟疾）等
- 脑外伤 —— 严重脑震荡、脑挫伤
- 颅内出血 —— 产伤、外伤、维生素 K 缺乏
- 颅压增高综合征及脑疝
- 颅内肿瘤
  - 原发于颅内的肿瘤
  - 其他部位肿瘤的颅内转移
- 癫痫持续状态 —— 与抽搐发作同时出现昏迷
- 脑血管疾病 —— 脑栓塞、高血压脑病
  脑血管畸形：先天性脑血管异常伴出血（烟雾病）

2. 全身性疾病

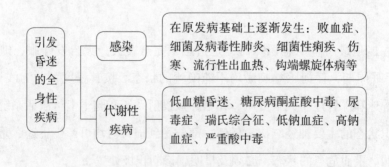

引发昏迷的全身性疾病

- 感染 —— 在原发病基础上逐渐发生：败血症、细菌及病毒性肺炎、细菌性痢疾、伤寒、流行性出血热、钩端螺旋体病等
- 代谢性疾病 —— 低血糖昏迷、糖尿病酮症酸中毒、尿毒症、瑞氏综合征、低钠血症、高钠血症、严重酸中毒

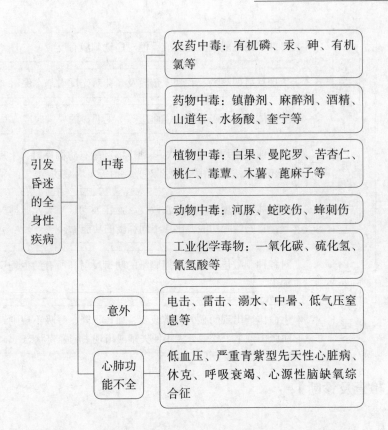

不同年龄阶段，昏迷的常见病因依发病率高低顺序可排列如下：

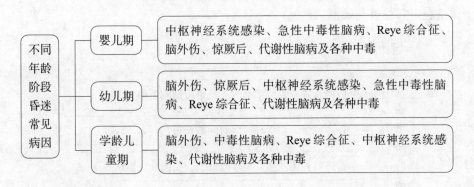

【临床表现】

依其意识障碍的程度，可将昏迷分为浅昏迷、中度昏迷、深昏迷。

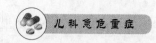
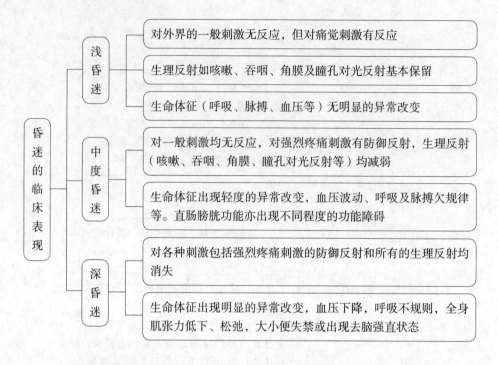

昏迷的临床表现

- 浅昏迷
  - 对外界的一般刺激无反应，但对痛觉刺激有反应
  - 生理反射如咳嗽、吞咽、角膜及瞳孔对光反射基本保留
  - 生命体征（呼吸、脉搏、血压等）无明显的异常改变
- 中度昏迷
  - 对一般刺激均无反应，对强烈疼痛刺激有防御反射，生理反射（咳嗽、吞咽、角膜、瞳孔对光反射等）均减弱
  - 生命体征出现轻度的异常改变，血压波动、呼吸及脉搏欠规律等。直肠膀胱功能亦出现不同程度的功能障碍
- 深昏迷
  - 对各种刺激包括强烈疼痛刺激的防御反射和所有的生理反射均消失
  - 生命体征出现明显的异常改变，血压下降，呼吸不规则，全身肌张力低下、松弛，大小便失禁或出现去脑强直状态

【检查及诊断】

临床医师接诊昏迷患儿后，若病情允许，可按照以下程序依照症状的具体情况进行检查与诊断。

1. 病史询问

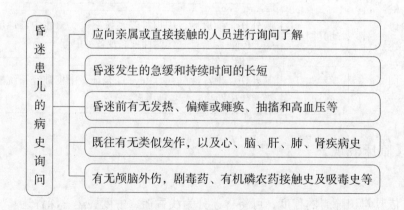

昏迷患儿的病史询问

- 应向亲属或直接接触的人员进行询问了解
- 昏迷发生的急缓和持续时间的长短
- 昏迷前有无发热、偏瘫或瘫痪、抽搐和高血压等
- 既往有无类似发作，以及心、脑、肝、肺、肾疾病史
- 有无颅脑外伤，剧毒药、有机磷农药接触史及吸毒史等

2. 体格检查

（1）一般检查

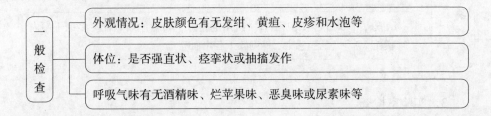

一般检查
- 外观情况：皮肤颜色有无发绀、黄疸、皮疹和水泡等
- 体位：是否强直状、痉挛状或抽搐发作
- 呼吸气味有无酒精味、烂苹果味、恶臭味或尿素味等

（2）内科系统检查

认真细致地进行各系统全面检查，切忌只做某专科检查而忽视其他系统检查。

（3）神经系统检查

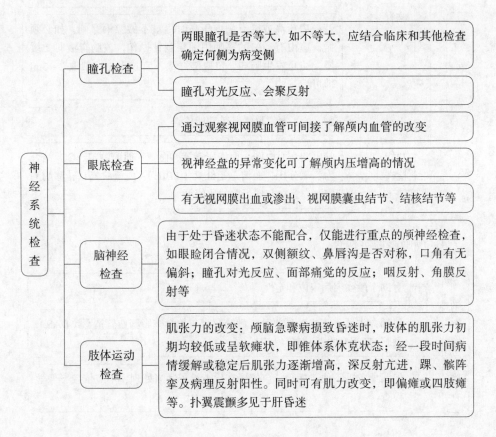

神经系统检查
- 瞳孔检查
  - 两眼瞳孔是否等大，如不等大，应结合临床和其他检查确定何侧为病变侧
  - 瞳孔对光反应、会聚反射
- 眼底检查
  - 通过观察视网膜血管可间接了解颅内血管的改变
  - 视神经盘的异常变化可了解颅内压增高的情况
  - 有无视网膜出血或渗出、视网膜囊虫结节、结核结节等
- 脑神经检查
  - 由于处于昏迷状态不能配合，仅能进行重点的颅神经检查，如眼睑闭合情况，双侧额纹、鼻唇沟是否对称，口角有无偏斜；瞳孔对光反应、面部痛觉的反应；咽反射、角膜反射等
- 肢体运动检查
  - 肌张力的改变：颅脑急骤病损致昏迷时，肢体的肌张力初期均较低或呈软瘫状，即锥体系休克状态；经一段时间病情缓解或稳定后肌张力逐渐增高，深反射亢进，踝、髌阵挛及病理反射阳性。同时可有肌力改变，即偏瘫或四肢瘫等。扑翼震颤多见于肝昏迷

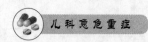

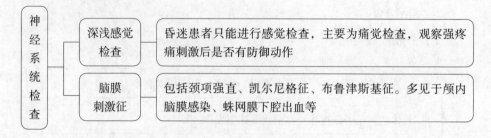

| 神经系统检查 | 深浅感觉检查 | 昏迷患者只能进行感觉检查，主要为痛觉检查，观察强疼痛刺激后是否有防御动作 |
| | 脑膜刺激征 | 包括颈项强直、凯尔尼格征、布鲁津斯基征。多见于颅内脑膜感染、蛛网膜下腔出血等 |

3. 实验室检查

以下各项检查可根据患者的病情实际需要进行。

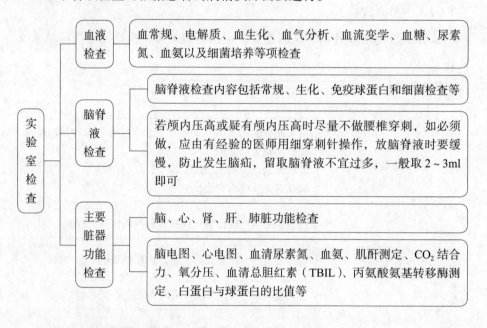

实验室检查	血液检查	血常规、电解质、血生化、血气分析、血流变学、血糖、尿素氮、血氨以及细菌培养等项检查
	脑脊液检查	脑脊液检查内容包括常规、生化、免疫球蛋白和细菌检查等
		若颅内压高或疑有颅内压高时尽量不做腰椎穿刺，如必须做，应由有经验的医师用细穿刺针操作，放脑脊液时要缓慢，防止发生脑疝，留取脑脊液不宜过多，一般取 2～3ml 即可
	主要脏器功能检查	脑、心、肾、肝、肺脏功能检查
		脑电图、心电图、血清尿素氮、血氨、肌酐测定、CO_2 结合力、氧分压、血清总胆红素（TBIL）、丙氨酸氨基转移酶测定、白蛋白与球蛋白的比值等

4. 颅脑影像学检查

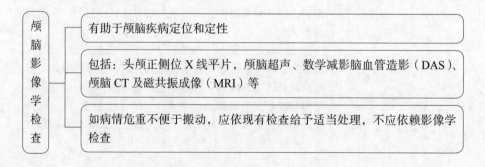

颅脑影像学检查	有助于颅脑疾病定位和定性
	包括：头颅正侧位 X 线平片，颅脑超声、数学减影脑血管造影（DAS）、颅脑 CT 及磁共振成像（MRI）等
	如病情危重不便于搬动，应依现有检查给予适当处理，不应依赖影像学检查

在检查的基础上进行诊断时，应注意原发性颅内疾病所致昏迷与全身性疾病所致昏迷的各自特点：

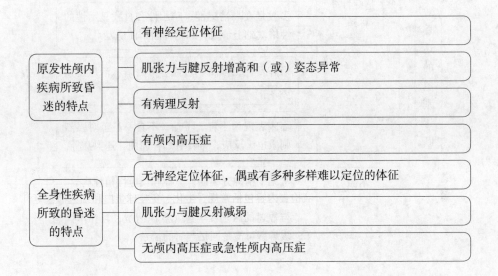

原发性颅内疾病所致昏迷的特点
- 有神经定位体征
- 肌张力与腱反射增高和（或）姿态异常
- 有病理反射
- 有颅内高压症

全身性疾病所致的昏迷的特点
- 无神经定位体征，偶或有多种多样难以定位的体征
- 肌张力与腱反射减弱
- 无颅内高压症或急性颅内高压症

【鉴别诊断】

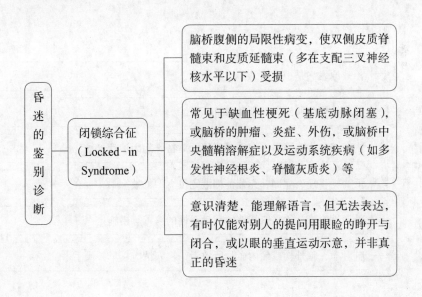

昏迷的鉴别诊断

闭锁综合征（Locked-in Syndrome）
- 脑桥腹侧的局限性病变，使双侧皮质脊髓束和皮质延髓束（多在支配三叉神经核水平以下）受损
- 常见于缺血性梗死（基底动脉闭塞），或脑桥的肿瘤、炎症、外伤，或脑桥中央髓鞘溶解症以及运动系统疾病（如多发性神经根炎、脊髓灰质炎）等
- 意识清楚，能理解语言，但无法表达，有时仅能对别人的提问用眼睑的睁开与闭合，或以眼的垂直运动示意，并非真正的昏迷

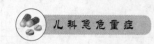
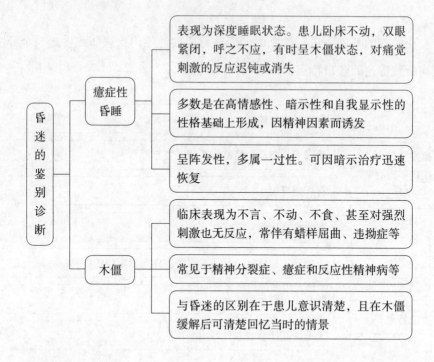

昏迷的鉴别诊断

癔症性昏睡
- 表现为深度睡眠状态。患儿卧床不动，双眼紧闭，呼之不应，有时呈木僵状态，对痛觉刺激的反应迟钝或消失
- 多数是在高情感性、暗示性和自我显示性的性格基础上形成，因精神因素而诱发
- 呈阵发性，多属一过性。可因暗示治疗迅速恢复

木僵
- 临床表现为不言、不动、不食、甚至对强烈刺激也无反应，常伴有蜡样屈曲、违拗症等
- 常见于精神分裂症、癔症和反应性精神病等
- 与昏迷的区别在于患儿意识清楚，且在木僵缓解后可清楚回忆当时的情景

【治疗】

1. 病因治疗

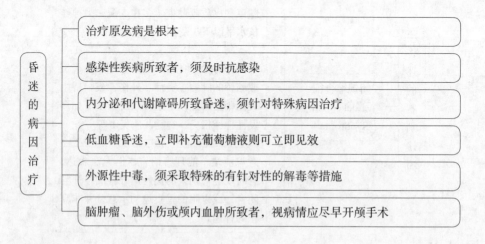

昏迷的病因治疗
- 治疗原发病是根本
- 感染性疾病所致者，须及时抗感染
- 内分泌和代谢障碍所致昏迷，须针对特殊病因治疗
- 低血糖昏迷，立即补充葡萄糖液则可立即见效
- 外源性中毒，须采取特殊的有针对性的解毒等措施
- 脑肿瘤、脑外伤或颅内血肿所致者，视病情应尽早开颅手术

2. 过度换气和高压氧疗法

过度换气疗法

PaCO$_2$ 每降低 1mmHg，脑容积即减少 0.049ml/100g 脑组织，当 PaCO$_2$ 在 25～30mmHg 时脑血管收缩，颅内压随着脑血容量减少而下降，终末毛细血管压力也降低，能有效改善氧供应，消除乳酸血症的不良影响，减轻酸中毒对血脑屏障的损害作用，有利于脑水肿的消退。神经元膜的去极化也受到限制，细胞能量得以贮存

通常用呼吸机等机械方法，并通过吸氧，维持 PaO$_2$ 在 90～150mmHg 水平，增加患肺通气，使 PaCO$_2$ 保持 25～30mmHg，危重时可降到 20mmHg。每次使用时间一般不超过 1 小时，但在重型 Reye 综合征时可维持较久

高压氧疗法

在 3 个大气压下吸入纯氧，血中物理溶解氧比常压下呼吸空气时增加 21 倍，可使颅内压降低 40%～50%

可纠正脑缺氧和乳酸血症，改善血脑屏障的功能，减轻脑水肿，降低颅内压，促进脑细胞功能的恢复
在高压氧下，椎动脉血流反而增加，脑干的 PaO$_2$ 相对较高，有利于网状结构功能的恢复，改善觉醒状态和生命机能

在高压氧舱内进行，一般 3～5 次即可，过多、过久可致氧中毒

3. 低温疗法

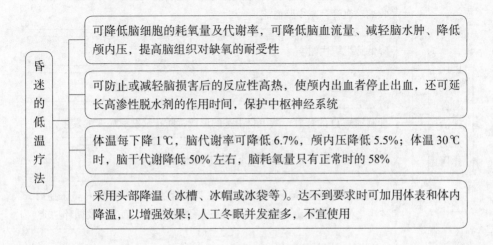

昏迷的低温疗法

可降低脑细胞的耗氧量及代谢率，可降低脑血流量、减轻脑水肿、降低颅内压，提高脑组织对缺氧的耐受性

可防止或减轻脑损害后的反应性高热，使颅内出血者停止出血，还可延长高渗性脱水剂的作用时间，保护中枢神经系统

体温每下降 1℃，脑代谢率可降低 6.7%，颅内压降低 5.5%；体温 30℃时，脑干代谢降低 50% 左右，脑耗氧量只有正常时的 58%

采用头部降温（冰槽、冰帽或冰袋等）。达不到要求时可加用体表和体内降温，以增强效果；人工冬眠并发症多，不宜使用

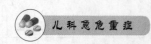

昏迷的低温疗法

要求：脑温降至28℃（肛温32℃）。应尽早施行，以不少于2天为宜。降温过程要平稳，并及时处理不良反应

为了防止寒战和控制抽搐，可用小剂量肌肉松弛剂或镇静剂。可选用以下药物：
氟哌啶醇：阻滞多巴胺受体的作用较轻，又可降低脑耗氧量和颅内压降，作用时间较长；
东莨菪碱：扩张血管，改善微循环而不影响血流动力学，便于降温
氯丙嗪：尽量不用，以免抑制三磷酸腺苷酶系统活动，不利于脑水肿的消除和脑功能的恢复

复温指征：出现听觉反应、四肢活动等大脑皮层功能恢复
复温方法：自下而上撤离冰袋，保持体温每24小时上升1～2℃为宜。若体温不升，可采用保暖措施，也可静脉注射阿托品0.3～0.5mg

4. 降低颅内压、消除脑水肿

以上治疗如过度换气疗法、高压氧疗法、低温疗法均有降低颅内压、消除脑水肿的效果。除此之外，还有抗感染、脱水疗法、应用类固醇等方法，可酌情选用。

5. 脑保护剂

临床常用巴比妥类，其主要作用如下表：

巴比妥类对昏迷治疗的作用

收缩脑血管，减少脑血流

降低脑组织代谢率

清除自由基，维护神经元膜的完整性以及与膜相连的酶

抑制辅酶Q的释放，减少自由基的形成，防止脑缺氧病变的发生

保持内皮细胞膜的完整，防止血管内血栓形成

大剂量时可使血压下降，故只有在其他疗法难以控制颅内高压症时，才考虑使用大剂量，而且必须监测患者血药浓度、脑电图及循环功能

6. 神经代谢调节剂

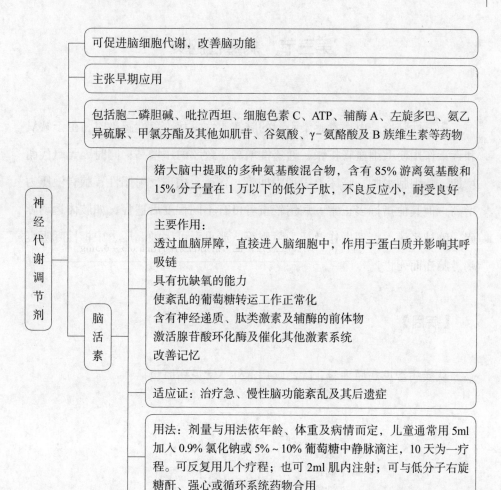

可促进脑细胞代谢，改善脑功能

主张早期应用

包括胞二磷胆碱、吡拉西坦、细胞色素 C、ATP、辅酶 A、左旋多巴、氨乙异硫脲、甲氯芬酯及其他如肌苷、谷氨酸、γ-氨酪酸及 B 族维生素等药物

神经代谢调节剂

脑活素

猪大脑中提取的多种氨基酸混合物，含有 85% 游离氨基酸和 15% 分子量在 1 万以下的低分子肽，不良反应小，耐受良好

主要作用：
透过血脑屏障，直接进入脑细胞中，作用于蛋白质并影响其呼吸链
具有抗缺氧的能力
使紊乱的葡萄糖转运工作正常化
含有神经递质、肽类激素及辅酶的前体物
激活腺苷酸环化酶及催化其他激素系统
改善记忆

适应证：治疗急、慢性脑功能紊乱及其后遗症

用法：剂量与用法依年龄、体重及病情而定，儿童通常用 5ml 加入 0.9% 氯化钠或 5%~10% 葡萄糖中静脉滴注，10 天为一疗程。可反复用几个疗程；也可 2ml 肌内注射；可与低分子右旋糖酐、强心或循环系统药物合用

注意事项：肾功能严重障碍者禁用，过敏体质者慎用

7. 对症治疗

昏迷时可能引发水电解质紊乱、酸中毒、惊厥、锥体外系症状、循环障碍及呼吸衰竭等并发症，应及时对症治疗。

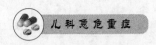

第三节　病毒性脑炎

病毒性脑炎是由病毒感染引起的脑实质性炎症。急性感染时，由于缺氧和毒素作用使毛细血管扩张，通透性增高，致颅内压增高；同时因无氧代谢增加，脑细胞水肿，临床上表现为抽搐、昏迷，病理反射阳性，脑脊液压力增高，但其他指标多正常。病情较重者可有不同程度后遗症，如肢体运动障碍、脑神经瘫、癫痫发作及智力障碍等。严重者可因颅高压、中枢性呼吸衰竭、脑疝而死亡。

【病因】

从疾病常见病原来看，除乙脑病毒外，常见病原包括：

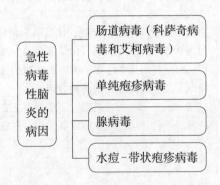

急性病毒性脑炎的病因
- 肠道病毒（科萨奇病毒和艾柯病毒）
- 单纯疱疹病毒
- 腺病毒
- 水痘 - 带状疱疹病毒

【临床表现】

1. 主要症状

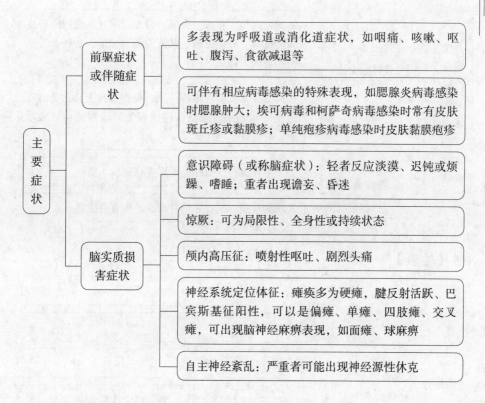

前驱症状或伴随症状
- 多表现为呼吸道或消化道症状，如咽痛、咳嗽、呕吐、腹泻、食欲减退等
- 可伴有相应病毒感染的特殊表现，如腮腺炎病毒感染时腮腺肿大；埃可病毒和柯萨奇病毒感染时常有皮肤斑丘疹或黏膜疹；单纯疱疹病毒感染时皮肤黏膜疱疹

脑实质损害症状
- 意识障碍（或称脑症状）：轻者反应淡漠、迟钝或烦躁、嗜睡；重者出现谵妄、昏迷
- 惊厥：可为局限性、全身性或持续状态
- 颅内高压征：喷射性呕吐、剧烈头痛
- 神经系统定位体征：瘫痪多为硬瘫，腱反射活跃、巴宾斯基征阳性，可以是偏瘫、单瘫、四肢瘫、交叉瘫，可出现脑神经麻痹表现，如面瘫、球麻痹
- 自主神经紊乱：严重者可能出现神经源性休克

2. 次要症状

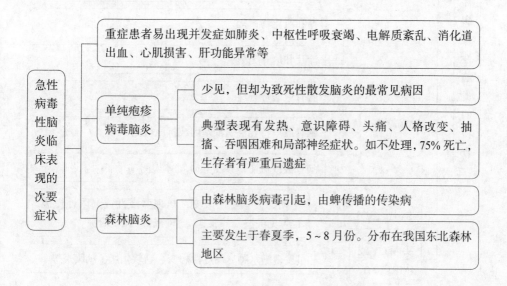

急性病毒性脑炎临床表现的次要症状
- 重症患者易出现并发症如肺炎、中枢性呼吸衰竭、电解质紊乱、消化道出血、心肌损害、肝功能异常等

单纯疱疹病毒脑炎
- 少见，但却为致死性散发脑炎的最常见病因
- 典型表现有发热、意识障碍、头痛、人格改变、抽搐、吞咽困难和局部神经症状。如不处理，75% 死亡，生存者有严重后遗症

森林脑炎
- 由森林脑炎病毒引起，由蜱传播的传染病
- 主要发生于春夏季，5~8月份。分布在我国东北森林地区

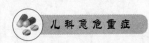

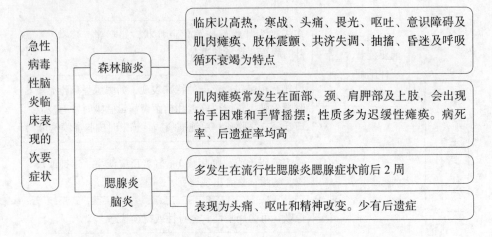

急性病毒性脑炎临床表现的次要症状

森林脑炎
- 临床以高热，寒战、头痛、畏光、呕吐、意识障碍及肌肉瘫痪、肢体震颤、共济失调、抽搐、昏迷及呼吸循环衰竭为特点
- 肌肉瘫痪常发生在面部、颈、肩胛部及上肢，会出现抬手困难和手臂摇摆；性质多为迟缓性瘫痪。病死率、后遗症率均高

腮腺炎脑炎
- 多发生在流行性腮腺炎腮腺症状前后 2 周
- 表现为头痛、呕吐和精神改变。少有后遗症

【检查】

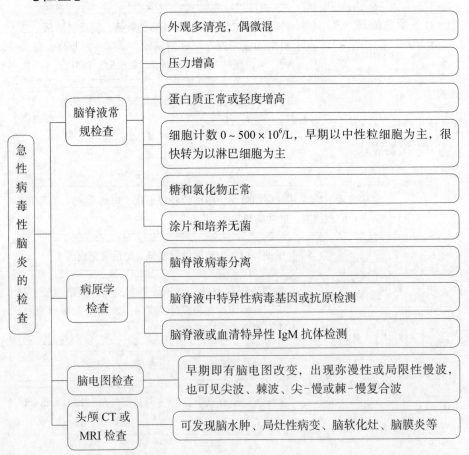

急性病毒性脑炎的检查

脑脊液常规检查
- 外观多清亮，偶微混
- 压力增高
- 蛋白质正常或轻度增高
- 细胞计数 $0 \sim 500 \times 10^6/L$，早期以中性粒细胞为主，很快转为以淋巴细胞为主
- 糖和氯化物正常
- 涂片和培养无菌

病原学检查
- 脑脊液病毒分离
- 脑脊液中特异性病毒基因或抗原检测
- 脑脊液或血清特异性 IgM 抗体检测

脑电图检查
- 早期即有脑电图改变，出现弥漫性或局限性慢波，也可见尖波、棘波、尖-慢或棘-慢复合波

头颅 CT 或 MRI 检查
- 可发现脑水肿、局灶性病变、脑软化灶、脑膜炎等

【诊断】

根据发热、头痛、精神萎靡、恶心、呕吐、肌痛以及抽搐、意识障碍、肢体瘫痪等症状，查体有意识障碍、肢体瘫痪、失语、脑神经障碍或共济失调、异常动作、病理征和脑膜刺激征等，结合脑脊液检查以及影像学和病原学检查可以诊断。

【治疗】

急性病毒性脑炎的治疗关键在于积极控制脑水肿和颅内高压。

1. 紧急处理

为积极控制脑水肿和颅高压，在进行紧急处理时，可根据实际采用以下方法：

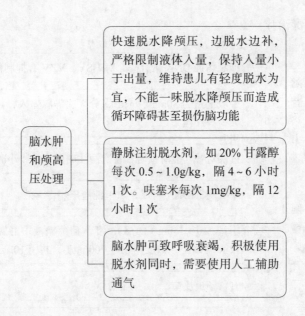

脑水肿和颅高压处理

- 快速脱水降颅压，边脱水边补，严格限制液体入量，保持入量小于出量，维持患儿有轻度脱水为宜，不能一味脱水降颅压而造成循环障碍甚至损伤脑功能

- 静脉注射脱水剂，如 20% 甘露醇每次 0.5～1.0g/kg，隔 4～6 小时 1 次。呋塞米每次 1mg/kg，隔 12 小时 1 次

- 脑水肿可致呼吸衰竭，积极使用脱水剂同时，需要使用人工辅助通气

2. 一般治疗

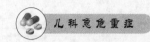

严密观察神志、体温、呼吸、脉搏、血压等生命体征变化

纠正水电解质紊乱及酸碱平衡失调，禁食患者静脉液体量 50~80ml/（kg•d）

经常翻身，保持皮肤清洁干燥，防止压疮、坠积性肺炎

口腔护理，保护眼睛

惊厥时防止舌咬伤，防止舌根后坠

一般治疗

控制体温，必要时使用亚冬眠疗法，以氯丙嗪和异丙嗪各 0.5~1mg/kg，肌内注射或静脉注射，每 4~6 小时 1 次，同时对头、颈、腋窝和腹股沟放置冰袋

氧疗：低流量持续给氧，氧浓度 30%~50%，鼻导管吸氧浓度（%）=21+4×氧流量（L/min）

昏迷者需鼻饲，禁食者需静脉营养，保证热量供给，最少 125.6kJ/（kg•d）

3. 抗病毒治疗

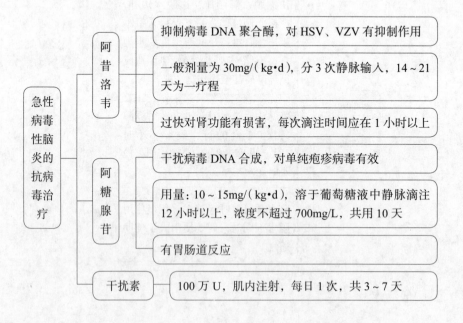

急性病毒性脑炎的抗病毒治疗

阿昔洛韦
- 抑制病毒 DNA 聚合酶，对 HSV、VZV 有抑制作用
- 一般剂量为 30mg/（kg•d），分 3 次静脉输入，14~21 天为一疗程
- 过快对肾功能有损害，每次滴注时间应在 1 小时以上

阿糖腺苷
- 干扰病毒 DNA 合成，对单纯疱疹病毒有效
- 用量：10~15mg/（kg•d），溶于葡萄糖液中静脉滴注 12 小时以上，浓度不超过 700mg/L，共用 10 天
- 有胃肠道反应

干扰素
- 100 万 U，肌内注射，每日 1 次，共 3~7 天

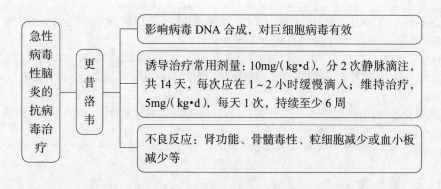

4. 激素治疗

激素治疗，主要采用大剂量甲基泼尼松龙冲击疗法。

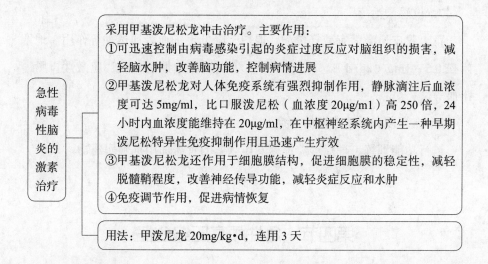

5. 控制惊厥

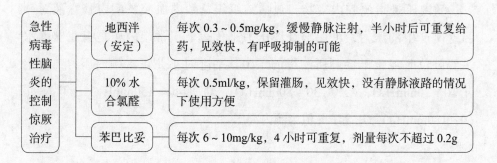

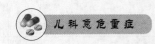

急性病毒性脑炎的控制惊厥治疗	上述药物治疗效果不佳时，可多种药物交替应用。咪达唑仑静脉滴注维持，从 1μg/（kg·min）逐渐增量
	在控制惊厥的同时，对症降温，降低脑耗氧量和代谢率，保护脑功能
	止惊治疗中，注意不要镇静过深，以免影响对意识恢复的观察及对病情变化的判断

6. 脱水治疗

20% 甘露醇每次 0.5～1g/kg，每 4～6 小时 1 次；呋塞米每次 0.5～1mg/kg。不良反应：脱水剂可引起电解质紊乱，甘露醇可导致肾功能衰竭。

7. 抗感染治疗

肾上腺皮质激素有减轻炎症、退热、降低毛细血管通透性等作用。地塞米松 0.5～1mg/（kg·d），分 2 次给予。不良反应：抑制免疫、应激性胃肠道出血等。

8. 恢复期和后遗症期的治疗

进行功能训练、理疗等。惊厥发作频繁的者需加用抗癫痫药物。

第四节　急性颅高压综合征

颅内压是指颅腔内容物，包括脑组织、颅内血液及颅内脑脊液对颅腔壁所产生的压力，可用脑脊液压力来代表。正常颅内压是指在安静水平侧卧位时经腰椎穿刺所测得的压力。平卧时小儿正常颅内压力：新生儿 10～20mmH$_2$O，婴儿 30～80mmH$_2$O，幼儿 40～150mmH$_2$O，年长儿 60～180mmH$_2$O，凡高于此值为颅内高压。

【病因】

引起急性颅高压综合征的常见病因如下：

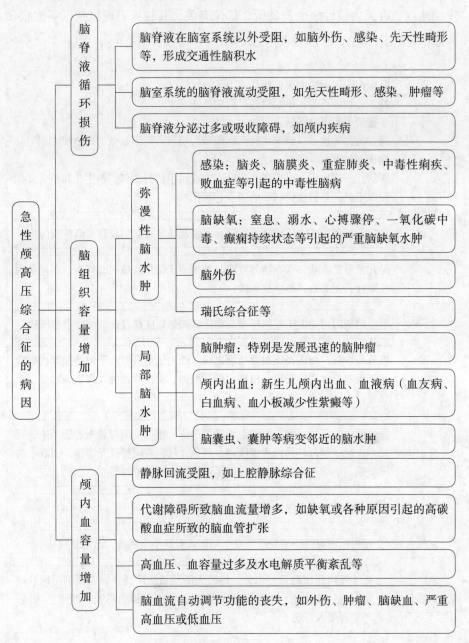

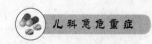
【临床表现】

脑水肿为病理诊断，其临床表现为颅内高压征，与颅内压增高的病因、发展速度、有无占位性病变及其所在部位有关。其临床表现包括以下症状和体征：

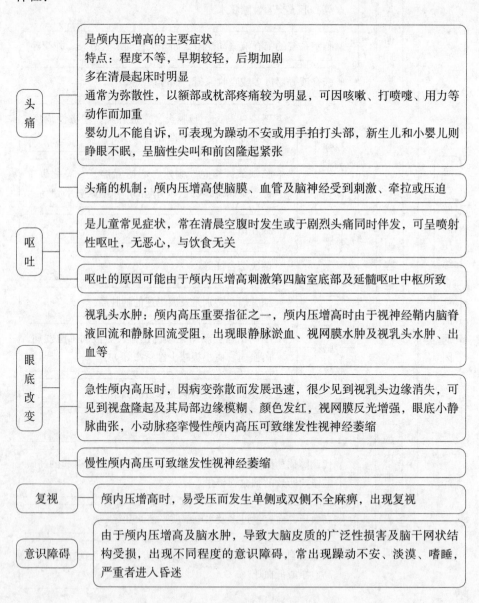

头痛	是颅内压增高的主要症状 特点：程度不等，早期较轻，后期加剧 多在清晨起床时明显 通常为弥散性，以额部或枕部疼痛较为明显，可因咳嗽、打喷嚏、用力等动作而加重 婴幼儿不能自诉，可表现为躁动不安或用手拍打头部，新生儿和小婴儿则睁眼不眠，呈脑性尖叫和前囟隆起紧张
	头痛的机制：颅内压增高使脑膜、血管及脑神经受到刺激、牵拉或压迫
呕吐	是儿童常见症状，常在清晨空腹时发生或于剧烈头痛同时伴发，可呈喷射性呕吐，无恶心，与饮食无关
	呕吐的原因可能由于颅内压增高刺激第四脑室底部及延髓呕吐中枢所致
眼底改变	视乳头水肿：颅内高压重要指征之一，颅内压增高时由于视神经鞘内脑脊液回流和静脉回流受阻，出现眼静脉淤血、视网膜水肿及视乳头水肿、出血等
	急性颅内高压时，因病变弥散而发展迅速，很少见到视乳头边缘消失，可见到视盘隆起及其局部边缘模糊、颜色发红，视网膜反光增强，眼底小静脉曲张，小动脉痉挛慢性颅内高压可致继发性视神经萎缩
	慢性颅内高压可致继发性视神经萎缩
复视	颅内压增高时，易受压而发生单侧或双侧不全麻痹，出现复视
意识障碍	由于颅内压增高及脑水肿，导致大脑皮质的广泛性损害及脑干网状结构受损，出现不同程度的意识障碍，常出现躁动不安、淡漠、嗜睡，严重者进入昏迷

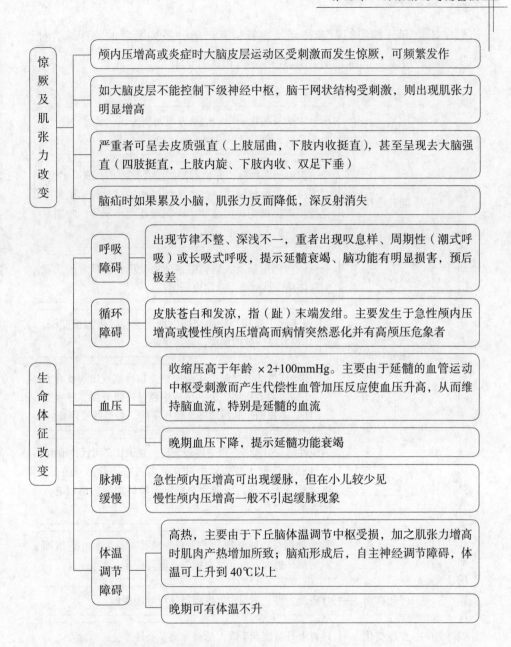

惊厥及肌张力改变
- 颅内压增高或炎症时大脑皮层运动区受刺激而发生惊厥，可频繁发作
- 如大脑皮层不能控制下级神经中枢，脑干网状结构受刺激，则出现肌张力明显增高
- 严重者可呈去皮质强直（上肢屈曲，下肢内收挺直），甚至呈现去大脑强直（四肢挺直，上肢内旋、下肢内收、双足下垂）
- 脑疝时如果累及小脑，肌张力反而降低，深反射消失

生命体征改变
- 呼吸障碍：出现节律不整、深浅不一，重者出现叹息样、周期性（潮式呼吸）或长吸式呼吸，提示延髓衰竭、脑功能有明显损害，预后极差
- 循环障碍：皮肤苍白和发凉，指（趾）末端发绀。主要发生于急性颅内压增高或慢性颅内压增高而病情突然恶化并有高颅压危象者
- 血压
  - 收缩压高于年龄 ×2+100mmHg。主要由于延髓的血管运动中枢受刺激而产生代偿性血管加压反应使血压升高，从而维持脑血流，特别是延髓的血流
  - 晚期血压下降，提示延髓功能衰竭
- 脉搏缓慢：急性颅内压增高可出现缓脉，但在小儿较少见；慢性颅内压增高一般不引起缓脉现象
- 体温调节障碍
  - 高热，主要由于下丘脑体温调节中枢受损，加之肌张力增高时肌肉产热增加所致；脑疝形成后，自主神经调节障碍，体温可上升到40℃以上
  - 晚期可有体温不升

8. 脑干功能障碍及脑疝形成

当颅内占位性病变或弥漫性脑水肿引起颅内压不断增高时，导致脑组织向压力相对较低的部位移位，并被挤入附近的硬脑膜裂隙或枕骨大孔，发生

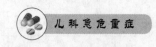

嵌顿，压迫部分脑组织、脑神经及血管，而产生一系列紧急的临床综合征，称为脑疝。最常见的脑疝有小脑幕切迹疝和枕骨大孔疝。

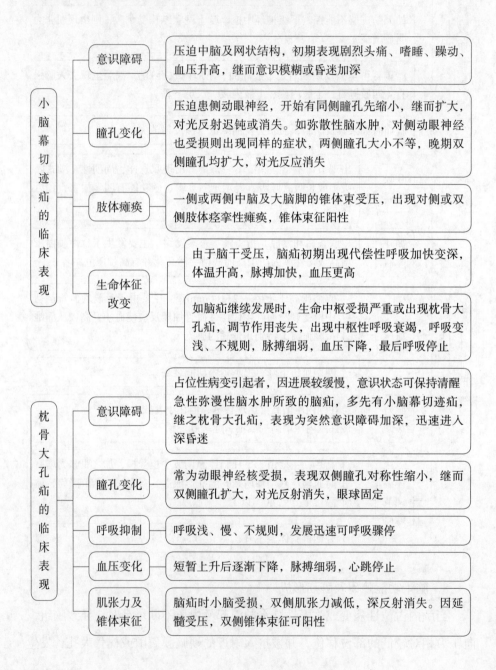

小脑幕切迹疝的临床表现

- 意识障碍：压迫中脑及网状结构，初期表现剧烈头痛、嗜睡、躁动、血压升高，继而意识模糊或昏迷加深
- 瞳孔变化：压迫患侧动眼神经，开始有同侧瞳孔先缩小，继而扩大，对光反射迟钝或消失。如弥散性脑水肿，对侧动眼神经也受损则出现同样的症状，两侧瞳孔大小不等，晚期双侧瞳孔均扩大，对光反应消失
- 肢体瘫痪：一侧或两侧中脑及大脑脚的锥体束受压，出现对侧或双侧肢体痉挛性瘫痪，锥体束征阳性
- 生命体征改变：
  - 由于脑干受压，脑疝初期出现代偿性呼吸加快变深，体温升高，脉搏加快，血压更高
  - 如脑疝继续发展时，生命中枢受损严重或出现枕骨大孔疝，调节作用丧失，出现中枢性呼吸衰竭，呼吸变浅、不规则，脉搏细弱，血压下降，最后呼吸停止

枕骨大孔疝的临床表现

- 意识障碍：占位性病变引起者，因进展较缓慢，意识状态可保持清醒急性弥漫性脑水肿所致的脑疝，多先有小脑幕切迹疝，继之枕骨大孔疝，表现为突然意识障碍加深，迅速进入深昏迷
- 瞳孔变化：常为动眼神经核受损，表现双侧瞳孔对称性缩小，继而双侧瞳孔扩大，对光反射消失，眼球固定
- 呼吸抑制：呼吸浅、慢、不规则，发展迅速可呼吸骤停
- 血压变化：短暂上升后逐渐下降，脉搏细弱，心跳停止
- 肌张力及锥体束征：脑疝时小脑受损，双侧肌张力减低，深反射消失。因延髓受压，双侧锥体束征可阳性

【检查】

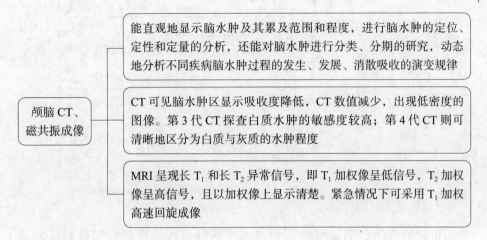

颅脑 CT、磁共振成像

能直观地显示脑水肿及其累及范围和程度，进行脑水肿的定位、定性和定量的分析，还能对脑水肿进行分类、分期的研究，动态地分析不同疾病脑水肿过程的发生、发展、消散吸收的演变规律

CT 可见脑水肿区显示吸收度降低，CT 数值减少，出现低密度的图像。第 3 代 CT 探查白质水肿的敏感度较高；第 4 代 CT 则可清晰地区分为白质与灰质的水肿程度

MRI 呈现长 T_1 和长 T_2 异常信号，即 T_1 加权像呈低信号，T_2 加权像呈高信号，且以加权像上显示清楚。紧急情况下可采用 T_1 加权高速回旋成像

【诊断】

1. 临床诊断

一般来说，头痛、呕吐、视神经乳头水肿为颅内高压的典型表现，但在临床上这些表现并不一定同时存在。在婴幼儿颅缝及前囟未闭合，颅内压增高时可有前囟膨隆或颅缝分离以代偿，症状表现不典型，容易被疏忽，可根据以下指征进行临床诊断：

具备主要指征 1 项，次要指征 2 项即可做出小儿颅内高压的临床诊断：

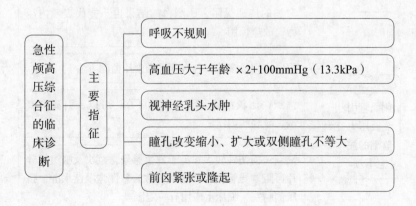

急性颅高压综合征的临床诊断

主要指征

呼吸不规则

高血压大于年龄 ×2+100mmHg（13.3kPa）

视神经乳头水肿

瞳孔改变缩小、扩大或双侧瞳孔不等大

前囟紧张或隆起

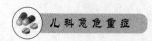

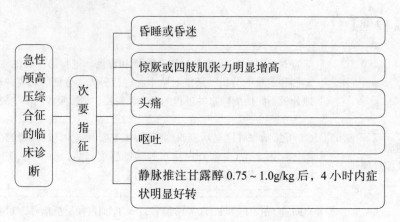

2. 颅内压监测

正常情况下，侧脑室的压力与水平侧卧位腰椎穿刺所测得的压力基本相等，因此常用腰椎穿刺所测脑脊液压代表颅内压。小儿颅内高压脑脊液直接测定的参考诊断标准为：新生儿 >80mmH$_2$O（0.78kPa）；婴幼儿 >150mmH$_2$O（1.47kPa）；3 岁以上 >180mmH$_2$O（1.76kPa）。

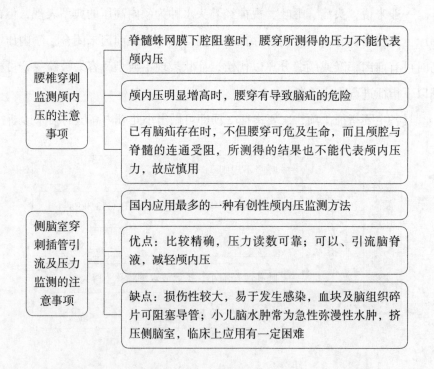

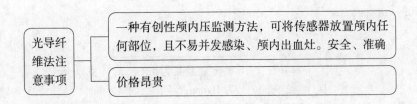

光导纤维法注意事项
- 一种有创性颅内压监测方法，可将传感器放置颅内任何部位，且不易并发感染、颅内出血灶。安全、准确
- 价格昂贵

【治疗】

小儿颅内压增高，尤其是脑水肿病情进展迅速，常危及生命。在早期，如能消除病因，积极降低颅压，病变往往是可逆的。治疗目的在于保证脑灌注及能量的充分供给；防止脑组织在颅内空间移动。采用直接减少颅腔内容物容积的方法，常可维持脑的正常代谢。其治疗关键在于，积极治疗原发病、卧床、避免颈部扭曲、禁食、降低颅内压。

1. 去除病因，治疗原发病

积极控制感染，注意纠正休克与缺氧，改善通气，防止二氧化碳潴留。治疗原发病，如手术切除肿瘤，处理硬膜下积液等。

2. 一般治疗

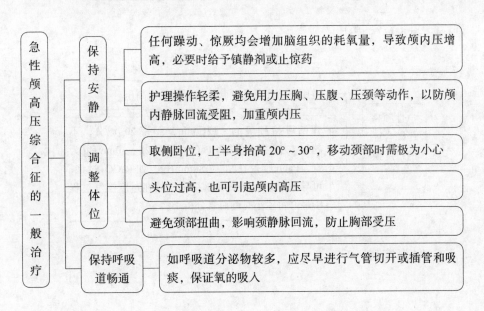

急性颅高压综合征的一般治疗
- 保持安静
  - 任何躁动、惊厥均会增加脑组织的耗氧量，导致颅内压增高，必要时给予镇静剂或止惊药
  - 护理操作轻柔，避免用力压胸、压腹、压颈等动作，以防颅内静脉回流受阻，加重颅内压
- 调整体位
  - 取侧卧位，上半身抬高 20°～30°，移动颈部时需极为小心
  - 头位过高，也可引起颅内高压
  - 避免颈部扭曲，影响颈静脉回流，防止胸部受压
- 保持呼吸道畅通
  - 如呼吸道分泌物较多，应尽早进行气管切开或插管和吸痰，保证氧的吸入

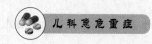

3. 氧气疗法

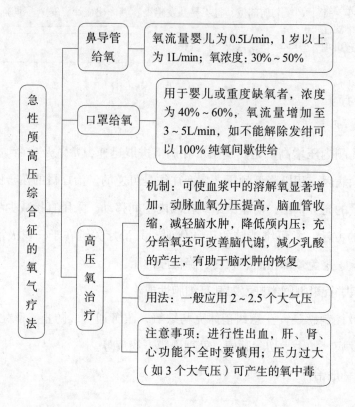

急性颅高压综合征的氧气疗法
- 鼻导管给氧：氧流量婴儿为 0.5L/min，1 岁以上为 1L/min；氧浓度：30%~50%
- 口罩给氧：用于婴儿或重度缺氧者，浓度为 40%~60%，氧流量增加至 3~5L/min，如不能解除发绀可以 100% 纯氧间歇供给
- 高压氧治疗：
  - 机制：可使血浆中的溶解氧显著增加，动脉血氧分压提高，脑血管收缩，减轻脑水肿，降低颅内压；充分给氧还可改善脑代谢，减少乳酸的产生，有助于脑水肿的恢复
  - 用法：一般应用 2~2.5 个大气压
  - 注意事项：进行性出血，肝、肾、心功能不全时要慎用；压力过大（如 3 个大气压）可产生的氧中毒

4. 过度换气疗法

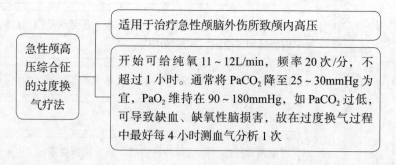

急性颅高压综合征的过度换气疗法
- 适用于治疗急性颅脑外伤所致颅内高压
- 开始可给纯氧 11~12L/min，频率 20 次/分，不超过 1 小时。通常将 $PaCO_2$ 降至 25~30mmHg 为宜，PaO_2 维持在 90~180mmHg，如 $PaCO_2$ 过低，可导致缺血、缺氧性脑损害，故在过度换气过程中最好每 4 小时测血气分析 1 次

5. 体温控制

急性颅高压综合征的体温控制

低体温可降低脑代谢率，提高脑细胞对缺氧的耐受性，保护血脑屏障，抑制脑损伤后内源性物质的释放，以及减少 Ca^{2+} 的内流，减轻脑水肿

冬眠疗法：体温下降 1℃脑代谢率可下降 6.7%，颅内压下降 5.5%。常用氯丙嗪和异丙嗪各 1～2mg/kg，入眠后开始冰敷降温，在 2～3 小时内使体温降至 35～37℃，以后每 4～6 小时用药 1 次，每次各 1mg/kg，一般维持 12～24 小时

持续时间过长或体温过低易发生心律失常、血压下降、高凝状态等不良反应。采用冰帽降温，全身不良反应较少

6. 脱水疗法

（1）渗透性脱水剂

适用于各类型脑水肿，尤其是细胞性或渗透性脑水肿。常用渗透性脱水药有：

1）20% 甘露醇

20% 甘露醇作用与用法

作用：降低血液黏稠度，改善脑血流量，使聚集的细胞再流通，利尿、扩张肾血管，增加肾血流，抑制醛固酮抗利尿激素分泌，减少脑脊液生成，清除自由基

用法：每次剂量 0.5～1g/kg，可使血浆渗透压提高 10～20mmol/L，即可达到降颅压目的。对颅高压危象和脑疝的患儿，可每次给予 2g/kg，给药速度以 30 分钟注射完成为宜，重者可缩短至 15 分钟；给药后 10 分钟起效，30 分钟作用最强，1 小时后作用开始减退，可维持 3～6 小时。故可 4～6 小时给药 1 次，重症或危象时需 2～4 小时 1 次，并可加大剂量，每次 2g/kg

停药原则为先减每次剂量，再减次数至完全停药

为避免复发，甘露醇至少连用 3～5 天

2）10% 甘油盐水

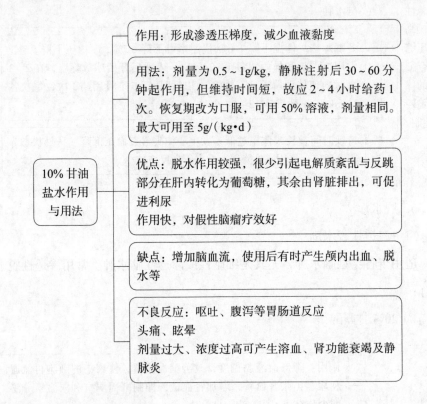

10% 甘油盐水作用与用法

作用：形成渗透压梯度，减少血液黏度

用法：剂量为 0.5～1g/kg，静脉注射后 30～60 分钟起作用，但维持时间短，故应 2～4 小时给药 1 次。恢复期改为口服，可用 50% 溶液，剂量相同。最大可用至 5g/（kg•d）

优点：脱水作用较强，很少引起电解质紊乱与反跳部分在肝内转化为葡萄糖，其余由肾脏排出，可促进利尿
作用快，对假性脑瘤疗效好

缺点：增加脑血流，使用后有时产生颅内出血、脱水等

不良反应：呕吐、腹泻等胃肠道反应
头痛、眩晕
剂量过大、浓度过高可产生溶血、肾功能衰竭及静脉炎

3）30%～50% 山梨醇

是甘露醇的同分异构体，分子量为 185，进入人体后，部分化为果糖，作为能源被消耗，失去高渗作用，脱水效果较差，多用于预防反跳。用量为 2～3g/kg，4～6 小时 1 次。

4）其他

高渗盐水作用短暂，易致水钠潴留与反跳，仅用于低钠血症与水中毒。25% 白蛋白用于低蛋白血症伴脑水肿时，有利于增加胶体渗透压及吸收组织间液。

使用渗透性脱水剂应注意以下事项：

使用渗透性脱水剂的注意事项

- 注意给药速度，一般于 15～30 分钟内静脉快速滴入或推入
- 心肌炎及心力衰竭患儿使用应慎重
- 必须用时一般先给利尿药，待尿量增加，血容量适当减少后再用
- 婴幼儿心、肾代偿功能差，剂量宜偏小，注射速度应减慢。新生儿可在 60～90 分钟内给予
- 对已有脑疝表现的婴儿，应分秒必争进行抢救，选择强有力的脱水药，大剂量快速推入，并缩短用药间隔时间，可 2 小时给药 1 次，连用 3 次后改为每 4 小时用药 1 次，以使嵌顿的脑组织尽快复位

（2）利尿药

利尿药的作用和用法

- 可迅速降低血容量
- 减少影响钠离子的主动转运氯离子向损伤的脑细胞内转移
- 有抑制脑脊液生成的作用
- 可减轻脑水肿，降低颅内压
- 与甘露醇合用可增加疗效，并减少各自用量
- 常用药物：
  呋塞米或利尿酸钠：剂量每次 0.5～1mg/kg，每日 3～4 次。
  乙酰唑胺（醋氮酰胺）：多用于慢性脑积水，减少脑脊液生成。口服安全有效，吸收快，2 小时达血浓度峰值，主要从肾脏排出。每次 5～10mg/kg，每日 3 次。长期使用，作用减弱，应间歇使用

（3）液体疗法

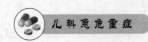

进行脱水治疗时，需限制入量，又应保持水和电解质平衡

一般采用维持液，国外主张用 1/2 张液，应根据每日尿量、尿比重、血清钾、钠、氯、渗透压以及患儿年龄、血压、心肾功能及时调整输液量及输液量内容

高热、呕吐或有其他体液丢失时酌情补充，以使患儿处于轻度脱水状态为宜

急性脑水肿时，一般每日生理需要量应限制于 $800 \sim 1200ml/m^2$ 或 $30 \sim 60ml/kg$

缺氧、酸中毒，要适当给予碳酸氢钠。纠酸过程中及排尿增加后，需注意血钾浓度，一般 pH 值升高 0.1，血清钾降低 0.6mmol/L

明显的低钠血症、水中毒时，可用 3% 盐水或 5% 碳酸氢钠。输液速度非常重要，24 小时液量应匀速滴入。可按 $0.5 \sim 1.5ml/(kg\cdot h)$

液体疗法

7. 肾上腺皮质激素

稳定脑毛细血管细胞间的紧密联结处，改善血脑屏障功能，减少毛细血管通透性

非特异性的抗炎、抗毒作用，减少组织水肿，减少脑脊液生成

抗氧化，清除自由基

提高血糖，增加尿量

对血管源性脑水肿效果最佳，持续时间长。用药 5 ~ 12 小时后出现效果，12 ~ 24 小时作用较明显，4 ~ 5 天后作用最强，6 ~ 9 天后作用消失，无反跳

多选用地塞米松，剂量 $0.5 \sim 1mg/(kg\cdot d)$，每 12 小时应用 1 次

肾上腺皮质激素的用法及作用

8. 保护和维护脑代谢功能

可给葡萄糖、能量合剂、γ - 氨酪酸、维生素 C、维生素 B_1、维生素 B_6、维生素 B_{12}、脑活素、胞磷胆碱、肌苷等。

第八章　内分泌系统急危重症

第一节　糖尿病酮症酸中毒

糖尿病酮症酸中毒（diabetic ketoacidosis，DKA），是由于体内胰岛素缺乏或胰岛素抵抗引起的高血糖、高血酮及严重的代谢紊乱（脱水、电解质紊乱、代谢性酸中毒等）为主要病理改变的临床综合征。糖尿病酮症酸中毒是儿科内分泌最常见的急症之一，也是儿童 1 型糖尿病最常见的死亡原因之一，临床上易出现漏诊或误诊，如延误诊断或处理不当可导致病情恶化甚至死亡。因此，规范糖尿病酮症酸中毒的治疗有助于提高糖尿病患儿的生存率。

【高危因素】

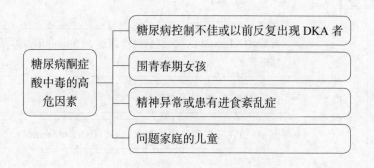

糖尿病酮症酸中毒的高危因素
- 糖尿病控制不佳或以前反复出现 DKA 者
- 围青春期女孩
- 精神异常或患有进食紊乱症
- 问题家庭的儿童

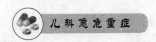
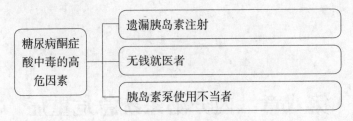

糖尿病酮症酸中毒的高危因素
- 遗漏胰岛素注射
- 无钱就医者
- 胰岛素泵使用不当者

【临床表现】

本症可为小儿糖尿病的首发症状，也可发生于已确诊的糖尿病患儿，多有诱因。临床表现如下：

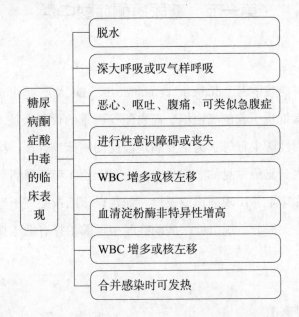

糖尿病酮症酸中毒的临床表现
- 脱水
- 深大呼吸或叹气样呼吸
- 恶心、呕吐、腹痛，可类似急腹症
- 进行性意识障碍或丧失
- WBC 增多或核左移
- 血清淀粉酶非特异性增高
- WBC 增多或核左移
- 合并感染时可发热

【检查】

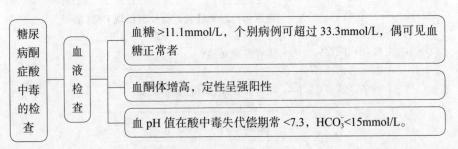

糖尿病酮症酸中毒的检查 — 血液检查
- 血糖 >11.1mmol/L，个别病例可超过 33.3mmol/L，偶可见血糖正常者
- 血酮体增高，定性呈强阳性
- 血 pH 值在酸中毒失代偿期常 <7.3，HCO_3^-<15mmol/L。

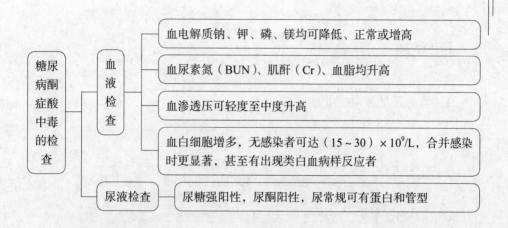

【DKA 严重程度分度】

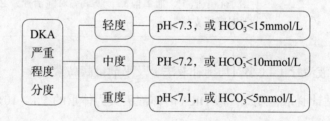

【诊断】

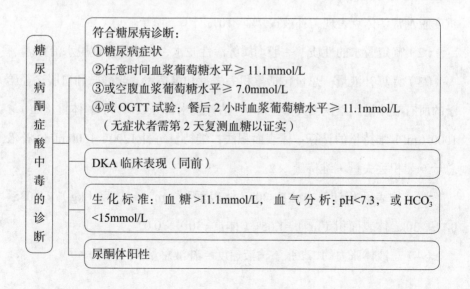

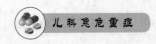

【治疗】

1. 紧急评估和对症处理

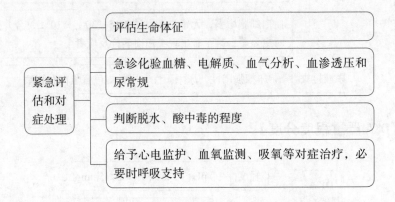

2. 补液治疗（48 小时均衡补液法）及小剂量胰岛素治疗

（1）估计脱水程度　一般 DKA 时体液丢失为体重的 5%～10%。轻度脱水有不易察觉的轻微唇舌干燥，可按 50ml/kg 口服补液。中度脱水表现为比较容易识别的唇舌干燥、皮肤弹性差，眼窝凹陷，按 5%～7% 计算补液量。重度脱水常伴休克表现，补液按 7%～10% 计算。

（2）确定脱水的性质　一般均属等渗性脱水，应按等渗性脱水治疗。

（3）计算补液量　总量包括累积丢失量和维持量。含静脉和口服途径给予的所有液体量。累积丢失量（ml）= 估计脱水百分数（%）× 体重（kg）× 1000（ml）维持量的计算：体表面积法：维持量每日 1200～1500ml/m² 补液总量 = 累积丢失量 + 维持量 ×2。

注：体表面积计算方法：<30kg 体表面积（m²）= 体重（kg）×0.035+0.1；>30kg 体表面积（m²）=1.05+（体重−30）×0.02

（4）总液体张力约 1/2 张。输液速度 = 补液总量/48 小时。

（5）补液程序

1）快速补液（入院后第 1 小时）对于中、重度脱水的患儿，尤其休克者，输液开始第 1 小时用生理盐水 10~20ml/kg，于 30~60 分钟以内快速输注扩容，据外周循环情况可重复，但第 1 小时一般不超过 30ml/kg，此部分液体不算在 48 小时补液总量中。

2）入院 1 小时后，此时检验结果回报，符合 DKA 诊断。保持两个静脉通路。

①小剂量胰岛素治疗：胰岛素一般在补液后 1 小时开始应用，特别是对有休克的患儿，只有当休克恢复、含钾盐水补液开始后，胰岛素才可应用。生理盐水 40ml+ 胰岛素 0.1U/（kg•h）× 体重 ×4 小时。用法：输液泵泵入，最初液速按 10ml/h，血糖下降速度一般为每小时 2~5mmol/L，胰岛素输注速度一般不低于 5ml/h。停药指征：连续 2 次尿酮体转阴，血 pH>7.3，血糖下降至 12mmol/L 以下。在停止滴注胰岛素前半小时皮下注射常规胰岛素 0.25U/（kg•次）。

②补液治疗：总液体张力约 1/2 张。液体速度 = 总液速 - 胰岛素通道液速。血糖 >17mmol/L，半张盐水，一般用生理盐水和等量注射用水配制，膀胱有尿后加钾。血糖 12~17mmol/L，含胰岛素的含糖液，糖的浓度 <12.5%，以维持血糖水平为 8~12mmol/L。

3．碱性液的使用

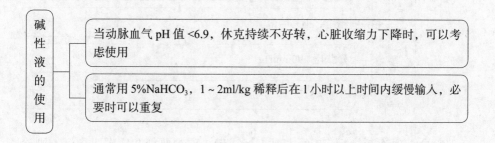

| 碱性液的使用 | 当动脉血气 pH 值 <6.9，休克持续不好转，心脏收缩力下降时，可以考虑使用 |
| | 通常用 5%NaHCO₃，1~2ml/kg 稀释后在 1 小时以上时间内缓慢输入，必要时可以重复 |

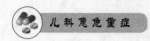
4．补钾

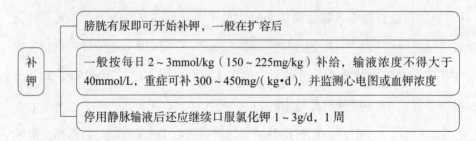

补钾

- 膀胱有尿即可开始补钾，一般在扩容后
- 一般按每日 2～3mmol/kg（150～225mg/kg）补给，输液浓度不得大于 40mmol/L，重症可补 300～450mg/(kg·d)，并监测心电图或血钾浓度
- 停用静脉输液后还应继续口服氯化钾 1～3g/d，1 周

5．脑水肿的诊断和治疗

（1）诊断

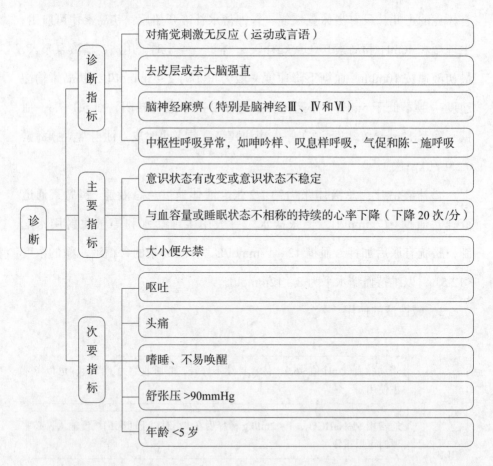

诊断

- 诊断指标
  - 对痛觉刺激无反应（运动或言语）
  - 去皮层或去大脑强直
  - 脑神经麻痹（特别是脑神经Ⅲ、Ⅳ和Ⅵ）
  - 中枢性呼吸异常，如呻吟样、叹息样呼吸，气促和陈-施呼吸
- 主要指标
  - 意识状态有改变或意识状态不稳定
  - 与血容量或睡眠状态不相称的持续的心率下降（下降 20 次/分）
  - 大小便失禁
- 次要指标
  - 呕吐
  - 头痛
  - 嗜睡、不易唤醒
  - 舒张压 >90mmHg
  - 年龄 <5 岁

符合 1 项诊断指标，2 项主要指标或者 1 项主要加 2 项次要指标，则诊

断脑水肿的敏感性达 92%，假阳性只占 4%。

（2）治疗

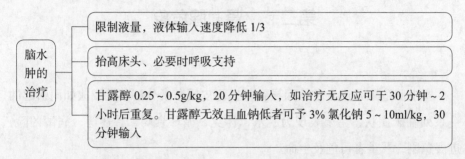

脑水肿的治疗
- 限制液量，液体输入速度降低 1/3
- 抬高床头、必要时呼吸支持
- 甘露醇 0.25～0.5g/kg，20 分钟输入，如治疗无反应可于 30 分钟～2 小时后重复。甘露醇无效且血钠低者可予 3% 氯化钠 5～10ml/kg，30 分钟输入

6. 治疗中的评估

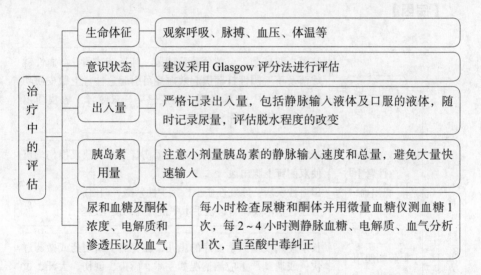

治疗中的评估
- 生命体征 —— 观察呼吸、脉搏、血压、体温等
- 意识状态 —— 建议采用 Glasgow 评分法进行评估
- 出入量 —— 严格记录出入量，包括静脉输入液体及口服的液体，随时记录尿量，评估脱水程度的改变
- 胰岛素用量 —— 注意小剂量胰岛素的静脉输入速度和总量，避免大量快速输入
- 尿和血糖及酮体浓度、电解质和渗透压以及血气 —— 每小时检查尿糖和酮体并用微量血糖仪测血糖 1 次，每 2～4 小时测静脉血糖、电解质、血气分析 1 次，直至酸中毒纠正

7. 其他治疗

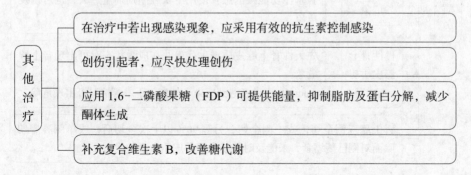

其他治疗
- 在治疗中若出现感染现象，应采用有效的抗生素控制感染
- 创伤引起者，应尽快处理创伤
- 应用 1,6-二磷酸果糖（FDP）可提供能量，抑制脂肪及蛋白分解，减少酮体生成
- 补充复合维生素 B，改善糖代谢

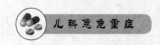

第二节　肾上腺危象

　　肾上腺危象是由各种原因导致肾上腺皮质激素分泌不足或缺如而引起的一系列临床症状，主要表现为脱水、休克、循环衰竭、昏迷等，病情凶险，进展急剧，严重者可危及生命。

【病因】

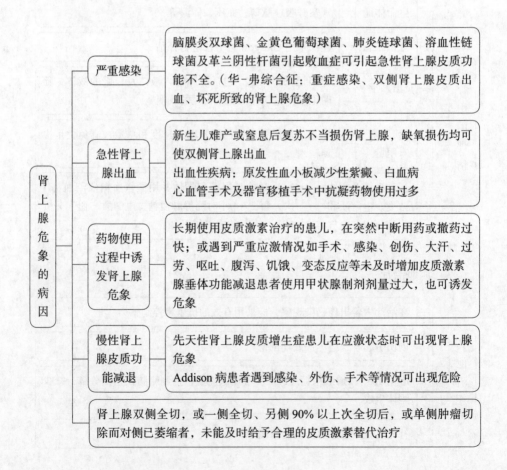

```
肾上腺危象的病因
├─ 严重感染 ──── 脑膜炎双球菌、金黄色葡萄球菌、肺炎链球菌、溶血性链
│                球菌及革兰阴性杆菌引起败血症可引起急性肾上腺皮质功
│                能不全。(华-弗综合征：重症感染、双侧肾上腺皮质出
│                血、坏死所致的肾上腺危象)
│
├─ 急性肾上 ──── 新生儿难产或窒息后复苏不当损伤肾上腺，缺氧损伤均可
│   腺出血       使双侧肾上腺出血
│                出血性疾病：原发性血小板减少性紫癜、白血病
│                心血管手术及器官移植手术中抗凝药物使用过多
│
├─ 药物使用 ──── 长期使用皮质激素治疗的患儿，在突然中断用药或撤药过
│   过程中诱     快；或遇到严重应激情况如手术、感染、创伤、大汗、过
│   发肾上腺     劳、呕吐、腹泻、饥饿、变态反应等未及时增加皮质激素
│   危象         腺垂体功能减退患者使用甲状腺制剂剂量过大，也可诱发
│                危象
│
├─ 慢性肾上 ──── 先天性肾上腺皮质增生症患儿在应激状态时可出现肾上腺
│   腺皮质功     危象
│   能减退       Addison 病患者遇到感染、外伤、手术等情况可出现危险
│
└─ 肾上腺双侧全切，或一侧全切、另侧 90% 以上次全切后，或单侧肿瘤切
   除而对侧已萎缩者，未能及时给予合理的皮质激素替代治疗
```

【临床表现】

肾上腺危象因病因不同可有各自的临床特点，但其有共同的临床表现，累及多个系统。

全身症状	精神萎靡、乏力；大多有高热，体温达40℃以上，亦有体温正常或低于正常者；可出现中至重度脱水，口唇及皮肤干燥、弹性差。原有肾上腺皮质功能减退的患儿，危象发生时皮肤黏膜色素沉着加深。症状大多为非特异性，起病数小时或1~3天后病情急剧恶化

各系统表现	循环系统：脉搏细弱，皮肤湿冷，出现花纹，四肢末梢冷而发绀，心率增快，心律不齐，直立性低血压，虚脱，严重者血压测不出，呈现明显的休克及周围循环衰竭
	消化系统：厌食、腹胀、恶心、呕吐、腹泻、腹痛等。肾上腺动静脉血栓引起者，脐旁肋下两指处可突然出现绞痛
	神经系统：精神萎靡、烦躁不安或嗜睡、谵妄或神志模糊，重症者可昏迷。低血糖者表现为无力、出汗、视物不清、复视或出现低血糖昏迷
	泌尿系统：尿少、氮质血症，严重者可表现为肾衰竭
	原发病的表现

【辅助检查】

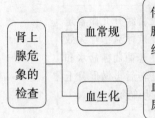

肾上腺危象的检查	血常规	伴有严重感染的患者白细胞总数和中性粒细胞数明显升高，一般患者外周血中嗜酸性粒细胞数明显增高，血小板计数减少
	血生化	血糖、血氯、血钠降低，血钾升高，血肌酐、尿素氮升高，血皮质醇降低，代谢性酸中毒

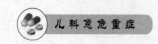

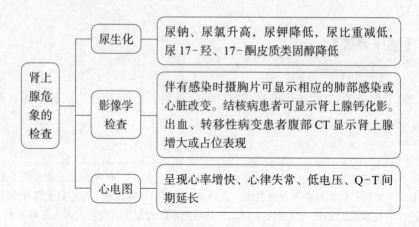

肾上腺危象的检查	尿生化	尿钠、尿氯升高，尿钾降低，尿比重减低，尿17-羟、17-酮皮质类固醇降低
	影像学检查	伴有感染时摄胸片可显示相应的肺部感染或心脏改变。结核病患者可显示肾上腺钙化影。出血、转移性病变患者腹部CT显示肾上腺增大或占位表现
	心电图	呈现心率增快、心律失常、低电压、Q-T间期延长

实验室结果有助于诊断，但由于病情进展极快，因此，不必等待化验结果，以免延误抢救。

【诊断】

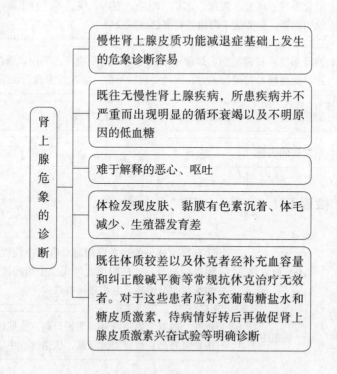

肾上腺危象的诊断	慢性肾上腺皮质功能减退症基础上发生的危象诊断容易
	既往无慢性肾上腺疾病，所患疾病并不严重而出现明显的循环衰竭以及不明原因的低血糖
	难于解释的恶心、呕吐
	体检发现皮肤、黏膜有色素沉着、体毛减少、生殖器发育差
	既往体质较差以及休克者经补充血容量和纠正酸碱平衡等常规抗休克治疗无效者。对于这些患者应补充葡萄糖盐水和糖皮质激素，待病情好转后再做促肾上腺皮质激素兴奋试验等明确诊断

【治疗】

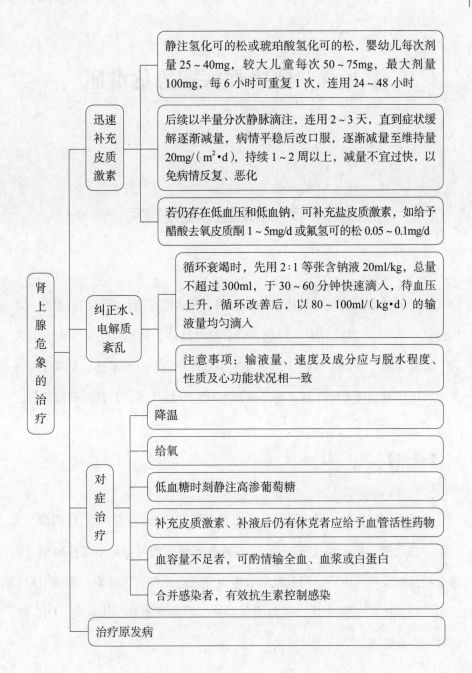

肾上腺危象的治疗

迅速补充皮质激素
- 静注氢化可的松或琥珀酸氢化可的松，婴幼儿每次剂量 25~40mg，较大儿童每次 50~75mg，最大剂量 100mg，每 6 小时可重复 1 次，连用 24~48 小时
- 后续以半量分次静脉滴注，连用 2~3 天，直到症状缓解逐渐减量，病情平稳后改口服，逐渐减量至维持量 20mg/（m²·d），持续 1~2 周以上，减量不宜过快，以免病情反复、恶化
- 若仍存在低血压和低血钠，可补充盐皮质激素，如给予醋酸去氧皮质酮 1~5mg/d 或氟氢可的松 0.05~0.1mg/d

纠正水、电解质紊乱
- 循环衰竭时，先用 2:1 等张含钠液 20ml/kg，总量不超过 300ml，于 30~60 分钟快速滴入，待血压上升，循环改善后，以 80~100ml/（kg·d）的输液量均匀滴入
- 注意事项：输液量、速度及成分应与脱水程度、性质及心功能状况相一致

对症治疗
- 降温
- 给氧
- 低血糖时刻静注高渗葡萄糖
- 补充皮质激素、补液后仍有休克者应给予血管活性药物
- 血容量不足者，可酌情输全血、血浆或白蛋白
- 合并感染者，有效抗生素控制感染

治疗原发病

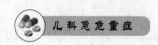

第九章 感染性疾病急危重症

第一节 中毒型细菌性痢疾

中毒型细菌性痢疾，简称中毒型菌痢，是急性细菌性痢疾的危重型。本病多见于 2 ~ 7 岁健壮儿童，起病急骤，突然高热，体温高达 39 ~ 40℃或更高，反复惊厥、烦躁、嗜睡、迅速发生中毒性休克，甚至昏迷，如果治疗不及时可很快发生呼吸和（或）循环衰竭而死亡，病死率高，必须积极抢救。

【病因】

病原是痢疾杆菌，属于肠杆菌的志贺菌属，分为 A、B、C、D 四群（志贺菌、福氏菌、鲍氏菌、宋内菌），各种痢疾杆菌均可引起中毒性菌痢。内毒素从肠壁吸收入血后，引起发热、毒血症及急性微循环障碍，进而引发器官组织细胞五期病理变化，即微循环缺血、微循环淤血、休克期、DIC 期、器官功能衰竭期。

【临床表现】

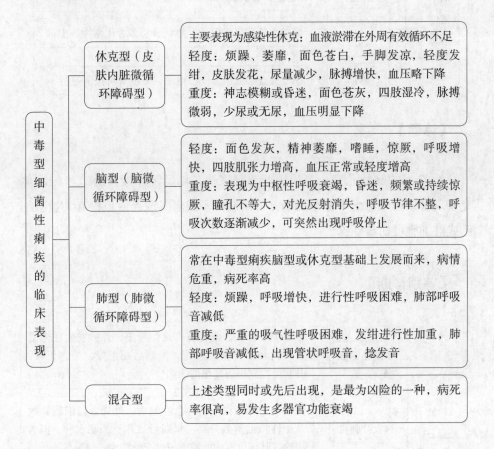

中毒型细菌性痢疾的临床表现

- 休克型（皮肤内脏微循环障碍型）
  - 主要表现为感染性休克：血液淤滞在外周有效循环不足
  - 轻度：烦躁、萎靡，面色苍白，手脚发凉，轻度发绀，皮肤发花，尿量减少，脉搏增快，血压略下降
  - 重度：神志模糊或昏迷，面色苍灰，四肢湿冷，脉搏微弱，少尿或无尿，血压明显下降

- 脑型（脑微循环障碍型）
  - 轻度：面色发灰，精神萎靡，嗜睡，惊厥，呼吸增快，四肢肌张力增高，血压正常或轻度增高
  - 重度：表现为中枢性呼吸衰竭，昏迷，频繁或持续惊厥，瞳孔不等大，对光反射消失，呼吸节律不整，呼吸次数逐渐减少，可突然出现呼吸停止

- 肺型（肺微循环障碍型）
  - 常在中毒型痢疾脑型或休克型基础上发展而来，病情危重，病死率高
  - 轻度：烦躁，呼吸增快，进行性呼吸困难，肺部呼吸音减低
  - 重度：严重的吸气性呼吸困难，发绀进行性加重，肺部呼吸音减低，出现管状呼吸音，捻发音

- 混合型
  - 上述类型同时或先后出现，是最为凶险的一种，病死率很高，易发生多器官功能衰竭

【检查】

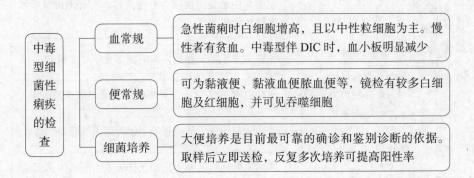

中毒型细菌性痢疾的检查

- 血常规
  - 急性菌痢时白细胞增高，且以中性粒细胞为主。慢性者有贫血。中毒型伴 DIC 时，血小板明显减少

- 便常规
  - 可为黏液便、黏液血便脓血便等，镜检有较多白细胞及红细胞，并可见吞噬细胞

- 细菌培养
  - 大便培养是目前最可靠的确诊和鉴别诊断的依据。取样后立即送检，反复多次培养可提高阳性率

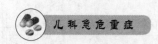

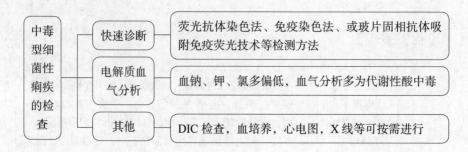

中毒型细菌性痢疾的检查	快速诊断	荧光抗体染色法、免疫染色法、或玻片固相抗体吸附免疫荧光技术等检测方法
	电解质血气分析	血钠、钾、氯多偏低，血气分析多为代谢性酸中毒
	其他	DIC检查，血培养，心电图，X线等可按需进行

【诊断】

2~7岁的健壮儿童，夏秋季节突起高热，伴反复惊厥、脑病和（或）休克表现者，均应考虑中毒型菌痢，可用肛拭子或灌肠取粪便镜检有大量脓细胞或红细胞可初步确诊。

【鉴别诊断】

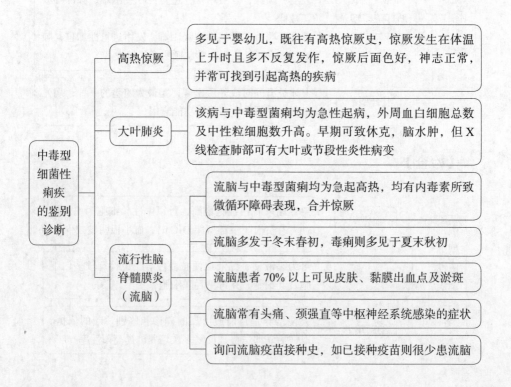

中毒型细菌性痢疾的鉴别诊断	高热惊厥	多见于婴幼儿，既往有高热惊厥史，惊厥发生在体温上升时且多不反复发作，惊厥后面色好，神志正常，并常可找到引起高热的疾病
	大叶肺炎	该病与中毒型菌痢均为急性起病，外周血白细胞总数及中性粒细胞数升高。早期可致休克，脑水肿，但X线检查肺部可有大叶或节段性炎性病变
	流行性脑脊髓膜炎（流脑）	流脑与中毒型菌痢均为急起高热，均有内毒素所致微循环障碍表现，合并惊厥
		流脑多发于冬末春初，毒痢则多见于夏末秋初
		流脑患者70%以上可见皮肤、黏膜出血点及淤斑
		流脑常有头痛、颈强直等中枢神经系统感染的症状
		询问流脑疫苗接种史，如已接种疫苗则很少患流脑

| 中毒型细菌性痢疾的鉴别诊断 | 流行性乙型脑炎（乙脑） | 中毒型菌痢与乙脑由于发病年龄及好发季节大致相同，首发症状均为急起高热，伴有精神萎靡、嗜睡、惊厥等神经系统症状，需细致鉴别。菌痢多在起病当日发生惊厥，乙脑多在 3~4 天后发生惊厥。若接种过乙脑疫苗一般不得乙脑。如有疑诊，脑脊液可鉴别 |

【治疗】

1. 一般治疗

降温止惊	可综合使用物理、药物降温或亚冬眠疗法，将体温降至 38.5℃ 以下
	地西泮：每次 0.3~0.5mg/kg，静脉注射（最大剂量为 10mg/次），15~20 分钟后可重复给药一次 水合氯醛：40~60mg/kg，保留灌肠
	亚冬眠疗法：高热伴烦躁、惊厥者，可短暂采用，给予氯丙嗪和异丙嗪每次各 0.5~1mg/kg

血管活性药物	扩充血容量，纠正酸中毒，维持水与电解质平衡
	改善微循环，在充分扩容的基础上应用： ①山莨菪碱：每次 0.5~1mg/kg，重度 1~2mg/kg，原液静脉推注，每 10~15 分钟 1 次，直至呼吸循环好转 ②多巴胺：中小剂量 5~10μg/kg·min，如无效可每 3~5 分钟逐渐增加剂量 2.5μg/（kg·min）。伴有心功能障碍时可用 ③多巴酚丁胺：伴有心功能障碍时可用。5~10μg/（kg·min）与多巴胺同时静点 ④去甲肾上腺素：开始 0.05μg/（kg·min），每 3~5 分钟逐渐增加剂量 0.05~0.1g/（kg·min），最大不超过 1~2μg/（kg·min），待病情好转后逐渐减停

抗感染	头孢曲松：每日 100mg/kg，分 2 次静点 氨苄西林舒巴坦：01~0.2g，分 6~8 小时静点

抗凝血	如确诊有 DIC，在应用 654-2 及扩容基础上加用肝素治疗

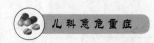
糖皮质激素	感染中毒性休克并 DIC，并已应用抗生素者或长期应用激素者、并发肾上腺皮质功能不全者可酌情应用糖皮质激素 氢化可的松：3 ~ 5mg/（kg·d） 甲泼尼龙：2 ~ 3mg/（kg·d），分 2 次给予

2. 休克型治疗

休克型疗法主要在于迅速扩充血容量纠正酸中毒。

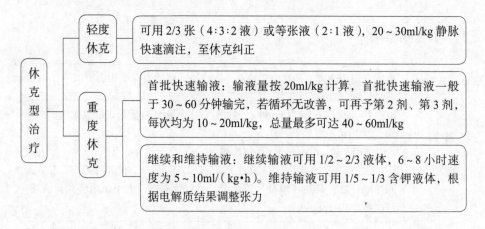

休克型治疗	轻度休克	可用 2/3 张（4:3:2 液）或等张液（2:1 液），20 ~ 30ml/kg 静脉快速滴注，至休克纠正
	重度休克	首批快速输液：输液量按 20ml/kg 计算，首批快速输液一般于 30 ~ 60 分钟输完，若循环无改善，可再予第 2 剂、第 3 剂，每次均为 10 ~ 20ml/kg，总量最多可达 40 ~ 60ml/kg
		继续和维持输液：继续输液可用 1/2 ~ 2/3 液体，6 ~ 8 小时速度为 5 ~ 10ml/（kg·h）。维持输液可用 1/5 ~ 1/3 含钾液体，根据电解质结果调整张力

在进行上述输液治疗时，应注意以下事项：

中毒型细菌性痢疾输液治疗的注意事项	先浓后淡，首批快速输液时要输含钠液而且
	早期常有高血糖症，不宜大量补充葡萄糖 休克晚期糖原几乎被耗尽，则需补充葡萄糖
	见尿给钾
	重度休克在补充有效循环血量后，肾功能恢复尿量增加，不必再给予过多的碱性液
	尿量可作为判定所输液体的质与量是否合适可靠依据；还可参考尿比重、尿 pH 值（6.7 ~ 7.0）、血二氧化碳结合力、中心静脉压或血液气体分析等
	休克纠正后，因过多的细胞间液回到血管内，故要控制维持液的输液量

3．脑型治疗

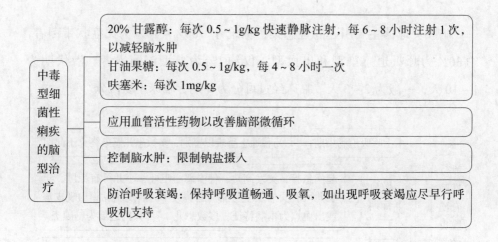

中毒型细菌性痢疾的脑型治疗

- 20%甘露醇：每次0.5～1g/kg快速静脉注射，每6～8小时注射1次，以减轻脑水肿
  甘油果糖：每次0.5～1g/kg，每4～8小时一次
  呋塞米：每次1mg/kg
- 应用血管活性药物以改善脑部微循环
- 控制脑水肿：限制钠盐摄入
- 防治呼吸衰竭：保持呼吸道畅通、吸氧，如出现呼吸衰竭应尽早行呼吸机支持

第二节　暴发型流行性脑脊髓膜炎

流行性脑脊髓膜炎简称流脑，是指由脑膜炎球菌引起的急性化脓性脑膜炎，临床以突发高热、头痛、呕吐、皮肤黏膜淤点、淤斑及脑膜刺激征为特点。重者可有败血症性休克和脑膜脑炎。冬春季节多见，是小儿时期常见的急危重症之一。

【病因】

脑膜炎球菌从鼻咽部侵入血流形成菌血症或败血症，再侵入脑脊髓膜形成化脓性脑脊髓膜炎。

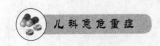

【临床表现】

脑膜炎球菌主要引起隐性感染，据统计，60%～70% 为无症状带菌者，约 30% 为呼吸道感染型和出血型，仅约 1% 为典型流脑患者。潜伏期为 1～10 天，一般为 2～3 天。临床经过可分为 4 期，临床不易区分。

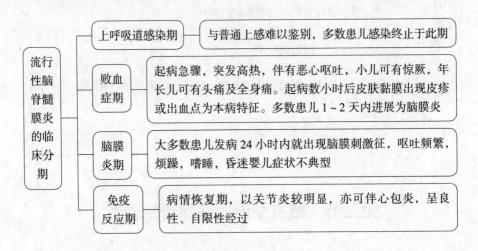

暴发型流行性脑脊髓膜炎按照临床表现可分为以下三个类型：

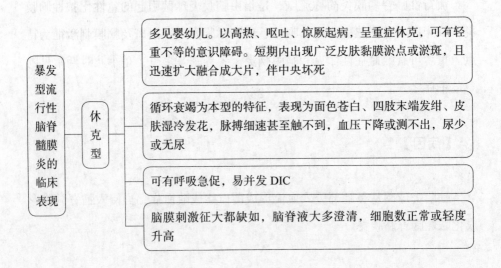

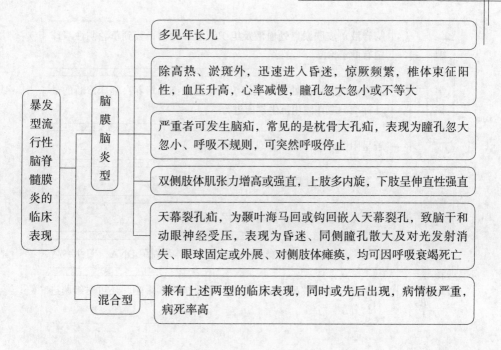

暴发型流行性脑脊髓膜炎的临床表现

- 脑膜脑炎型
  - 多见年长儿
  - 除高热、淤斑外，迅速进入昏迷，惊厥频繁，椎体束征阳性，血压升高，心率减慢，瞳孔忽大忽小或不等大
  - 严重者可发生脑疝，常见的是枕骨大孔疝，表现为瞳孔忽大忽小、呼吸不规则，可突然呼吸停止
  - 双侧肢体肌张力增高或强直，上肢多内旋，下肢呈伸直性强直
  - 天幕裂孔疝，为颞叶海马回或钩回嵌入天幕裂孔，致脑干和动眼神经受压，表现为昏迷、同侧瞳孔散大及对光发射消失、眼球固定或外展、对侧肢体瘫痪，均可因呼吸衰竭死亡
- 混合型
  - 兼有上述两型的临床表现，同时或先后出现，病情极严重，病死率高

【检查】

1. 血常规

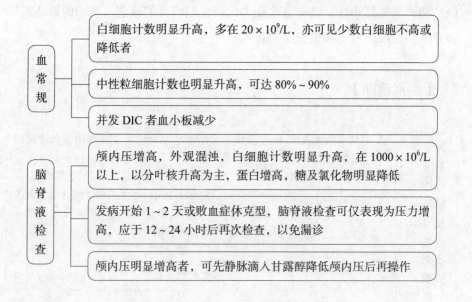

- 血常规
  - 白细胞计数明显升高，多在 $20 \times 10^9/L$，亦可见少数白细胞不高或降低者
  - 中性粒细胞计数也明显升高，可达 80%~90%
  - 并发 DIC 者血小板减少
- 脑脊液检查
  - 颅内压增高，外观混浊，白细胞计数明显升高，在 $1000 \times 10^6/L$ 以上，以分叶核升高为主，蛋白增高，糖及氯化物明显降低
  - 发病开始 1~2 天或败血症休克型，脑脊液检查可仅表现为压力增高，应于 12~24 小时后再次检查，以免漏诊
  - 颅内压明显增高者，可先静脉滴入甘露醇降低颅内压后再操作

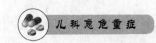

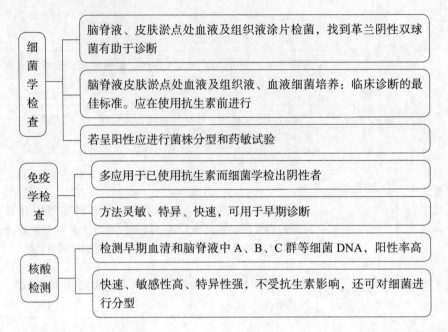

细菌学检查
- 脑脊液、皮肤淤点处血液及组织液涂片检菌，找到革兰阴性双球菌有助于诊断
- 脑脊液皮肤淤点处血液及组织液、血液细菌培养：临床诊断的最佳标准。应在使用抗生素前进行
- 若呈阳性应进行菌株分型和药敏试验

免疫学检查
- 多应用于已使用抗生素而细菌学检出阴性者
- 方法灵敏、特异、快速，可用于早期诊断

核酸检测
- 检测早期血清和脑脊液中 A、B、C 群等细菌 DNA，阳性率高
- 快速、敏感性高、特异性强，不受抗生素影响，还可对细菌进行分型

【诊断】

结合当地的流行病学资料，临床出现脑膜炎的表现，皮肤黏膜淤点、淤斑，脑膜刺激征阳性，脑脊液改变为化脓性脑膜炎的改变。确切的诊断需依脑脊液、血液细菌学和免疫学检查。

【鉴别诊断】

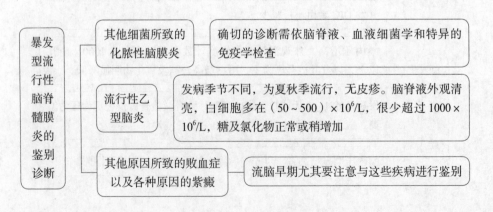

暴发型流行性脑脊髓膜炎的鉴别诊断
- 其他细菌所致的化脓性脑膜炎 —— 确切的诊断需依脑脊液、血液细菌学和特异的免疫学检查
- 流行性乙型脑炎 —— 发病季节不同，为夏秋季流行，无皮疹。脑脊液外观清亮，白细胞多在（50～500）×10⁶/L，很少超过 1000×10⁶/L，糖及氯化物正常或稍增加
- 其他原因所致的败血症以及各种原因的紫癜 —— 流脑早期尤其要注意与这些疾病进行鉴别

【治疗】

1. 休克型的治疗

若暴发型流脑属于休克型，治疗的主要措施是积极改善微循环，控制感染，抗休克及防治 DIC，早期应用肝素等。

（1）抗菌治疗

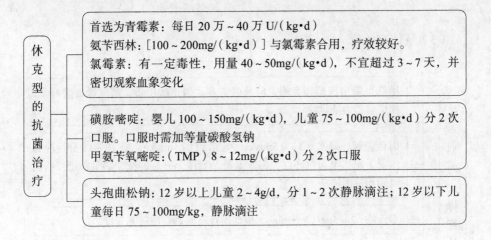

休克型的抗菌治疗

首选为青霉素：每日 20 万～40 万 U/（kg•d）
氨苄西林：[100～200mg/（kg•d）] 与氯霉素合用，疗效较好。
氯霉素：有一定毒性，用量 40～50mg/（kg•d），不宜超过 3～7 天，并密切观察血象变化

磺胺嘧啶：婴儿 100～150mg/（kg•d），儿童 75～100mg/（kg•d）分 2 次口服。口服时需加等量碳酸氢钠
甲氨苄氧嘧啶：（TMP）8～12mg/（kg•d）分 2 次口服

头孢曲松钠：12 岁以上儿童 2～4g/d，分 1～2 次静脉滴注；12 岁以下儿童每日 75～100mg/kg，静脉滴注

（2）扩容与纠酸

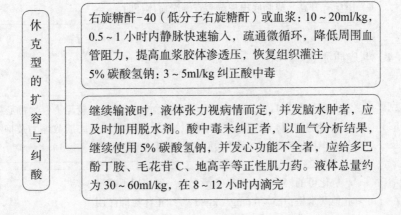

休克型的扩容与纠酸

右旋糖酐-40（低分子右旋糖酐）或血浆：10～20ml/kg，0.5～1 小时内静脉快速输入，疏通微循环，降低周围血管阻力，提高血浆胶体渗透压，恢复组织灌注
5% 碳酸氢钠：3～5ml/kg 纠正酸中毒

继续输液时，液体张力视病情而定，并发脑水肿者，应及时加用脱水剂。酸中毒未纠正者，以血气分析结果，继续使用 5% 碳酸氢钠，并发心功能不全者，应给多巴酚丁胺、毛花苷 C、地高辛等正性肌力药。液体总量约为 30～60ml/kg，在 8～12 小时内滴完

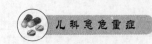

休克型的扩容与纠酸

> 如休克纠正（面色红、四肢转暖、脉搏有力、血压回升），维持输液阶段，输液量为 50～80ml/kg，输液以含钾维持液为主，24 小时内均匀滴入，维持生理需要

> 中心静脉压（正常值 6～8cmH₂O）和肺动脉楔压（正常值 8～12cmH₂O）低于正常时，提示血容量不足，应继续输液。中心静脉压超过 12cmH₂O 时，说明输液过多，应限制或停止输液

（3）抗休克治疗

休克型的抗休克治疗

> 早期可能出现循环衰竭，应及时扩容，纠正酸中毒，解除微血管痉挛，保证脏器血液供应

> 山莨菪碱：每次 0.3～0.5mg/kg，重者可用 1mg/kg，每 10～15 分钟静脉注射 1 次，至面色转红，四肢温暖，血压上升后，减少剂量，延长给药时间而逐渐停药

> 多巴胺：2～5μg/（kg·min），根据治疗反映调整浓度和速度

> 酚妥拉明：每次 5～10mg，用葡萄糖液 500～1000ml 稀释后静脉滴注，开始宜慢，以后根据治疗反应调整滴速。用于休克未纠正，且中心静脉压反有升高，或肺底出现湿啰音等淤血体征时

（4）糖皮质激素

休克型的糖皮质激素治疗

> 大剂量激素具有阻断 α 受体，扩张血管、降低血管阻力，增加心排出量的作用，且可稳定溶酶体，也可解痉、增强心肌收缩力及抑制血小板的聚集，有利于缓解休克，可短期使用

> 氢化可的松：8～10mg/（kg·d），一般应用不超过 3 天
> 地塞米松：0.3～0.6mg/（kg·d），纠正休克即停用

（5）抗 DIC 治疗

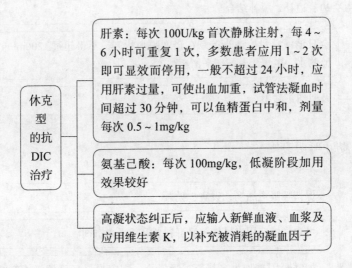

休克型的抗DIC治疗

- 肝素：每次 100U/kg 首次静脉注射，每 4～6 小时可重复 1 次，多数患者应用 1～2 次即可显效而停用，一般不超过 24 小时，应用肝素过量，可使出血加重，试管法凝血时间超过 30 分钟，可以鱼精蛋白中和，剂量每次 0.5～1mg/kg
- 氨基己酸：每次 100mg/kg，低凝阶段加用效果较好
- 高凝状态纠正后，应输入新鲜血液、血浆及应用维生素 K，以补充被消耗的凝血因子

（6）保护重要脏器功能

在休克过程中，应随时注意心泵功能，预防心力衰竭。一般主张早用强心药，快速输液后给毛花苷 C（0.02～0.04mg/kg）或地高辛，有利于改善微循环及增加心输出量。

2．脑膜脑炎型的治疗

脑膜脑炎型治疗的重点在于应用莨菪类药物，改善脑微循环障碍的同时，早期控制颅内压增高症状，防止脑疝和呼吸衰竭的发生。

（1）脱水疗法

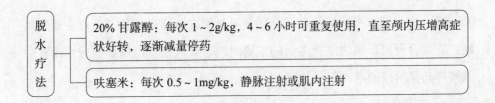

脱水疗法

- 20% 甘露醇：每次 1～2g/kg，4～6 小时可重复使用，直至颅内压增高症状好转，逐渐减量停药
- 呋塞米：每次 0.5～1mg/kg，静脉注射或肌内注射

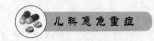
（2）液体疗法

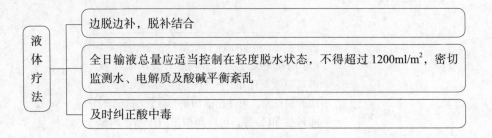

液体疗法
- 边脱边补，脱补结合
- 全日输液总量应适当控制在轻度脱水状态，不得超过 1200ml/m^2，密切监测水、电解质及酸碱平衡紊乱
- 及时纠正酸中毒

（3）防止呼吸衰竭

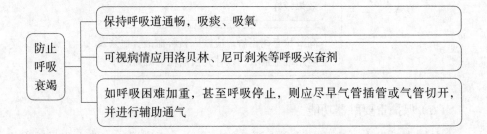

防止呼吸衰竭
- 保持呼吸道通畅，吸痰、吸氧
- 可视病情应用洛贝林、尼可刹米等呼吸兴奋剂
- 如呼吸困难加重，甚至呼吸停止，则应尽早气管插管或气管切开，并进行辅助通气

（4）其他治疗手段

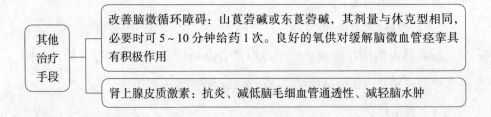

其他治疗手段
- 改善脑微循环障碍：山莨菪碱或东莨菪碱，其剂量与休克型相同，必要时可 5～10 分钟给药 1 次。良好的氧供对缓解脑微血管痉挛具有积极作用
- 肾上腺皮质激素：抗炎、减低脑毛细血管通透性、减轻脑水肿

3. 混合型

混合型病例本型病情复杂，循环衰竭与颅内压增高现象在治疗中反复出现，应综合分析，解决危及生命的主要问题，采取综合措施。而应用山莨菪碱解痉药是治疗的基础。

4. 其他治疗

暴发型流脑病情凶险，在进行分型抢救，综合治疗的同时，还应加强监护与对症处理，注重并发症的治疗。

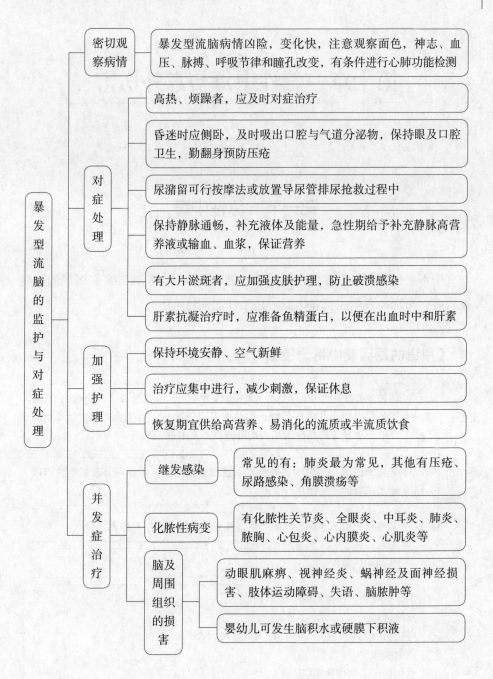

349

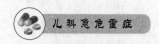
第十章　急性中毒与意外伤害

第一节　急性中毒

中毒是指某些具有毒性作用的物质进入人体后，引起器官和组织的功能性损害，出现一系列症状和体征，是儿科常见的急症。

【中毒的原因及中毒途径】

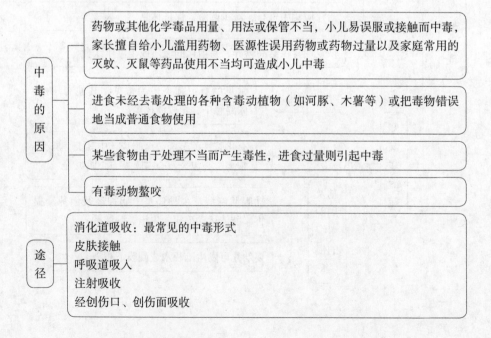

中毒的原因

药物或其他化学毒品用量、用法或保管不当，小儿易误服或接触而中毒，家长擅自给小儿滥用药物、医源性误用药物或药物过量以及家庭常用的灭蚊、灭鼠等药品使用不当均可造成小儿中毒

进食未经去毒处理的各种含毒动植物（如河豚、木薯等）或把毒物错误地当成普通食物使用

某些食物由于处理不当而产生毒性，进食过量则引起中毒

有毒动物螫咬

途径

消化道吸收：最常见的中毒形式
皮肤接触
呼吸道吸入
注射吸收
经创伤口、创伤面吸收

【诊断】

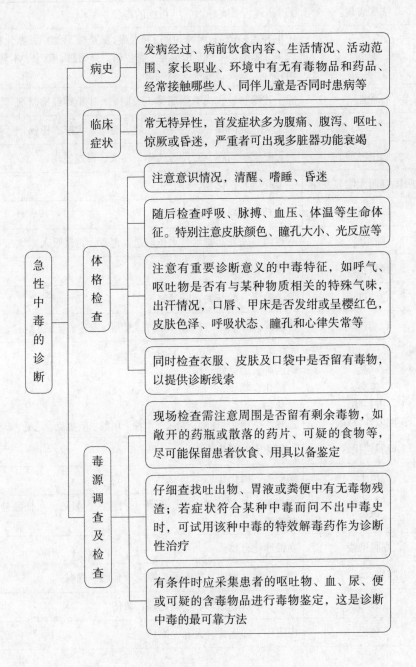

急性中毒的诊断

病史：发病经过、病前饮食内容、生活情况、活动范围、家长职业、环境中有无有毒物品和药品、经常接触哪些人、同伴儿童是否同时患病等

临床症状：常无特异性，首发症状多为腹痛、腹泻、呕吐、惊厥或昏迷，严重者可出现多脏器功能衰竭

体格检查：
- 注意意识情况，清醒、嗜睡、昏迷
- 随后检查呼吸、脉搏、血压、体温等生命体征。特别注意皮肤颜色、瞳孔大小、光反应等
- 注意有重要诊断意义的中毒特征，如呼气、呕吐物是否有与某种物质相关的特殊气味，出汗情况，口唇、甲床是否发绀或呈樱红色，皮肤色泽、呼吸状态、瞳孔和心律失常等
- 同时检查衣服、皮肤及口袋中是否留有毒物，以提供诊断线索

毒源调查及检查：
- 现场检查需注意周围是否留有剩余毒物，如敞开的药瓶或散落的药片、可疑的食物等，尽可能保留患者饮食、用具以备鉴定
- 仔细查找吐出物、胃液或粪便中有无毒物残渣；若症状符合某种中毒而问不出中毒史时，可试用该种中毒的特效解毒药作为诊断性治疗
- 有条件时应采集患者的呕吐物、血、尿、便或可疑的含毒物品进行毒物鉴定，这是诊断中毒的最可靠方法

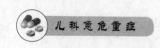

有诊断意义的中毒特征

临床表现	可能的毒物
惊厥	中枢神经兴奋剂、苯海拉明、异丙嗪、氨茶碱、利血平、氰化物、白果、蟾酥、毒蕈、山道年、有机磷、异烟肼、奎宁、木薯、磷化锌、安妥、哌嗪（驱蛔灵）
昏迷	除上述毒物外，尚有颠茄类（晚期），中枢神经抑制剂
狂躁、幻觉	颠茄类、异丙嗪、氯丙嗪、乙醇、毒蕈、大麻、樟脑
肌肉麻痹	肉毒毒素、河豚、野芹、钩吻、乌头、毒蛇咬伤
呼吸困难而无明显发绀	一氧化碳、氰化物、砷、汞
呼吸缓慢	安眠药、镇静药、麻醉药
肺水肿	有机磷、安妥、氨水、水杨酸盐、毒蕈、毒气吸入
喉头水肿	腐蚀性化合物
心动过速	肾上腺素、颠茄类、麻黄碱
心动过缓	洋地黄、夹竹桃、毒蕈、利血平、蟾酥、奎宁、奎尼丁、锑、钡
气味	
蒜臭	磷、砷、硒、碲、铊
硫臭	含硫化合物
杏仁味	氰化物
挥发性异味	乙醇、松节油、樟脑、氨水、汽油、甲酚、有机氯、乙醚、碳酸
口唇樱桃红	一氧化碳、氰化物
口干	颠茄类、磷化锌
流涎	有机磷、毒蕈、砷、汞、野芹、六六六、氯丹、水杨酸盐、吡唑酮类
黏膜糜烂	腐蚀性化合物
腹痛、吐泻	磷、毒蕈、桐油、蓖麻子、蟾酥、强酸、强碱
失明	奎宁、甲醇、绵马、一氧化碳、氯仿
色视	山道年、洋地黄、大麻、绵马

临床表现	可能的毒物
皮肤表现	
潮红	颠茄类、乙醇、烟酸、血管扩张药、河豚
青紫但无相应呼吸困难	亚硝酸盐、吡唑酮类、苯胺类、磺胺类、呼吸抑制药
黄疸	毒蕈、无机磷、磷化锌、引起溶血的毒物
干燥	颠茄类
出汗	颠茄类
尿色	
棕褐	毒蕈、伯氨喹及其他引起溶血的药物、毒物
深黄	有机磷、磷化锌、毒蕈
绿蓝	亚甲蓝、酚、麝香草酚、水杨酸苯酯
红	山道年（碱性尿）
发热	颠茄类、麻黄碱、磷化锌、硫氧嘧啶、白果、苯、发芽马铃薯

【中毒的处理原则】

急性中毒的处理原则为立即治疗，获取抢救机会。在毒物性质未明时，按一般的中毒治疗原则抢救，以排除毒物为首要措施，尽快减少毒物对机体的损害；维持呼吸、循环等生命器官的功能；采取各种措施减少毒物的吸收，促进毒物的排泄。

1. 现场急救

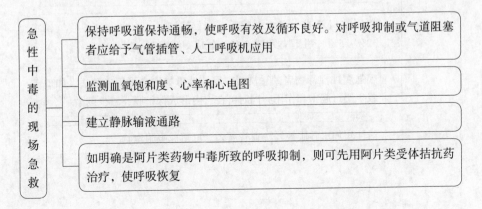

353

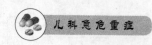

2．去除毒物

1）口服毒物中毒

催吐
- 摄入毒物后 4～6 小时，都应采用催吐，愈早愈好
- 适用于年龄较大、神志清醒和合作的患儿
- 可饮用大量温开水或生理盐水，然后用压舌板或手指刺激咽后壁，引起反射性呕吐，可反复进行，直到呕吐物变清无味为止
- 由于儿童呕吐反射自我保护能力差，催吐易导致误吸以及胃食管穿孔，催吐应慎重
- 禁忌证：有严重心脏病、食管静脉曲张、溃疡病、昏迷或惊厥，强酸或强碱中毒、汽油、煤油等中毒者及 6 个月以下婴儿不能采用催吐

洗胃
- 一般应在服入毒物后 4～6 小时内进行
- 以下情况洗胃不应受时间限制：服入毒物量较多；毒物在胃内排空时间延长者（如有机磷中毒）；毒物吸收后还可经胃再分泌者（如有机磷中毒）；带肠衣的药片
- 方法：经鼻或经口插入胃管后，用 50ml 注射器抽吸，直至洗出液清澈为止，首次抽出物送毒物鉴定
- 常用洗胃液有：温水、鞣酸、高锰酸钾（1∶10000）、碳酸氢钠（2%～5%）、生理盐水或 0.45% 氯化钠溶液
- 服强腐蚀性毒物者禁忌洗胃，腐蚀性毒物中毒可用中和法，如口服牛奶可起中和作用，同时可在胃内形成保护膜，减少刺激
- 活性炭加水吞服或经洗胃管灌入，可迅速吸附毒物

导泻

- 除已有腹泻者外应服泻剂，一般应在催吐或洗胃后给予泻药
- 以选择对胃肠道黏膜无刺激而又能减少毒物吸收的药物为原则，常用硫酸镁或硫酸钠，一般剂量为 250mg/kg，加水 50~250ml 口服，硫酸钠较硫酸镁安全
- 对于强酸、强碱中毒及严重腹泻者禁用
- 苯酚中毒时，应先服用蓖麻油 30~120ml，然后服用硫酸钠
- 中枢抑制药（如苯巴比妥）中毒时不宜使用硫酸镁导泻
- 中毒 6 小时以上或已服过泻药 2 小时还未排便者，应用生理盐水或 0.5%~1% 肥皂水洗肠
- 较小儿童，应注意导泻所致的脱水和电解质紊乱

全肠灌洗

- 适用于中毒时间稍久，毒物主要存留在小肠或大肠者。对于一些缓慢吸收的毒物如铁中毒等较为有效
- 常用大量液体做高位连续灌洗（儿童约用 1500~3000ml），直至洗出液变清为止
- 洗肠液常用 1% 温盐水或清水，也可加入活性炭，应注意水、电解质平衡
- 对服腐蚀性毒物者或患儿极度虚弱时，禁忌全肠灌洗

2）皮肤、黏膜接触中毒

皮肤、黏膜接触中毒的毒物清除

- 应迅速脱去污染衣物，用清水彻底清洗污染的皮肤
- 强酸、强碱污染皮肤，要用干布擦干后冲洗
- 采用中和法清除毒物：
  强酸用 3%~5% 碳酸氢钠溶液或肥皂水
  强碱用 3%~5% 醋酸溶液或食用淡醋
  有机磷用肥皂水或清水冲洗

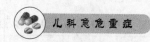

皮肤、黏膜接触中毒的毒物清除
- 皮肤黏膜发生糜烂、溃疡者，清洗后应外敷消炎药粉或药膏防止感染
- 溅入眼内毒物，应立刻用生理盐水冲洗，无生理盐水用清水冲洗至少5分钟，忌用拮抗剂，然后送眼科处理
- 深入皮肤或黏膜内的毒物，应完全清除，毛发、指甲易残留毒物，应反复冲洗

3）吸入中毒

吸入中毒的毒物清除
- 将患儿移离现场，放置在通风良好、空气新鲜的环境
- 清理呼吸道分泌物，给氧吸入

4）有毒动物螯咬中毒

应在肢体近心端扎止血带，局部冰敷及应用相应的解毒剂，止血带应每10～30分钟放松1次。

3. 加速已吸收毒物的排泄

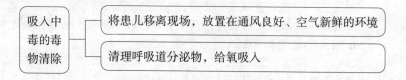

利尿
- 输液：静脉输注5%～10%葡萄糖溶液可以稀释体内毒物浓度，增加尿量，促使排泄
- 无静脉滴注条件时，可大量饮水。但如患儿有脱水，应先纠正脱水
- 可应用利尿药，常用呋塞米1～2mg/kg静脉注射；20%甘露醇0.5～1g/kg，或25%山梨醇1～2g/kg静脉滴注
- 大量利尿时应注意适当补充钾盐
- 保证尿量每小时在6～9ml/kg
- 在利尿期间应监测尿排出量、液体入量、血清电解质等
- 当患儿苏醒、严重中毒症状减轻或药物浓度低于中毒水平时，可停止利尿

碱化尿液后可使弱酸如水杨酸和苯巴比妥清除率增加；降低尿 pH 值使弱碱类排出增加的方法在临床上较少应用

常采用碳酸氢钠溶液 1～2mmol/kg 静脉滴注 1～2 小时，在此期间检查尿 pH 值，滴注速度以维持尿 pH 值 7.5～8.0 为标准

乙酰唑胺同时有利尿和使尿碱化作用

维生素 C 1～2g 加入 500ml 溶液中静脉滴入亦可获得酸性尿

碱化尿液

透析疗法：用于急性中毒的危重患儿。常用腹膜透析和血液透析。腹膜透析较简便易行；血液透析能代替部分肾脏功能，将血液中的有毒物质和身体的代谢废物排除

血液灌流法：将患儿血液经过体外循环，用吸附剂吸收毒物后再输回体内，应用指征与血液透析相同。尤其适用于中大分子、脂溶性、与血浆蛋白牢固结合的毒物中毒，如有机磷农药、巴比妥类、苯二氮䓬类、抗抑郁药、洋地黄类、茶碱类、酚类等中毒

血浆置换：能清除与血浆蛋白结合的毒物，如部分抗生素、降糖药、降压药

换血疗法：当中毒不久，血液中毒物浓度极高时

血液净化

高压氧 —— 用于一氧化碳、硫化氢、氰化物、氨气等中毒

4. 特异性解毒剂的应用

中毒种类	有效解毒剂	剂量、用法及注意点
砷、汞、金、锑、铋、铜、铬、镍、钨、锌	二巯丙醇	每次 3～5mg/kg，深部肌内注射，q4h，常用 5～10 天为 1 疗程
	二巯基丙磺酸钠	每次 5% 溶液 0.1ml/kg，皮下或肌内注射，第 1 天 3～4 次，第 2 天 2～3 次，第 3 天以后每天 1～2 次，共 3～7 天，总剂量 30～50ml
	二巯基丁酸	10mg/kg，口服，q8h，共 5 天；再 q12h，共 14 天

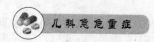

中毒种类	有效解毒剂	剂量、用法及注意点
砷、汞、金、锑、铋、铜、铬、镍、钨、锌	硫代硫酸钠	每次 10～20mg/kg，配成 5%～10% 溶液，静脉注射或肌内注射，每天 1 次，3～5 天；或 10～20ml 口服，每天 2 次（口服只能作用于胃肠道内未被吸收的毒物）
铅、锰、铀、镭、钒、钴、铁、硒、镉、铜、铬、汞	依地酸二钠钙	每日 1～1.5g/m²，q12h，肌内注射，共 5 天
	喷替酸钙钠	每次 15～30mg/kg，配成 10%～25% 溶液肌内注射，或以生理盐水稀释成 0.2～0.5% 溶液静脉滴注，每天 2 次，3 天为 1 疗程，间隔 3 天再用第 2 疗程
	去铁胺	15mg/(kg·h)，每日总量不超过 6g
	青霉胺	治疗慢性铅、汞中毒 100mg/(kg·d)，分 4 次口服，5～7 天为 1 疗程
高铁血红蛋白血症（亚硝酸盐、苯胺、非那西丁、硝基苯、安替比林、氯酸盐类、磺胺类）	亚甲蓝(美蓝)	每次 1～2mg/kg，配成 1% 溶液，静脉注射，或每次 2～3mg/kg，口服；若症状不消失或重现，0.5～1 小时后可再重复
	维生素 C	每日 500～1000mg 加在 5%～10% 葡萄糖溶液内静脉滴注，或每天口服 1～2g（作用比亚甲蓝慢）
氢氰酸及氰酸化合物（桃仁、杏仁、李仁、樱桃仁、枇杷仁、亚麻仁、木薯）	亚硝酸异戊酯	吸入剂用时压碎，每 1～2 分钟吸入 15～30 秒，反复吸入至硝酸钠注射为止
	亚硝酸钠	6～10mg/kg，配成 1% 溶液静脉注射，3～5 分钟注入，每次注射前要准备好肾上腺素，当血压急剧下降时应注射肾上腺素
	硫代硫酸钠	25% 溶液每次 0.25～0.5g/kg，静脉缓慢注射（10～15 分钟内注完）
	亚甲蓝(美蓝)	1% 溶液每次 10mg/kg，静脉缓慢注射，注射时观察口唇，口唇变暗紫色即停止注射
	以上三种药物，最好先注射亚硝酸钠，继之注射硫代硫酸钠，或先注射亚甲蓝，继之注射硫代硫酸钠，重复时剂量减半，注意血压下降时应注射肾上腺素	

中毒种类	有效解毒剂	剂量、用法及注意点
有机磷化合物类	解磷定	每次 15～30mg/kg（成人 0.5～1g/kg），配成 2.5% 溶液静脉缓慢注射或静脉滴注，严重患儿 2 小时可重复注射，并与阿托品同时应用，至肌肉颤动停止、意识恢复。氯解磷定可肌内注射
	氯解磷定	
	双复磷	成人每次 0.25～0.75g，皮下、肌内或静脉注射均可，儿童酌减
	阿托品	严重中毒：首次剂量 0.05～0.1mg/kg，静脉注射。以后每次 0.05mg/kg，5～10 分钟 1 次，至瞳孔开始散大，肺水肿消退，改为每次 0.02～0.03mg/kg，皮下注射，15～30 分钟 1 次，至意识恢复，改为每次 0.01～0.02mg/kg，30～60 分钟 1 次 中度中毒：每次 0.03～0.05mg/kg，15～30 分钟 1 次皮下注射，减量指征同上 轻度中毒：每次 0.02～0.03mg/kg，口服或皮下注射，必要时重复。以上治疗均为瞳孔散后停药，严密观察 24～48 小时，必要时应再给药。同时合并应用解磷定比单用阿托品效果好，阿托品的剂量也可以减少
烟碱、毛果芸香碱、新斯的明、毒扁豆碱、槟榔碱、毒蕈	解磷定、氯解磷定或双复磷	对烟碱、新斯的明、毒扁豆碱中毒有效，剂量同上
	阿托品	每次 0.03～0.05mg/kg 皮下注射，必要时每 15～30 分钟 1 次
氟乙酰胺	乙酰胺	每天 0.1～0.3g/kg，分 2～4 次肌内注射，可连续注射 5～7 天；危重病例第 1 次可注射 0.2g/kg，与解痉药和半胱氨酸合用效果更好
阿托品、莨菪碱类、曼陀罗（颠茄）	毛果芸香碱	每次 0.1mg/kg，皮下或肌内注射，15 分钟 1 次 本药只能对抗阿托品类引起副交感神经作用，对中枢神经中毒症状无效，故应加用短作用的巴比妥药物，如戊巴比妥钠或异戊巴比妥等
	水杨酸毒扁豆碱	重症患儿用 0.5～2mg 缓慢静脉注射，至少 2～3 分钟；如不见效，2～5 分钟后再重复一次，一旦见效则停药。复发者缓慢减至最小用量，每 30～60 分钟 1 次。能逆转阿托品类中毒引起的中枢神经系统及周围神经系统症状

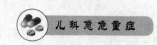
续表

中毒种类	有效解毒剂	剂量、用法及注意点
四氯化碳、草酸盐	葡萄糖酸钙	10% 溶液 10~20ml 加等量的 5%~25% 葡萄糖溶液静脉缓慢注射
氟化物	氯化钙	3% 溶液 10~20ml 加等量的 5%~25% 葡萄糖溶液静脉缓慢注射
麻醉剂和镇静剂（阿片、吗啡等）	纳洛酮	每次 0.01mg/kg，静脉注射，如无效增加至 0.1mg/kg，可重复应用，可静脉滴注维持
	盐酸丙烯吗啡	每次 0.1mg/kg，静脉、皮下或肌内注射，需要时隔 10~15 分钟再注射 1 次
氯丙嗪、奋乃静	苯海拉明	每次 1~2mg/kg，口服或肌内注射，只对抗肌肉震颤
鼠药	维生素 K1	10mg/kg 肌内注射，每天 2~3 次
一氧化碳	氧气	100% 氧气吸入，高压氧舱
河豚中毒	半胱氨酸	成人剂量为 0.1~0.2g 肌内注射，每天 2 次，儿童酌情减量

5. 对症治疗

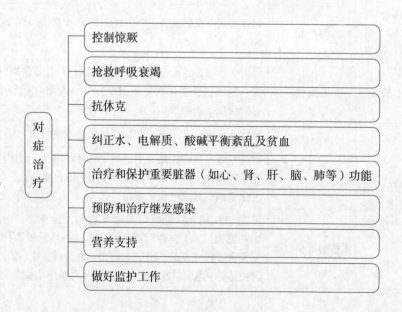

6. 心理支持

急救处理后应做好心理干预，减轻或消除患儿及家长紧张和恐惧心理。对自杀的患儿应指导家长随时了解患儿的心理状态和情绪变化，及时发现问题及时疏导，防止再次自杀。

第二节　溺　　水

溺水是夏秋季节小儿常见的意外事故。溺水后由于水灌入呼吸道引起窒息，5~6分钟即可窒息。溺水吸入的水分有淡水及海水两种。如溺入淡水，血液稀释，血容量增加发生心力衰竭，血钠、氯降低以致溶血，血钾升高出现室颤；溺入海水时，血液浓缩，血钠、氯增高，血容量锐减，血压下降出现休克。淡水和海水由于成分及渗透压不同，对机体危害也不同，临床抢救时应区别对待。

【病因】

儿童被水淹没后，大量水分及水中的杂草污物被吸入呼吸道和吞入胃中，呼吸道被填塞而发生窒息，或因为水的刺激，喉头、气管发生反射性痉挛而窒息。溺水后机体组织严重缺氧会导致呼吸、循环、神经系统的功能障碍，致使儿童衰竭死亡。

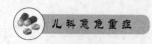

【临床表现】

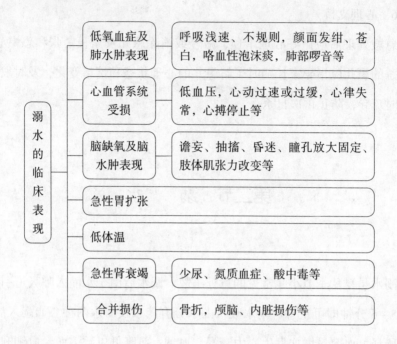

溺水的临床表现
- 低氧血症及肺水肿表现 —— 呼吸浅速、不规则，颜面发绀、苍白，咯血性泡沫痰，肺部啰音等
- 心血管系统受损 —— 低血压，心动过速或过缓，心律失常，心搏停止等
- 脑缺氧及脑水肿表现 —— 谵妄、抽搐、昏迷、瞳孔放大固定、肢体肌张力改变等
- 急性胃扩张
- 低体温
- 急性肾衰竭 —— 少尿、氮质血症、酸中毒等
- 合并损伤 —— 骨折，颅脑、内脏损伤等

【检查】

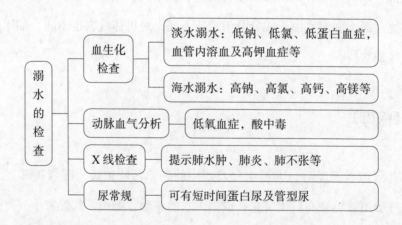

溺水的检查
- 血生化检查
  - 淡水溺水：低钠、低氯、低蛋白血症，血管内溶血及高钾血症等
  - 海水溺水：高钠、高氯、高钙、高镁等
- 动脉血气分析 —— 低氧血症，酸中毒
- X线检查 —— 提示肺水肿、肺炎、肺不张等
- 尿常规 —— 可有短时间蛋白尿及管型尿

【诊断】

有明确的溺水史。

【治疗】

溺水患儿应立即实施有效的心肺脑复苏和充分的呼吸道管理；纠正水电解质紊乱及酸中毒；有效控制血糖；防止肺水肿及脑水肿。具体救治方案如下：

1. 现场抢救

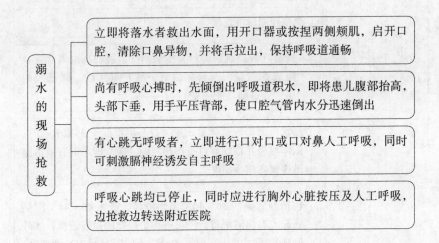

溺水的现场抢救
- 立即将落水者救出水面，用开口器或按捏两侧颊肌，启开口腔，清除口鼻异物，并将舌拉出，保持呼吸道通畅
- 尚有呼吸心搏时，先倾倒出呼吸道积水，即将患儿腹部抬高，头部下垂，用手平压背部，使口腔气管内水分迅速倒出
- 有心跳无呼吸者，立即进行口对口或口对鼻人工呼吸，同时可刺激膈神经诱发自主呼吸
- 呼吸心跳均已停止，同时应进行胸外心脏按压及人工呼吸，边抢救边转送附近医院

2. 医院急救

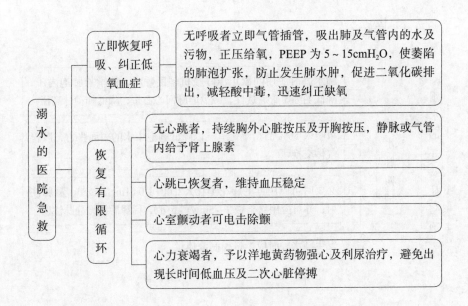

溺水的医院急救

立即恢复呼吸、纠正低氧血症
- 无呼吸者立即气管插管，吸出肺及气管内的水及污物，正压给氧，PEEP 为 5~15cmH$_2$O，使萎陷的肺泡扩张，防止发生肺水肿，促进二氧化碳排出，减轻酸中毒，迅速纠正缺氧

恢复有限循环
- 无心跳者，持续胸外心脏按压及开胸按压，静脉或气管内给予肾上腺素
- 心跳已恢复者，维持血压稳定
- 心室颤动者可电击除颤
- 心力衰竭者，予以洋地黄药物强心及利尿治疗，避免出现长时间低血压及二次心脏停搏

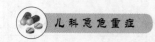

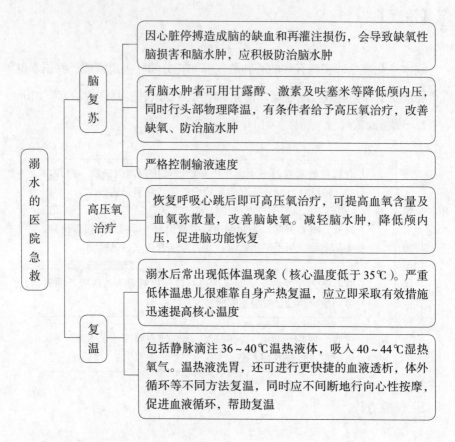

因心脏停搏造成脑的缺血和再灌注损伤，会导致缺氧性脑损害和脑水肿，应积极防治脑水肿

有脑水肿者可用甘露醇、激素及呋塞米等降低颅内压，同时行头部物理降温，有条件者给予高压氧治疗，改善缺氧、防治脑水肿

严格控制输液速度

恢复呼吸心跳后即可高压氧治疗，可提高血氧含量及血氧弥散量，改善脑缺氧。减轻脑水肿，降低颅内压，促进脑功能恢复

溺水后常出现低体温现象（核心温度低于35℃）。严重低体温患儿很难靠自身产热复温，应立即采取有效措施迅速提高核心温度

包括静脉滴注 36～40℃温热液体，吸入 40～44℃湿热氧气。温热液洗胃，还可进行更快捷的血液透析，体外循环等不同方法复温，同时应不间断地行向心性按摩，促进血液循环，帮助复温

3. 并发症防治

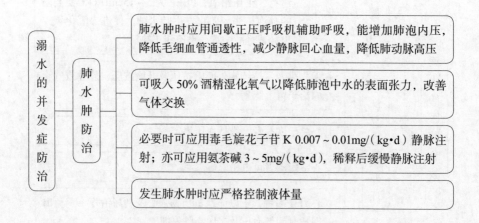

肺水肿时应用间歇正压呼吸机辅助呼吸，能增加肺泡内压，降低毛细血管通透性，减少静脉回心血量，降低肺动脉高压

可吸入 50% 酒精湿化氧气以降低肺泡中水的表面张力，改善气体交换

必要时可应用毒毛旋花子苷 K 0.007～0.01mg/（kg·d）静脉注射；亦可应用氨茶碱 3～5mg/（kg·d），稀释后缓慢静脉注射

发生肺水肿时应严格控制液体量

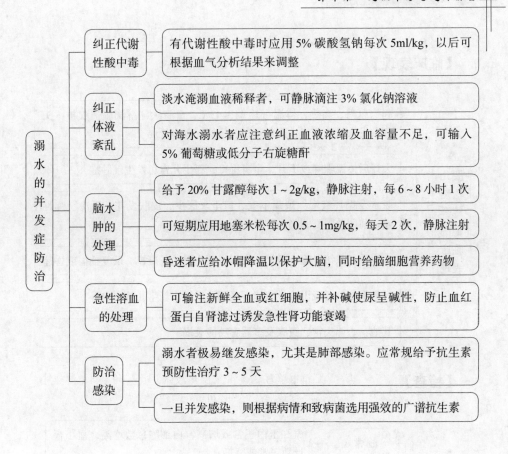

第三节　婴儿捂热综合征

婴儿捂热综合征是因过度保暖或捂闷过久导致缺氧、高热、大汗、脱水、抽搐、昏迷和呼吸循环衰竭为临床表现的综合征。多发于寒冷季节，以1岁以内婴儿，尤其是新生儿期多见。

【病因】

过度保暖或捂闷过久所致。

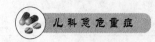

【临床表现】

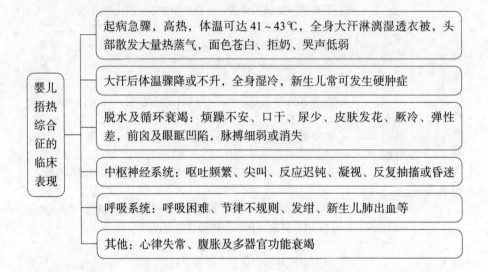

婴儿捂热综合征的临床表现

- 起病急骤，高热，体温可达 41~43℃，全身大汗淋漓湿透衣被，头部散发大量热蒸气，面色苍白、拒奶、哭声低弱
- 大汗后体温骤降或不升，全身湿冷，新生儿常可发生硬肿症
- 脱水及循环衰竭：烦躁不安、口干、尿少、皮肤发花、厥冷、弹性差，前囟及眼眶凹陷，脉搏细弱或消失
- 中枢神经系统：呕吐频繁、尖叫、反应迟钝、凝视、反复抽搐或昏迷
- 呼吸系统：呼吸困难、节律不规则、发绀、新生儿肺出血等
- 其他：心律失常、腹胀及多器官功能衰竭

【检查】

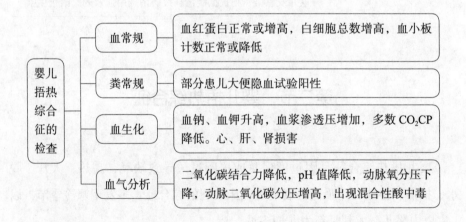

婴儿捂热综合征的检查

- 血常规：血红蛋白正常或增高，白细胞总数增高，血小板计数正常或降低
- 粪常规：部分患儿大便隐血试验阳性
- 血生化：血钠、血钾升高，血浆渗透压增加，多数 CO_2CP 降低。心、肝、肾损害
- 血气分析：二氧化碳结合力降低，pH 值降低，动脉氧分压下降，动脉二氧化碳分压增高，出现混合性酸中毒

【诊断】

应详细询问病史，做出正确的诊断。

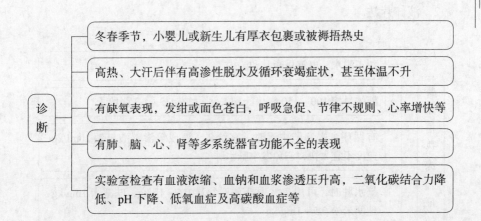

诊断
- 冬春季节，小婴儿或新生儿有厚衣包裹或被褥捂热史
- 高热、大汗后伴有高渗性脱水及循环衰竭症状，甚至体温不升
- 有缺氧表现，发绀或面色苍白，呼吸急促、节律不规则、心率增快等
- 有肺、脑、心、肾等多系统器官功能不全的表现
- 实验室检查有血液浓缩、血钠和血浆渗透压升高，二氧化碳结合力降低、pH下降、低氧血症及高碳酸血症等

【治疗】

1. 对症治疗

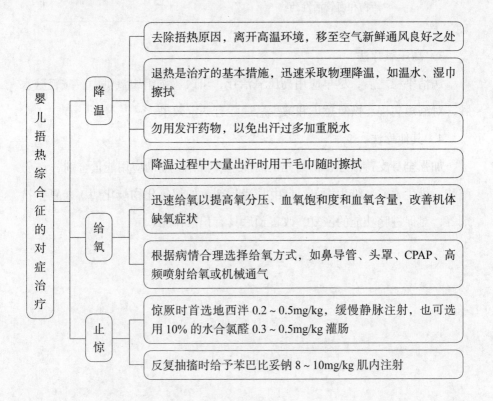

婴儿捂热综合征的对症治疗

降温
- 去除捂热原因，离开高温环境，移至空气新鲜通风良好之处
- 退热是治疗的基本措施，迅速采取物理降温，如温水、湿巾擦拭
- 勿用发汗药物，以免出汗过多加重脱水
- 降温过程中大量出汗时用干毛巾随时擦拭

给氧
- 迅速给氧以提高氧分压、血氧饱和度和血氧含量，改善机体缺氧症状
- 根据病情合理选择给氧方式，如鼻导管、头罩、CPAP、高频喷射给氧或机械通气

止惊
- 惊厥时首选地西泮 $0.2 \sim 0.5mg/kg$，缓慢静脉注射，也可选用 10% 的水合氯醛 $0.3 \sim 0.5mg/kg$ 灌肠
- 反复抽搐时给予苯巴比妥钠 $8 \sim 10mg/kg$ 肌内注射

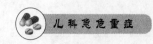
2. 液体疗法

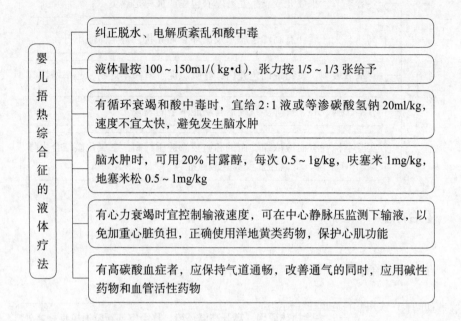

婴儿捂热综合征的液体疗法

- 纠正脱水、电解质紊乱和酸中毒
- 液体量按 100～150ml/（kg•d），张力按 1/5～1/3 张给予
- 有循环衰竭和酸中毒时，宜给 2:1 液或等渗碳酸氢钠 20ml/kg，速度不宜太快，避免发生脑水肿
- 脑水肿时，可用 20% 甘露醇，每次 0.5～1g/kg，呋塞米 1mg/kg，地塞米松 0.5～1mg/kg
- 有心力衰竭时宜控制输液速度，可在中心静脉压监测下输液，以免加重心脏负担，正确使用洋地黄类药物，保护心肌功能
- 有高碳酸血症者，应保持气道通畅，改善通气的同时，应用碱性药物和血管活性药物

3. 高压氧疗法

病情平稳之后，尽早应用高压氧治疗，可改善脑组织氧供中，减轻脑水肿，对缩短病程、恢复意识和减少后遗症有一定效果。

4. 其他疗法

加强全身支持治疗，供给充足的能量及营养。辅助应用能量合剂、γ-氨酪酸、维生素 C、维生素 E、自由基清除剂（如超氧化物歧化酶）及钙拮抗剂等，对促进脑功能的恢复，改善预后具有积极作用。

参考文献

[1] 吴桂英. 临床儿科急危重症诊疗新进展 [M]. 西安：西安交通大学出版社，2014.

[2] 赵春，孙正芸. 临床儿科重症疾病诊断与治疗 [M]. 北京：北京大学医学出版社，2015.

[3] 刘建英，李涛，李鹏. 儿科急危重症治疗与监护技术 [M]. 西安：第四军医大学出版社，2012.

[4] 胡皓夫. 实用儿科危重症鉴别诊断学 [M]. 北京：人民卫生出版社，2008.

[5] 郑显兰. 儿科危重症护理学 [M]. 北京：人民卫生出版社，2015.

[6] 李秋平，封志纯. 新生儿窒息复苏及并发症的防治 [J]. 中国实用妇科与产科杂志，2010.

[7] 倪黎明. 新生儿持续肺动脉高压 [J]. 实用儿科临床杂志，2011.

[8] 王磊. 急进性肾小球肾炎临床诊断与治疗 [J]. 临床医学杂志，2012.